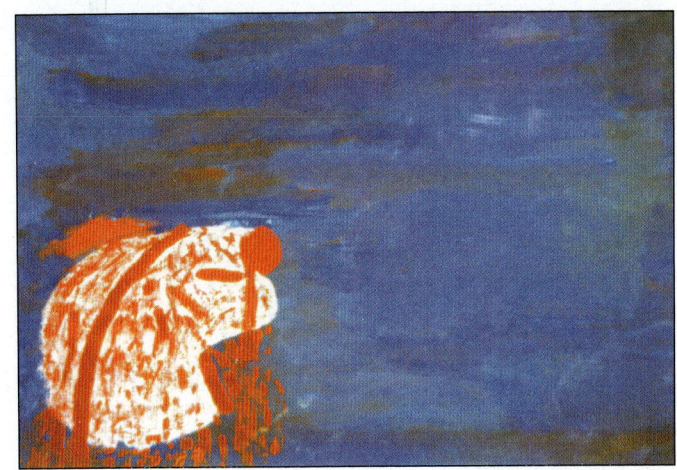

◀ 图 I.1　自画像

图 1.9　热和辣 ▶

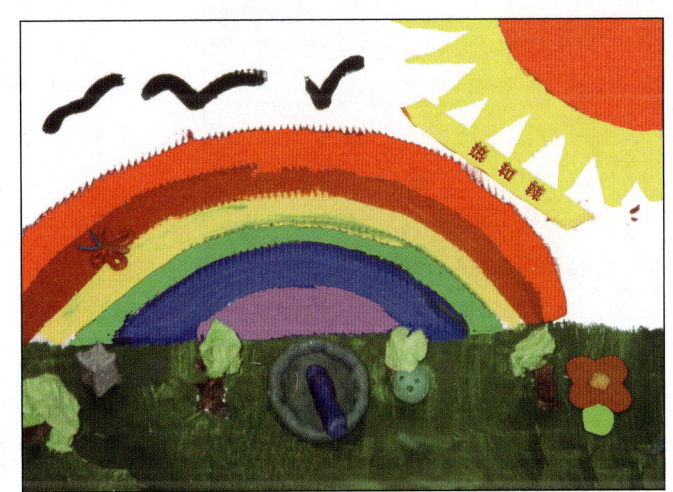

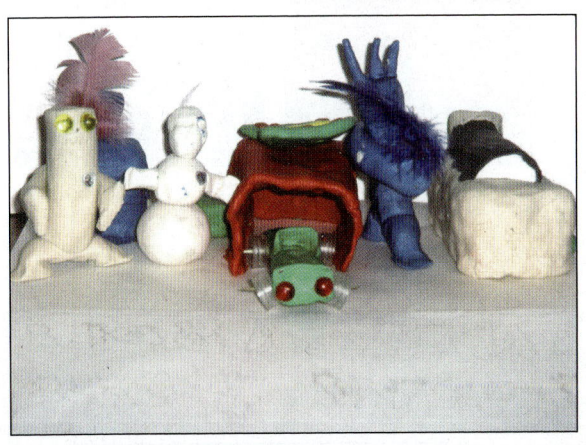

◀ 图 1.16　张开的双臂

I

图 2.12 茉莉 2 岁半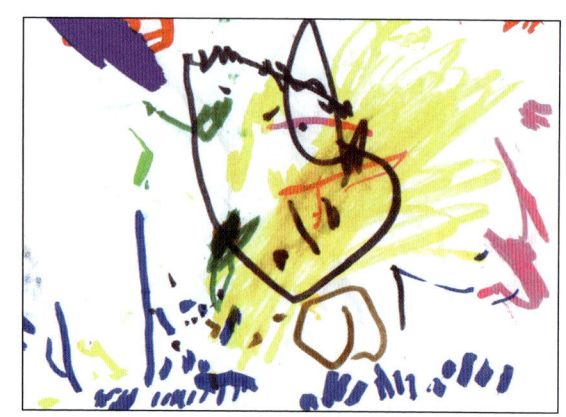

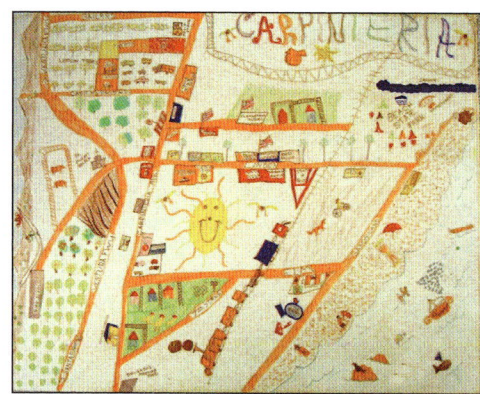 图 2.23 卡平特里亚,加州

图 2.27 平衡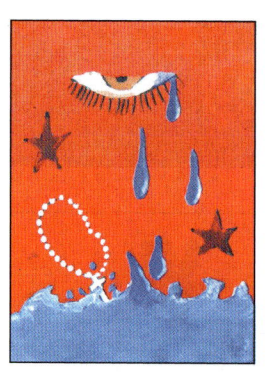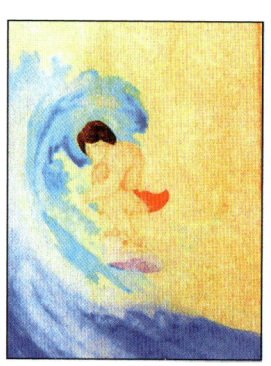

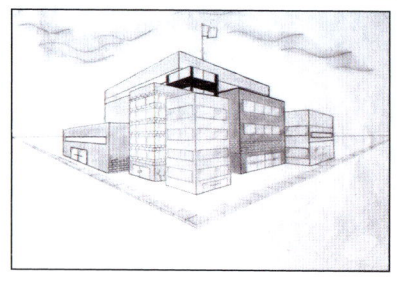

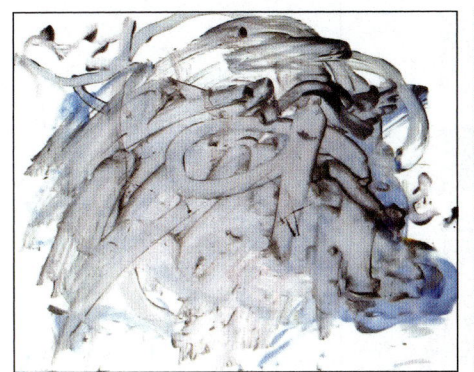 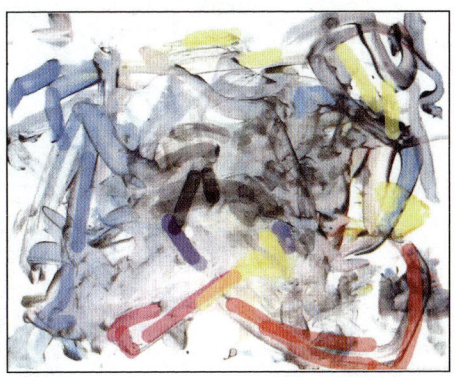

图 2.30 释放与适应

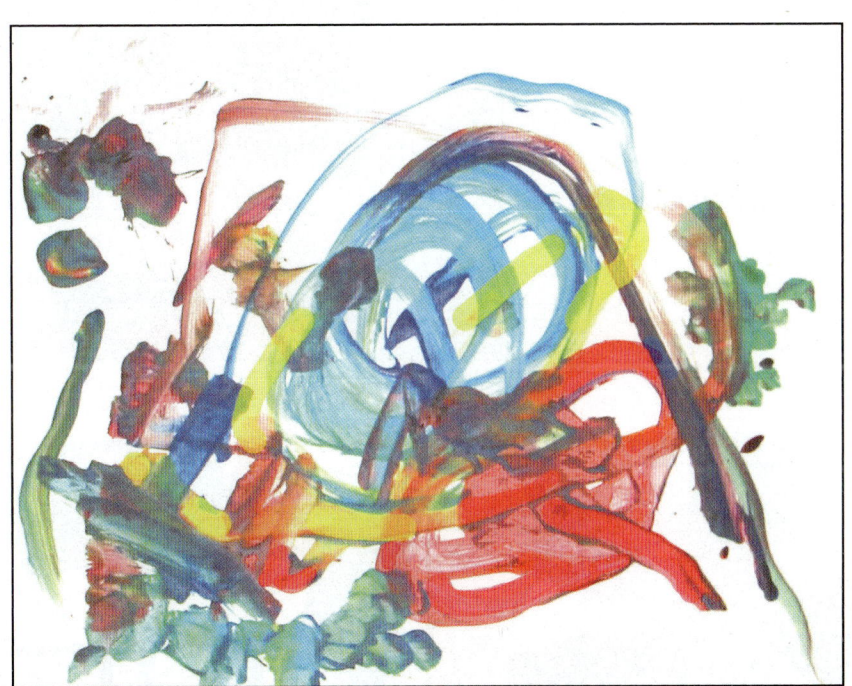

图 2.31 保持

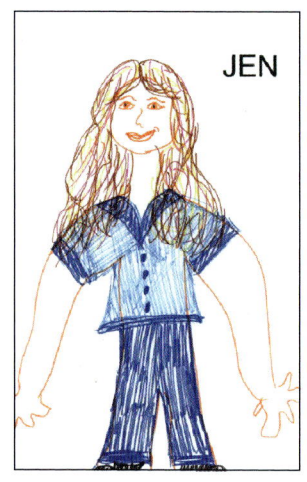 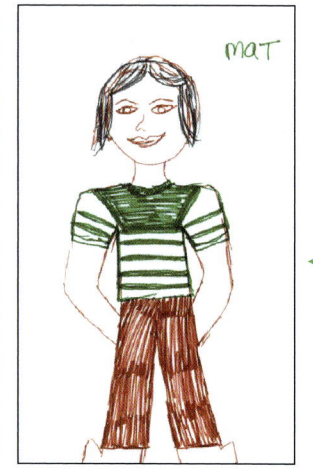

图 3.2　画人测验例子 #1

图 4.2　力量与控制：青春期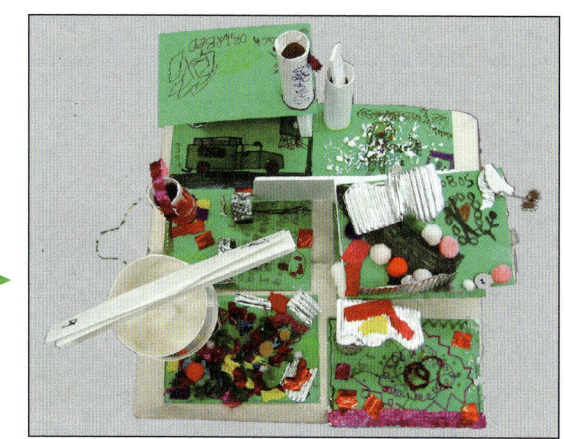

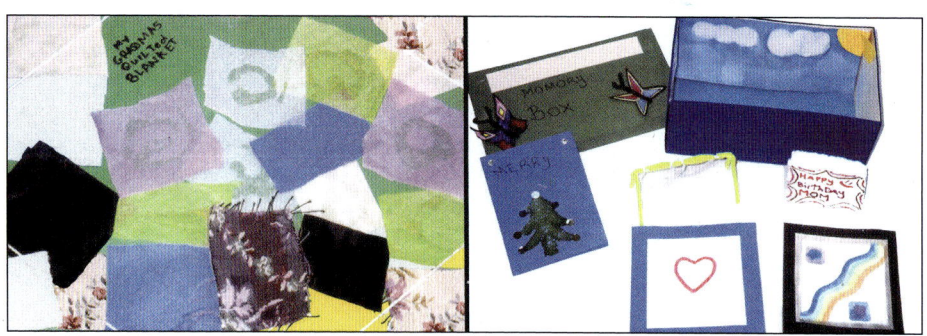

图 4.4　哀伤治疗的工作

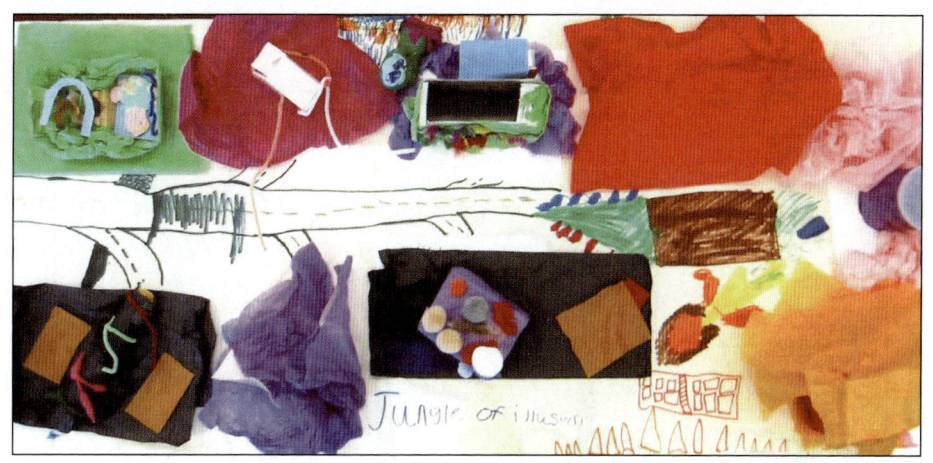

图 4.15 幻觉的丛林

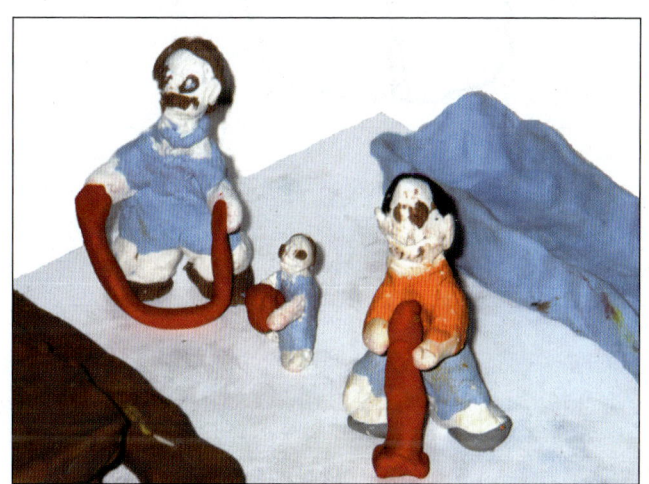

图 5.4 约翰的玩具

图 5.26 连在一起的兰迪的作品

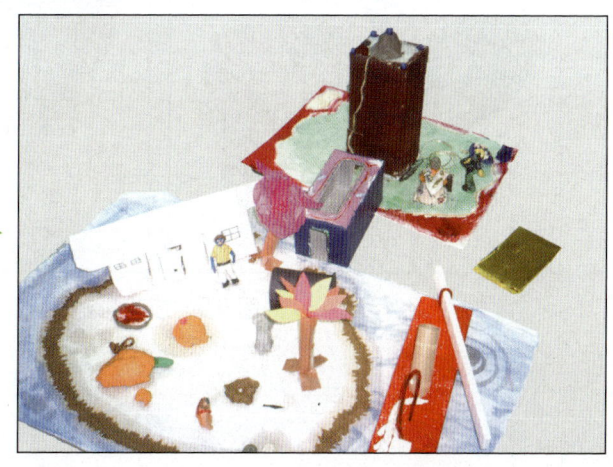

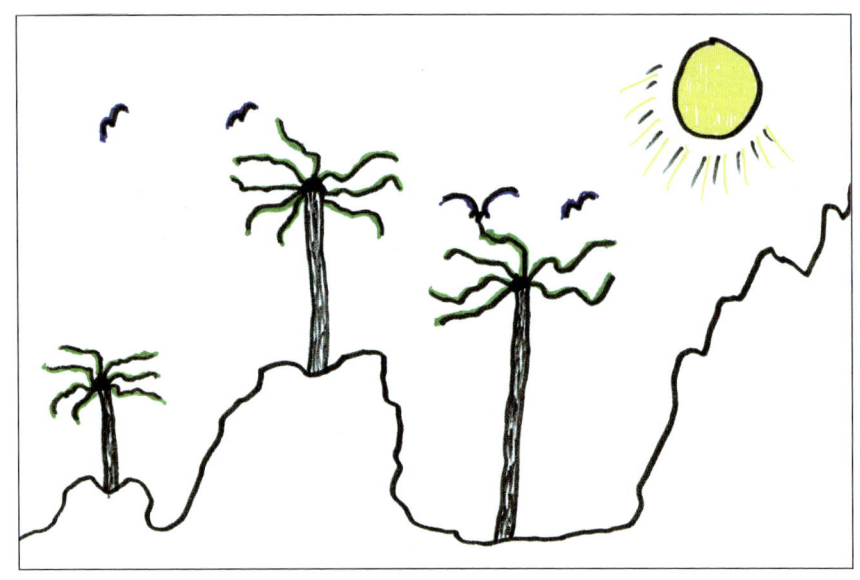

图 6.1 乌鸦山脉

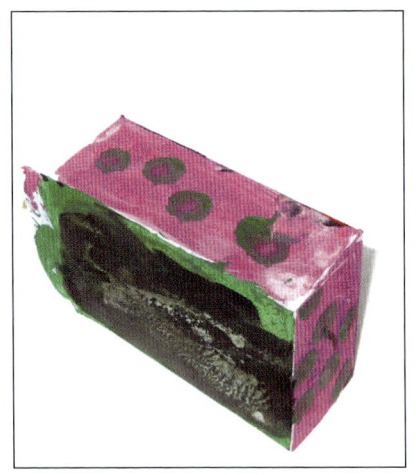 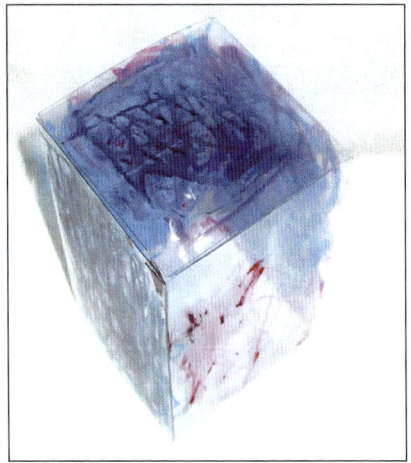

图 6.6 莎莉的盒子

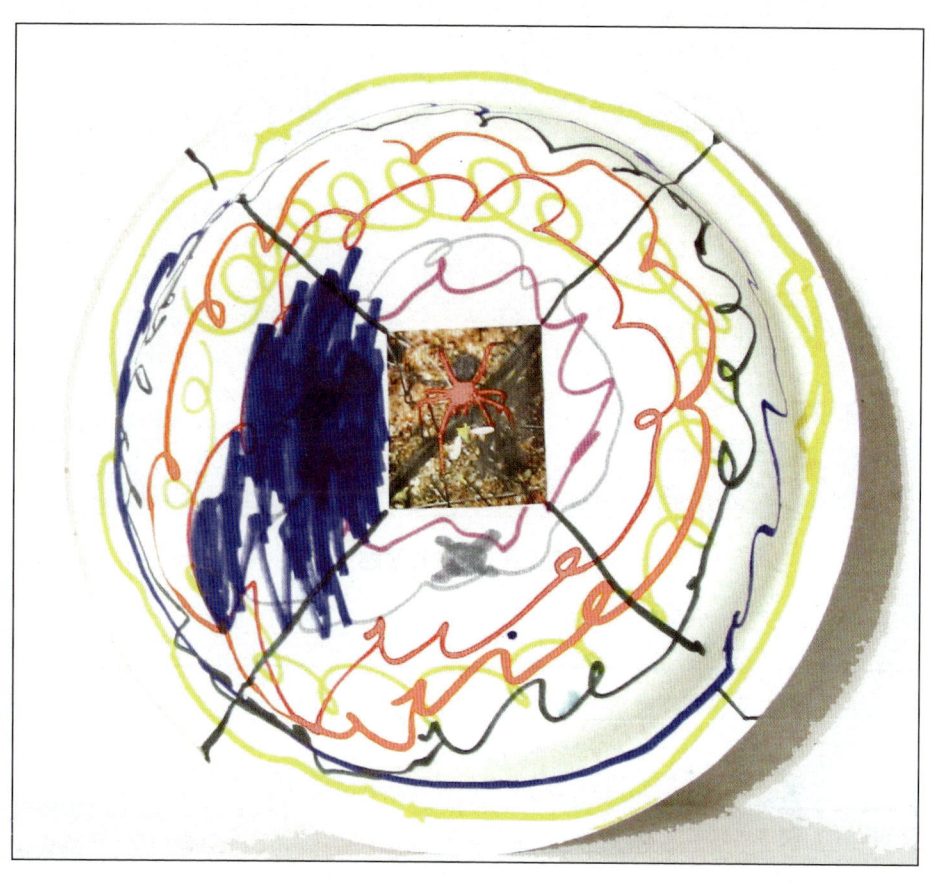

图 6.11 托尼被网捉住了

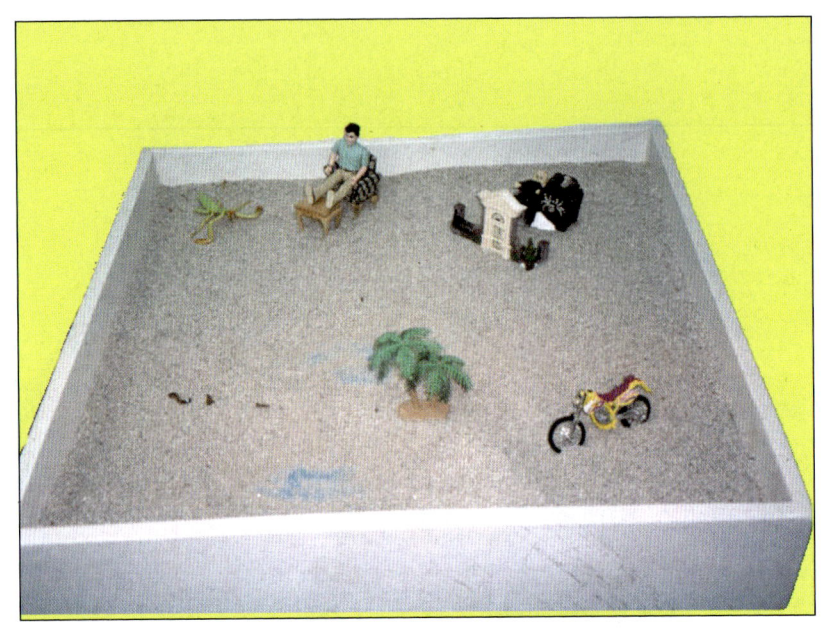

图 7.2　爸爸和螳螂

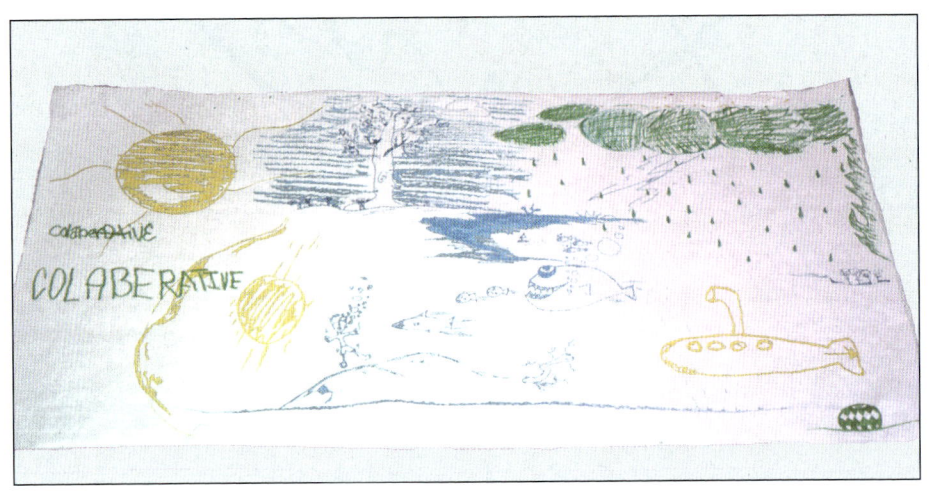

图 7.6　合作的

Drawing the line
Art therapy with the difficult client

绘画心理治疗
——对困难来访者的艺术治疗

［美］莉萨·B. 莫斯奇里／著
（Lisa B. Moschini）

陈 侃／译

中国轻工业出版社

图书在版编目(CIP)数据

绘画心理治疗：对困难来访者的艺术治疗/（美）莫斯奇里（Moschini, L. B.）著；陈侃译. —北京：中国轻工业出版社，2012.2（2025.1重印）

ISBN 978-7-5019-8570-8

Ⅰ. ①绘… Ⅱ. ①莫… ②陈… Ⅲ. ①绘画－应用－精神疗法 Ⅳ. ①R749.055

中国版本图书馆CIP数据核字（2011）第256054号

版权声明

Drawing the Line: Art Therapy with the Difficult Client/ ISBN 978-0-471-68773-1/ Lisa B. Moschini

Copyright © 2005 by John Wiley & Sons, Inc.

All rights reserved. This translation published under John Wiley & Sons, Inc. No part of this book may be reproduced in any form without the written permission of the original copyrights holder.

责任编辑：戴　婕　　责任终审：杜文勇
策划编辑：戴　婕　　责任校对：刘志颖　　责任监印：吴维斌

出版发行：中国轻工业出版社（北京鲁谷东街5号，邮编：100040）
印　　刷：三河市鑫金马印装有限公司
经　　销：各地新华书店
版　　次：2025年1月第1版第15次印刷
开　　本：710×1000　1/16　印张：24　插图：4
字　　数：189千字
书　　号：ISBN 978-7-5019-8570-8　　定价：50.00元

读者热线：010-65181109
发行电话：010-85119832　　010-85119912
网　　址：http://www.chlip.com.cn　http://www.wqedu.com
电子信箱：1012305542@qq.com

版权所有　侵权必究
如发现图书残缺请拨打读者热线联系调换

241854J6C115ZYW

译者序

2010年4月,在我刚刚做母亲3个月的时候,我接到了中国轻工业出版社"万千心理"编辑的来信,她询问我是否有兴趣翻译一本艺术治疗的书。初为人母的焦虑和辛劳让我最初有些犹豫。但阅读了原著的目录和第一章之后,我对此书有了很大的兴趣,同时也感受到它对我们国家心理治疗领域的重要意义。

于是,在每日悉心照顾女儿之余,书稿的翻译工作便成了生活的全部。我小心翼翼地阅读着书中的每句话,斟酌着每个词的含义,尝试用最合适又最尊重原著的中文去表达作者的意思。看着一章章书稿译出来,想象着它在未来如何展现在读者面前,心里总紧张不安,但又万分期盼。这一过程和为人母的专心致志,以及一个母亲对孩子的期望都是如此相似。翻译是一种再创作,这一过程本身便具有孕育和哺养的本质。

在众多艺术治疗的书籍中,《绘画心理治疗》一书确实最打动我。书中包含了基于防御机制和心理发展的艺术心理评估和治疗指引,同时,理论的介绍和实践的案例都紧密结合了有困难的来访者的治疗。书中还详细介绍了各种适合于团体和个人的艺术治疗指引,让治疗师可以直接使用于各种情境,同时它还包含各种原则,这可以让治疗师针对自己的案例随时创作出合适的指引。这些特色都让本书具有很高的阅读价值和实用性，即适合初学者的入门学习，又适合有经验的治疗师从中获得灵感。

作为一名心理分析学派的治疗师，我对艺术治疗并不陌生。事实上，艺术和游戏治疗也正是我的治疗取向和研究领域。但对本书的翻译仍然让我受益匪浅，书中丰富的案例经验和对艺术治疗意义的深刻理解让我自己得以深刻反思艺术治疗的本质，以及它在中国文化背景下使用的意义。

作为内倾情感人格类型的治疗师，我很容易被来访者所呈现的治疗材料以及其中饱含的情感所淹没，往往陷于与来访者一致的深深痛苦之中。于是，对我来说几乎所有的来访者都在一定程度上是有困难的来访者。我曾就这一困扰请教过我的导师申荷永教授。申老师是著名的心理分析家，在中国文化心理分析领域有很深的造诣。他指点我说，治疗师要达到一种境界，那是《庄子·应帝王》中所说的用心若镜的境界，而这需要我自己去体悟。

庄子说：至人用心若镜，不将不迎，应而不藏，故能胜物而不伤。在治疗中，我一直尝试去品味这一用心若镜的含义，然而却一直不得法。直到翻译《绘画心理治疗》一书，我开始在实践中体会到这用心若镜的深意。

在面对有困难的来访者时，艺术媒介的使用可以帮助治疗师在不必直接受到情感侵袭的情况下仍然清晰地体会到来访者的心境，在艺术媒介的缓冲之下，去与来访者共情。同时艺术的材料可以和治疗师一起，为来访者提供心灵的共鸣，把他们的心灵以艺术的形式折射给他们。在治疗师—艺术媒介—来访者的沟通线之间所发挥作用的是一种转化性的关系，三者共同构成了心理材料转化的容器。

假如由于治疗师的人格特质，又或是治疗师对情感的承担能力有限，治疗显得困难重重，那么艺术媒介就会发挥用心若镜的作用。它可以让来访者在没有言语的防御性的条件下让来访者自由创作，这是一种不将不迎；它可以如实反映来访者的心灵，并以可视的方式给予他们回应和共鸣，这可以理解为应而不藏；艺术的作品在来访者心中以及外部现实中留下长久的意象和实物，它们持续地促发着创造性的转化在心灵发生，这则是胜物而不伤的境界。

译者序

似乎，艺术媒介本身具有如此治愈性的特征，而任何一个在治疗中适时地使用艺术治疗的治疗师，都会让他们的治疗达到用心若镜的境界。

在本书翻译完成之后，我恢复了工作，并在复旦大学心理系开设了艺术治疗的选修课。我精选了书中的章节作为课堂教学的主体，同时基于书中的治疗指引带领学生们做了一个学期的艺术治疗小组体验。于是，我的学生们成为了本书的第一批读者，而这第一批读者同时也成了书稿的第一批受益者。基于本书的学习和体验让他们对心理治疗产生了浓厚的兴趣，同时他们的人格、情感和人际关系都得到了发展。与此同时，和他们的实践、互动与讨论也增进了我对书稿含义的理解。

这里要感谢同学们用自己的亲身经历对书稿翻译做出的贡献。感谢中国轻工业出版社"万千心理"促成了本书的完成。同时，还要在此特别感谢我的丈夫，在本书翻译的过程中，他除了孜孜不倦地做着父亲，还把大部分休息时间用于书稿的初校以及和我斟酌译稿的措辞中。正是在所有这些帮助和机缘之下，我们看到了今天的《绘画心理治疗》一书。在此，冀望这本书可以把作者 Lisa B.Moschini 的声音，以及她对艺术媒介在治疗中应用的激情带给中国读者。

陈 侃
2011 年 12 月于上海

序言

哪些人是有困难的来访者呢？治疗师常根据以下群体的类型来给这些来访者分类：

- 儿童
- 成年人
- 罪犯
- 精神病人
- 边缘性人格障碍患者

有困难的来访者也可能是属于这些群体的子类别：

- 拒绝谈话的孩子
- 不接受责任的成年人
- 强奸犯
- 退行的精神病人
- 既爱又恨的边缘性人格障碍患者

有困难的来访者的定义常常是基于治疗师的信仰、道德、偏见和担忧而形成的：它们是治疗师投射到病人身上的治疗师自己的自我概念，或是当治疗师面对那些对治疗过程表现出阻抗的病人时，由于自己的无助感而使用的，用于防卫自己无助感而设定的标签。作为人类，我们希望被喜欢、被尊重；作为治疗师，我们希望自己的治疗是有效的。而困难来访者却无法给我们这些感觉。相反，和他们的互动常常是冷漠的、吃力的和受挫的。本书用于检验表达性艺术和心理治疗的结合如何为治疗师的工作提供支持和帮助。

在写这本书时，我努力地在心中兼顾着专业的心理健康工作者和初学者。因此，我在书中不仅仅会解释基本的艺术治疗原则和技术，还会介绍如何有效地把艺术治疗的传统和通常的言语治疗结合起来。

这本书由内而外地介绍了艺术治疗的理论和实践，内容包括防御机制、心理发展阶段理论、投射测验和绘画分析、艺术治疗指引，以及来自个体、团体和家庭艺术治疗的案例。此外，书中处处体现了来自我临床经验的艺术作品和声音。作为注册的家庭治疗师以及具有临床艺术治疗学位的硕士，我已经有十四年的临床经验了。

有困难的来访者需要一个特殊的治疗取向，我希望本书提供的方法可以让治疗过程中的治疗师和来访者都受益。

Lisa B. Moschini

引 言

有困难的来访者的定义

《绘画心理治疗：对困难来访者的艺术治疗》一书所面对的读者是所有那些在面对不合作的或有困难的来访者时，感到受挫折的治疗师。在我作为治疗师、督导师和讲师的经历中，我有机会倾听到许多临床工作者谈论这个话题。如何定义有困难的来访者呢？是否有一套适用于整体人群的判断标准？是否有一个普遍的定义可以适用于每一个个体？

在我14年的临床经验中，还没有发现一个清晰的、可以广泛适用的定义。我所发现的是人们对此有一个普遍的反应，或者说是对此充满了情绪的反应，其最主要的内容是治疗师的愤怒。有时候，在愤怒中还隐含了一种无助。还有的时候，是对帮助的渴求。临床工作者的咨询在此受到了威胁。此时我们不仅仅是接收移情的客体，同时也成为了带有反移情的客体：治疗师和来访者之间基于情感的交互反应。

现在，问题更复杂了。我们作为临床工作者，该如何在治疗中提供机会，让我们自身和来访者均能够得到成长呢？

这个问题的一个答案就是艺术治疗。

作为心理动力学派的治疗师，我相信发展是逐步完成的，同时，我关注发展中那些无意识的过程，当个体在操纵身边环境的时候，他自身却在受着这一无意识过程的驱动。作为一名艺术治疗师，我学会了诠释这些无意识的、反复出现的象征。通过这些象征，视觉的经验代替了言语，成为了一种非言语的沟通途径。一幅画永远在诉说着真相。无论年龄还是能力如何，艺术永远不会说谎，它也许只反映了一个侧面、某个时刻或某个方面，但这个被反映出来的方面却总是真实的。

至此，我邀请每一位读者参与一个简短的和个人表达性的练习。因为，如果我们不能够看到自己的内心，又如何去帮助别人呢？而没有理解，也就没有成长。

请先准备两张白纸（尺寸最好是20厘米×25厘米），一套标签，一张横格纸，以及30~45分钟不被打扰的时间。然后，请大家找一个安全、安静和舒适的地方，完成以下的作业。

1、在第一张白纸上画一个人，你要尽力把人物画好。注意要画出整个人的身体，不要仅仅画出一个人头或是画火柴棍样的人物。

2、画完以后，给你画的人物起个名字，并把它写在这张纸上。

3、在第二张白纸上画一个和刚才的人物性别相反的人物（比如，你刚才画的是男性，现在就画一个女性），你要尽力把人物画好。注意要画出整个人的身体，不要仅仅画出一个人头或是画火柴棍样的人物。

4、画完以后，给你画的人物起个名字，并把它写在这张纸上。

5、在有线条的纸上，回答关于你的画的问题，把答案写在这张纸上：

    a. 描述每一个人物，尽可能详尽。包括他们喜欢什么，不喜欢什么，他们讨厌的事情、兴趣、目标、才能。想象你正向一位朋友说起他们，你会怎样讲？

    b. 你画画的时候感受是什么？你当时在想什么？

    c. 关于每个人物，再多写一些东西。

引言 有困难的来访者的定义

d. 看着你画好的画时，你都想到了什么？

在这个关键时刻，无论你的画让你多么尴尬难堪，你都要把画和写好字的横格纸放到一个安全的地方。我们将在后面第三章来详细讨论它们，到那时你再把它们拿出来。当然，如果你没有办法等待，也可以直接跳到第二部分，和我一起开始评估的程序。

我会通过这本书向临床工作者介绍艺术的力量，以及它在有困难的来访者中的应用。因此，我会关注作为心理治疗基础的理论架构，用于评估和治疗的实践解决方案，以及来访者历史的回顾（在所有的案例中，关于来访者的身份信息都进行了改变以保护来访者的隐私）。无论每位读者所受的训练如何、经验如何，这本书都会提供一种在言语治疗无效时，治疗师可以采取的新方向，并让你可以穿越来访者构建了多年的心灵之墙。我希望这种方法还可以成为你工作的一种附属，让你在本书以外的、任何数量的来访者群体中使用它，并创造出途径，来通达那可以让治疗得以施展的无意识。

最后，我是如何定义有困难的来访者呢？有困难的来访者存在于我们每个人的心中——那是由我们的信仰、道德、偏见、恐惧、担忧——我们的自我概念构筑而成的。

从根本上讲，有困难的来访者的定义来源于一个困难的根源——我们自身。

起 步

图形、象征和符号曾是人类的语言。早在言语能够承载意义之前，人类就已经使用艺术来进行沟通。洞穴的墙壁上层层叠叠地残留着古人绘制的动物图像。埃及人在他们的墓穴和神庙中粉刷着他们的故事，希腊人则通过陶器上的图案来描绘他们的情感。即使是文字，其基础也是源于象征的使用。"书写……本来是一门独立的语言，在当代的中国还仍然保留着这一特征（Russell, 1921）。"艺术持续不断地象征着人类的思想、情感、现实与想象。

艺术永远拥有凌驾于人类之上的力量。这是一种连接、净化的力量，一种以防我们遗忘而进行加固的力量。举例来说，对于一幅画出来的手，无论观看者说什么样的语言，它都会被认出是一只手。然而言语的手却可能有多种意义。Chase (1956) 以此为例写到："同样是一个'手'字，'他的手'，指的是身体的一部分；在'钟表上指示时间的手把'上，这里的手则指向完全不一样的物体；而在俗语'所有水手上甲板'（all hands on desk, 含义为全体集合）、'种植花园的好手'（a good hand at gardening）里，'手'字的意义又不同了。"就这样，随着时间的延续，我们逐渐改变着对世界的理解，而语言就粘附在这些新的理解之上，它的意义开始改变或是彻底的被歪曲，并最终变得具有欺骗性。

语言的智能化为艺术成为治疗手段提供了蓬勃发展的契机。艺术很快就打破了人类的防御，让我们得以看到栖息在防御背后的心灵。有句话说"一幅绘画顶得上千言万语"，让我们用一幅自画像为例来说明这句话的意义。图 I.1 的作者是一个尚未到青春期的孩子。她按照指引，只使用模糊的形态和色彩来画一幅自画像。

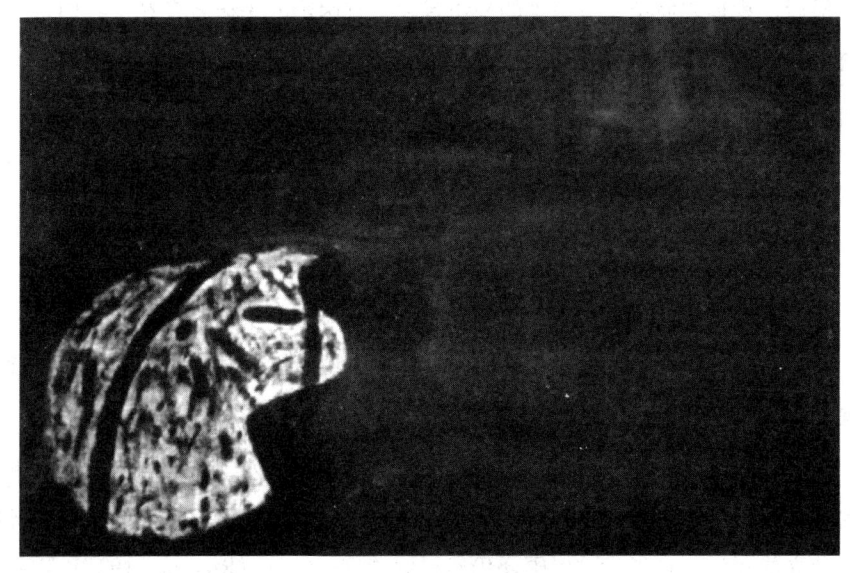

图 I.1 　自画像

引言　有困难的来访者的定义

我们不需要借助言语就可以感受到这个孩子的痛苦。图中是一个深暗的红色人物，一个浮动的无头的身躯，上面有一张张开的嘴，正对着深渊哭泣。这一象征的强度十分巨大。作品是永久性的。再度观看时它的内容不会发生变化，这是一个永久储存的记忆，供每一个人观看和再度审视，这是一幅让人们可以体验和感受另一个人的现实的图画。作者用这幅画象征了性侵犯，这来源于她表达创伤经历的需要，这些难以通过言语沟通表达出来的想法可以通过艺术很安全地象征出来。

作为治疗师，可以回想一下你多少次希望你的来访者和你讨论私密、尴尬或是创伤性的秘密。试想一下，你是否愿意和一位专业人士、一位陌生人去详细讨论你自己的这些秘密？然而，这正是我们要求每一位新的来访者做到的事。艺术治疗的魅力在于它有能力打破来访者在生活中长期积累下的言语防御。艺术作为一种不那么被人们惯用的沟通方式，能够允许无意识得以展现。任何表达性治疗或唤起治疗的重要材料都可以通过艺术得以重现。

> 象征所沟通的是那些被禁止的内容，它们常常唤起被压抑的早期记忆。与此同时，它们拟定一个指向未来的主题。象征，作为心灵发展的一个焦点，是治疗过程中创造性发展的基础（Kast，1989）。

在过去，人类使用象征来理解世界上的一切。由于缺乏科学知识，人类只有依赖原始的信仰。Friske（1870）写道：

> 在最初的概念中，世界本身是一个巨大的乌龟，漫游在无边界的海洋之中；地球的平坦表面是覆盖在这一爬行动物腹部的底盘；覆盖在后背的圆形的壳则是天空；人类就在这个乌龟之中活动、生存……他们（印度人）把乌龟作为世界的象征，并把它当作是人类的母亲（未开化世界的神话部分，第三段）。

这些原始的信仰跨越了大陆，在那些相互之间从来没有过联系的人群中形成了相互类似的普遍传说。关于这个主题，Friske 进行了很多描述，我在这里举其中一个例子。他写到，在丹麦、挪威、芬兰、俄罗斯、波斯、英国、冰岛和印度都存在 William Tell 的传说。他进一步提到土耳其人和蒙古人，尽管他们从没有读过一本书，却也可以联系他们自己的部落，完美无缺地详叙这个传说。他似乎觉得这个还不够，他又进一步提到 Farid Uddin Attar——诞生于 1119 年的诗人，他有一首诗是围绕着一个王子如何从他仆人头上射下苹果的故事。这种现象类似于弗洛伊德所说的"原始残留"，而荣格更进一步，把这种现象定义为"原型"或"原始意象"。如果对"原型"做一个最简单的定义，可以说，原型是由那些未知任何来源的基本的象征和意象构成的。这些与生俱来的观念可能在内容上有所变化，但它最基本的模式却完好无损。Edward Carpenter（1920）在他所写的《异教徒和基督徒的信条：它们的来源与含义》（*Pagan and Christian Creeds：Their Origin and Meaning*）一书中表示自己全心全意地同意荣格的观点，并写到："在人类心灵的至深处燃烧着炙热的世界意识之光芒，它是那么深远，以至于大多数人难以意识到它的存在（赎罪与偿还仪式部分，第四段）。"

在我们讨论评估和评估程序的时候，这些集体意象的基本重要性就会变得十分明确。不过，现在我们只要这样说就够了："象征对我们智能的表现远远不及它对我们普遍性的视角的表现，以及它对我们与那些超越我们的、不可见的存在之间的联系的表现（Kast，1989）。"它们栖息在我们的梦和艺术当中，象征是我们通往真理的向导。

互动是关键

Anna Freud（1946）写道："翻译象征的技术是达成理解的捷径，或者更准确地说，是从最高的意识层面毫无停顿地跃进到最低的无意识层面的途径。"就其本身而言，艺术作品让治疗师可以对来访者公开的以及隐秘的心灵均做出反应。

以一位青春期少年完成的面具为例。这个来访者的历史包括学前所经受的身

引言 有困难的来访者的定义

体虐待以及严重的忽视。在描述他的家庭生活的时候,他说:"那是一座地狱之城。"7岁的时候,他从家庭环境中被接出来,并移居到收养家庭、群体之家、收容治疗处所。作为一个"多次安置失败的儿童",他显得浮夸、敌对、易冲动。他的聪明加上他对人的不信任,让言语治疗变成了关于他施展操纵的论坛。为了打破这个久经磨练的防御,我给了他一个纸浆做成的面具,让他在外面涂抹,来表现"我向世界所展现的一面"。

图 I.2 的左边一幅是在第一次治疗时完成的。他小心并异常谨慎地在上面涂上了混合在一起的锈迹斑斑的色彩。在第二次治疗的时候,他提出要在上面"加上"些什么,于是继续在前面喷上红色闪光漆,并加上了两缕头发(图 I.2 的右边一幅)。他沉浸在这项工作中,一句话都没说。

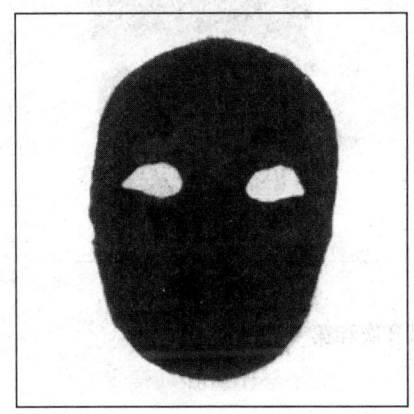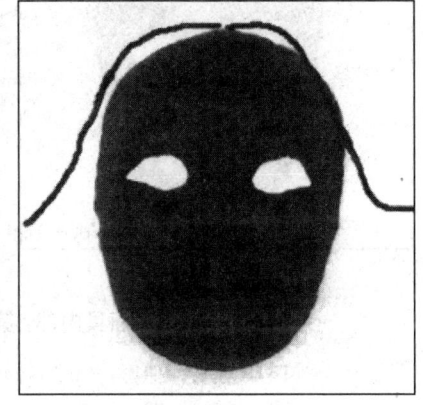

图 I.2 面具外部:第 1 次和第 2 次治疗

这额外加上的涂抹用去了整个治疗时间。说实在话,后边加上的红色闪光漆对最终的作品几乎没什么改变。然而,虽然实际产生的效果微乎其微,但他却仍然十分关注细节,这是一个重要的象征。它代表了一些十分重要的事情;是那些他不想让别人看到的东西吗?或许他想要展现出什么?还是一些他没办法用理性想清楚的事情?

无论是哪种情况,这都是一个他个人的象征。

在第 3 次治疗时,我要求他把面具翻过来,并在里面涂抹,来表现"我向世界隐藏的一面"。他的反应是在里面涂满了黑色的油漆(图 I.3 的左边一幅)。有趣的是,我正是在这一次治疗中注意到他的衣着的,即使在过去几个月来我天天见他,却一直没有注意。就像面具的颜色一样,他的衣服都是黑色的。我以一种非对峙的、非常好奇的语气向他指出这一点。在这次治疗剩下的时间里,我们就这样闲谈了下去。

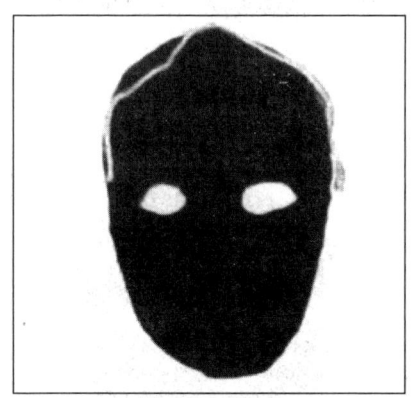 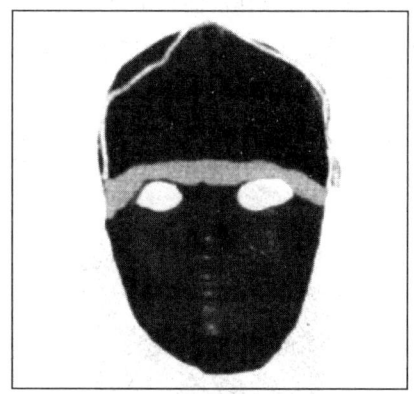

图 I.3　面具内部:第 3 次和第 4 次治疗

他来进行第 4 次治疗时,穿了黑色牛仔裤和一件颜色鲜艳的衬衫。图 I.3 的右边一幅是这一次他完成的面具。他开始自发地讨论那些条纹的色彩,特别需要注意的是他的解释表现得抽离和理智。他把覆盖在上面的红色闪光漆描述为快乐(注意这仍然是一个看不出来的色彩);黑色的部分(前额)是他的愤怒,紧接着下面(从眉毛到瞳孔)是带有锈色的浅色条纹,他把这定义为介于快乐和伤痛之间的状态,面具下面的部分(从眼睛到下巴)象征了悲伤。必须要记住的是,即使最后完成的面具带有条纹的色彩,用来表现多种感受,但面具内部的主要色彩还是黑色——愤怒的色彩。

引言　有困难的来访者的定义

即使来访者的解释很理智，但从象征和隐喻的角度，仍可以从更多细枝末节找到隐藏的含义。在这个案例中，不仅仅色彩象征了情绪，色彩如何被使用、使用在哪里，也同样重要。在整个面具中都看不出他喷上的红色闪光"外衣"（红色等同于快乐），在来访者内部也同样看不到。在面具里面的黑色愤怒不仅仅遍布他的内在世界，而且也遗留在前额的区域，那是我们思考、推理的地方，是他携带愤怒的地方，这些愤怒的记忆一直在这里展现。

他企图弄懂自己的生活状态，希望有一个理想的童年，然而却面对着自己作为"失败者"的身份，毫无疑问，他会变为带有敌意的人。另外，在面具的外面（图 I.2），眼部的周围画了黑色的三角形。是不是这个来访者眼中的一切都是愤怒的？面具的下面部分（图 I.3 的右边）代表了他的悲伤，它在嘴巴的区域。这种放置方法很聪明，因为这样他就不用体验自己的悲伤，而是把它推出去，变成一种被动攻击的行为方式，让别的人去感受迷惑和伤痛。这种放置可以提供舒服的承载环境，在其中他可以逃避有意义的人际交互。而介于快乐与悲伤之间的"条纹"感受是不合逻辑的，它介于两个难以承受的力量之间，难以被捕捉。

总而言之，来访者可以使用言语来对自己的情感实行理智化，但艺术作品却可以打开通往无意识意义的大门。在这个案例中，我没有对潜在发生的过程进行任何直接的解释，但这些潜在的信息仍然被利用，来帮助来访者完成他的治疗工作，让他脆弱的自我得以放心地表达出隐藏的情感内容。"那些鼓励言语化或是把愤怒行动化的方法特别有效……他的自我需要时间来逐步放弃他所依赖的状态，以及再度对自己负起全部责任"（Sargent，1974）。在第三部分我们会再度提到这个病例，通过来访者研究来展现艺术治疗和 Richard Gardner 的讲故事技术相结合的治疗方法。

除了个体治疗，还有团体治疗。然而住院病人的团体治疗对许多治疗师来讲都充满挑战。这些治疗团体作为一个更大的系统中的一部分，往往在这种机构治疗的设置下逐渐消亡。另外，住院团体治疗的训练也常常缺乏大学水平的教育，以致临床治疗师所依赖的训练可能没有围绕着人际取向、此时此地和互动学习来进行。团体过程的大师 Yalom（1983）曾列举住院群体的团体工作常选择的三个工作焦点：（1）此时此地；（2）彼时彼地焦点所遇到的困难；（3）一个普遍主题。他提倡此时此地的焦点，它可以帮助来访者在小组的互动中观察到自己的心理与行为方式。他进一步描述以彼时彼地为焦点的小组中所面临的困难，这些困难包括从一个人整天抱怨个不停（而很少成功地解决问题），一直到他的抱怨甚至耽误了珍贵的治疗机会。他把普遍主题的讨论定义为有趣的个人谈话或问题取向的谈话，这类讨论让团体成员无法把谈话控制在他们个人所真正担忧的问题之上。

总之，在内容焦点的团体中，治疗师倾向于忽略过程，然而，只有通过过程的改变，治疗才能够让个体和团体得到进步。词汇可以被一个操纵性的来访者修饰成讨人喜欢的样子，然而面对艺术作品，找些修饰毫无用处。

下面以一个来访者为例来进行说明。这名来访者在青少年时期开始有幻听。他的智商处于平均水平以下，他通过虚张声势来弥补这一点。详细的测试显示他有严重的妄想、强迫性穷思竭虑以及知觉障碍，与此同时，他却只把自己光明积极的一面展现出来。测试结果还显示他存在焦虑，以及在适应性上缺乏情感资源的支持。他在小组中向其他人说教，结果不是被崇拜就是被忽视。他的陈述是夸大和胡说的结合，但作为一名住院的来访者，他显得自信和世故。下面的绘画画完的时候，他即将要被释放出院了，在小组中仅剩下不到一周的时间。直到他完成以下这个绘画（图 I.4）之前，他在谈论出院的事情时都是专注于他如何成功地获得了自由，以及别人该如何以他为榜样。

引言 有困难的来访者的定义

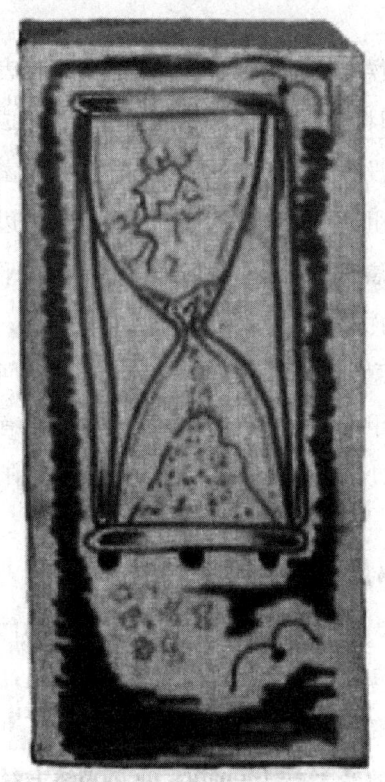

图 I.4 时间短暂的盒子

小组成员们被要求在之前准备好的盒子的第四面画出"自己选择的感觉"。图 I.4 显示的是最后完成的图画。在我开始讨论这幅绘画之前,请先看看这幅画。它看起来平静吗?焦虑吗?它让你有什么感觉?细致地观察它的每个部分。它在对你诉说什么?要想小组成员学会观察自己的心理过程,那么这些问题都要被问到。

这名来访者完成绘画的顺序如下:他很快就画好了沙漏。然后,他一边坐在那里等待着其他组员,一边慢慢地在画上加上其他东西。首先加上的是处于上方的玻璃破裂的部分;注意画的根部还有破碎的玻璃片。然后他加上了两只鸟(右上角和右下角），他称它们为鸽子。随着绘画的进展，他在盒子边缘加上了焦虑的波纹。

当轮到他说话的时候，他骄傲地解释说自己的画代表了他在机构中的"短暂时光"。鸽子代表了他即将到来的自由；这些和平鸽被画成黑色，看起来更像是海鸥，一种食腐动物。他没有做进一步的描述。当我问大家对这幅画的感觉时，小组陷入沉默。只有一个组员指出破碎的玻璃片和棕色的边界，在这之后大家都同意这幅画看起来充满了焦虑和恐惧。这名来访者认为和平鸽被画成黑色，看起来更像是海鸥，一种食腐动物。他没有做进一步的描述防御，企图拒绝谈论这个问题，并极力贬低小组给出的意见。不管怎样，来访者通过退回自己的防御位置，并观察自己的艺术作品，终于说出了自己的恐惧——这次没有说教，没有夸大——而是像一个多年未曾拥有过沟通的人一样，对沟通感到害怕。Yalom（1983）写到：

> 对于住院病人的小组，一个基本的但重要的目标是：让病人能够学会谈话是有帮助的。他们学会放下包袱，谈论他们的问题，这不仅可以马上减轻痛苦，而且还促发了改变过程的产生。通过普遍性这一治疗因子……个体可以了解原来别人和自己也非常相似，自己不是独特的，不是唯一有这种不幸的感受或想法的人，也不是唯一经历了某种生活事件的人。他们常常是第一次学到，自己的经历到头来是人类普遍共有的，很多人的经历和自己是一样的，这是一种巨大的安慰，对于毁灭性的孤立状态，这是最强有力的解毒剂之一。

通过这种方式，艺术被证明是一种最为切实的视觉形象，通过它可以探索感受，可以谈论人际交互的风格，它是可以供所有人观看的永久的记录。

发展隐喻的语言

如果弄不清我们如何获得了意识的状态，我们就不能够探索意识或是自我意

引言 有困难的来访者的定义

识。人们普遍相信，支配我们思想、记忆、感受、冲动和欲望的人格部分是通过一系列的发展阶段构筑起来的。作为婴儿，我们基于初步的意识状态来对外界做出反应，主要围绕着感知、运动和本能。作为成人，我们越发自由地体验记忆、语言和象征。总而言之，作为人类，我们必须掌握特定时期的发展任务。无论你赞同心理社会模型、性心理模型还是围绕着智能发展的模型，都要解决人类发展阶段的问题，如此，人格逐步呈现出来并构成了我们的身份。我们是否懂得信任？是否固执己见？是否冲动？是否善良？是否沉浸在白日梦中？过往遭受的耻辱是否让我们羞耻和内疚？所有这些回答的综合构成了我们是谁，构成了我们感受外部世界的方式。

我们通过人格来应付外部的压力、应对危机、在社会环境中互动以及构筑那些可以通过意识和无意识回忆起来的记忆。Jay Haley（1976）写到："心理动力学派的治疗师和行为治疗师都对关于过往经历的隐喻感兴趣，因为他们都假设是过往的创伤导致了当前的问题。"

一位充满性虐待记忆的青少年，在探访完家人之后，自发地画了火焰的图画（图 I.5）。

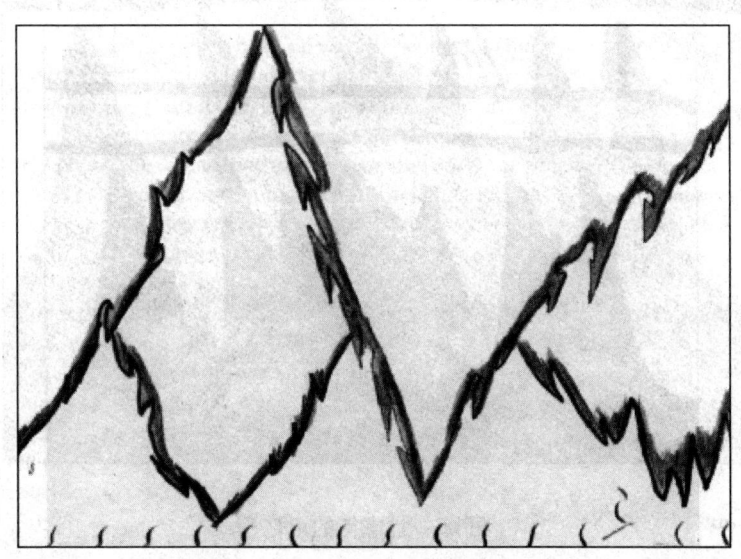

图 I.5 激情之火

在一次个体治疗之后，他画了图I.6。图中，他从家中撤离，那曾是性侵犯发生的地方，此刻的天空隐约变得漆黑阴森，似乎预兆着什么。火焰在他的脚下再度出现，这火焰不像是引导他的灯塔，它们不提供照明，而仅仅是要吞没他。

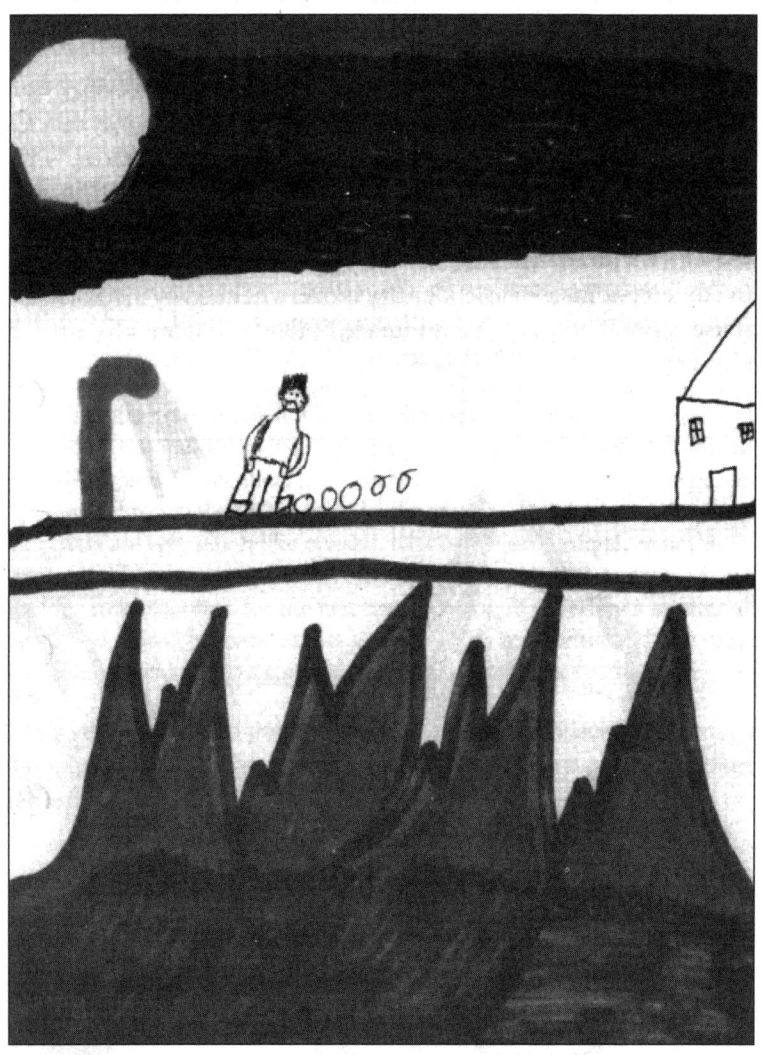

图I.6　性虐待的记忆

图 I.7 是一位中年男子的自画像。他画这幅画时已经因为精神分裂多次入院。

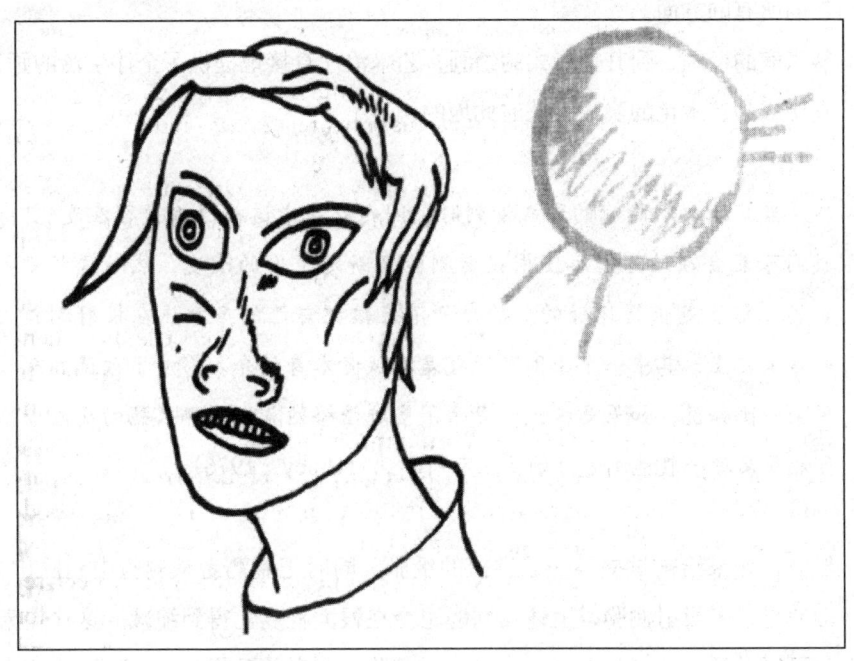

图 I.7　太阳风

隐喻的语言表达不需要来访者按照逻辑来说话,甚至不需要有清醒的神志。现实生活中,照明的火当然不会来自于路边的地下,但在图 I.6 中,火焰有力地占据了纸张的三分之一。当一个人本身有精神分裂的时候他又怎么有能力对精神分裂进行描述呢?而图 I.7 却没用只言片语便清楚地表明了这疾病背后的感受。Jay Haley(1976)把这种沟通方式描述为模拟的。他说:"在一种模拟的语言中,每种信息都和另一种信息的内容相关联……这种风格的沟通包括'游戏'和'仪式',以及所有形式的艺术。"

墨西哥艺术家 Frida Kahlo 正是利用了这样的过程。通过自画像、面具和绘画创作,她表达了童年和青年时期所受的创伤经验。每个图像都探索了她的伤痛和创伤。她并不是孤独的,有很多的艺术家都利用创造过程中的安全感来表达他们的恐惧和思想。事物在被言语表达之前,先被感受,而我们正是通过艺术沟通了来访者的所有的方面。

从家庭的壁画,到其他形式的绘画,艺术治疗直接地提供了个体生活的画像。这些画像成为艺术化的隐喻,此时此地的例子。

> 当症状被以隐喻的形式看到时,问题就变成这些隐喻是否在变化。我们可能会在治疗前后使用投射测验来断定隐喻的改变,然而这些测验的可信度是值得怀疑的。治疗师不应该把自己的声誉压在投射测验的结果之上,其中一个原因可能就是测试者本身的介入影响了被试的表现……比如说,如果是被试的母亲用墨迹图给她施测,那么她的反应很可能和面对一般施测者时的反应有所不同(Haley,1976)。

然而,如果给被试提供一张空白的纸张,同时把施测者从测验中剔除出去,那么即使是艺术投射测验,上述的问题也会在很大程度上得到缩减。这样临床工作者就可以看到来访者的内心,同时不受测验编制者的预想观念、理论或信念的影响。

投射性绘画,特别是房—树—人绘画测验,已经被实践多年。从 Florence Goodenough 的画人测验,到 Leopold Caligor 一度被严重忽视的八张卡片重复绘画测验(8CRT),艺术作品的诠释得以完善和重视,并成为很多实践者在评估面谈中的既定程序。Camara,Nathan 以及 Puente(2000)曾说,投射评估是临床心理学家最常用的评估方法之一。Karen Machover(1949)说:"在某种程度上,人物画是绘画者的自我介绍。"她还进一步说:

> 让我们再次重复这一经临床经验多次修正了的基本假设:当要求来访者画人物画时,他们所画的人物密切地关联着绘画者个人的冲动、焦虑、冲突和补偿的特征。从某种程度上讲,所画的人物代表着绘画者本人,而绘画用的纸张则联系着这个人所处的环境。这样的规则可能有一

引言　有困难的来访者的定义

些粗糙，但作为工作假设来说很有用。不论来访者是否意识到了这一点，但人物绘画的过程对于绘画者来说，都不仅仅涉及他们的绘画技能，而是涉及他们如何通过身体图像的呈现，来投射出有关自身的所有内涵和态度。

总之，当我们画画的时候，我们并不是简单地重现某个特定的特征（比如，画出身体的形态或是面部的表情），而是对来自多种情境、印象和记忆的混合物进行描绘。因此，艺术治疗关注的首先是经历，然后才是理解。通过这种方式，我们的发现不是那么的智能化，而是更加个人化。儿童不像成年人，他们天生有能力通过游戏来象征他们的问题。他们很快地能利用象征组织成熟练的主题，同时这一活动为他们提供了安慰。而成人对游戏则嗤之以鼻，因此，我们常用的出口是梦（夜里的或白日的梦）；然而这些梦却往往难以被我们想起来或描述出来。那么，这些大量的、深锁在心灵的地牢中的信息该如何被释放出来呢？

答案是通过艺术。

艺术超越所有的年龄、文化和信仰。我们所有要做的就是倾听它释放出来的信息。

将要介绍的内容

这本书分成三个部分：第一部分关注的是理论，第二部分是艺术评估过程，最后一部分是来访者历史。每一章都使用了一些艺术作品来说明所讨论的概念，这些作品分别来自团体治疗、个体治疗、投射测验、儿童自由绘画以及家庭治疗。在所有的情况下，身份信息都进行了改动以保护来访者。

第一部分选择了一些防御机制进行探索和描述。个体用这些防御机制来保护自身免受焦虑。这一部分还通过比较皮亚杰、弗洛伊德和埃里克森的理论，来考察行为的常模。同时，还回顾了童话、神话以及寓言在治疗背景下的使用。

第二部分集中于艺术治疗中的投射技术。因此，这一部分包含了艺术治疗的文献，它们可以帮助我们系统地分析绘画；还包括了三个艺术投射测验的回顾；探索了评估的一些规则；列出了许多常见的象征；一些来访者历史可以帮助我们解释如何针对每个特定的投射技术进行诠释。另外，这一部分还提供了多种投射测验的指引，以便在个体和群体架构下使用。

然后我们从理论转向实践，在第三部分向读者介绍了四个青少年和成年人的来访者历史；基于Yalom理论的人际团体治疗的四个类型；以及两个非常有效的家庭治疗指引。

本书所有的来访者历史中，关于治疗和临床事务的内容都是真实的。但来访者涉及的来访者的个人信息，包括姓名、日期和地点都进行了改变以保护来访者的隐私。

目　录

第一部分　防御机制和行为常模 ………………………………………… 1

第一章　我的防御 ………………………………………………………… 3
　　　　　理智化 …………………………………………………………… 6
　　　　　转　换 …………………………………………………………… 10
　　　　　凝　缩 …………………………………………………………… 16
　　　　　退　行 …………………………………………………………… 24
　　　　　总　结 …………………………………………………………… 32

第二章　适应和整合 ……………………………………………………… 33
　　　　　皮亚杰 …………………………………………………………… 42
　　　　　弗洛伊德 ………………………………………………………… 63
　　　　　埃里克森 ………………………………………………………… 69
　　　　　曾经如此、曾经如此，然而，曾经并非如此 ………………… 80
　　　　　收　集 …………………………………………………………… 87
　　　　　总　结 …………………………………………………………… 91

第二部分　解读线条画 …………………………………………………… 95

第三章　对艺术的诠释 …………………………………………………… 97
　　　　　一幅画胜过千言万语 …………………………………………… 101

画人测验（DAP）案例 106
　　画人测验（DAP）艺术评估 112
　　案例描述 114
　　房—树—人（HTP）......121
　　房—树—人（HTP）案例 126
　　房—树—人（HTP）艺术评估 139
　　案例描述 139
　　八张卡片重复绘画测验（8CRT）......147
　　八张卡片重复绘画测验（8CRT）艺术评估 148
　　案例描述 149
　　总　结 163

第四章　指　引 169
　　指引作为介入 175
　　总　结 197

第三部分　艺术治疗实践 199

第五章　个体治疗——三个来访者 201
　　来访者研究 5.1 203
　　来访者研究 5.2 217
　　来访者研究 5.3 231

第六章　团体治疗案例 247
　　此时此地互动 251
　　共　情 263
　　自我暴露 273

第七章　二人是伴，三人太挤 283
　　家庭治疗指引 283
　　配对沟通绘画 287
　　家庭壁画 293

目 录

来访者研究 7.1 ··· 295
来访者研究 7.2 ··· 298

附录 A　结构方面 ··· 307
附录 B　形态方面：人物的定性分析 ···················· 313
附录 C　形态方面：房子的定性分析 ···················· 325
附录 D　形态方面：树的定性分析 ······················· 329
附录 E　八张卡片重复绘画测验适用的评分表 ········ 333
附录 F　指引举例 ·· 335
附录 G　团体治疗过程指引举例 ·························· 343
参考文献 ·· 347

第一部分

防御机制和行为常模

第一章

我的防御

艺术治疗把精神分析的防御机制作为一个基础。这些防御机制包括：压抑、投射、认同和升华（Naumburg，1953）。这些防御机制被无意识地使用。当一些焦虑的感觉让我们不觉得舒服或羞耻时，这些防御机制就会被综合地使用，一起来防卫这些焦虑。一种经历从自我中剔除之后可能会被隔离起来，但它们却永远不能被遗忘。它们会蔓延到我们的人际关系中，它们有能力让我们既受到保护又感到窒息。然而假如这种压抑的内容对于我们的发展是至关重要的，那么它们迟早会以某种形式让我们感受到（Whitmont，1969）。

因此，艺术体验所提供的价值是难以估量的。它能够让情感通过艺术过程得以表达，既保持了距离又提供了透视心灵的机会。Judy Rubin（1984）指出："在艺术治疗的过程中，来访者不是在远处谈论他们的情感和人际关系，而是身处这些情感和关系之中去感受它们。"这样，通过把防御机制作为治疗的一部分，艺术治疗让治疗师和来访者得以领悟和处理这些防御。

比如，我们可以使用一种针对特定防御机制的治疗指令。如果是针对压抑，

第一部分　防御机制和行为掌模

压抑这一机制是要把想法、冲动、感受扣留在意识之外，那么对此最好的指令可以是这样的："画出所有那些你不想去考虑的事情。"同样的方式也可以适用于替代，这是一种把不愿意接受的情感从一个事物替代到另一个事物上的防御机制，针对它的指引可以是："在（家中）发生了不好的事情时，你在（学校/工作）中如何应对它。"围绕个体防御机制可以设计出无数的指引，唯一的限制是个体的想象力。

简单地说，治疗师必须根据来访者的表达方式的特征来量身订做具体的指令。目标是根据来访者的语言进行思考和创造。这样，如果来访者发生了防御，我们就可以以隐喻来回应。

在这一章，我选择了在我自己的治疗工作以及对别人的督导中最常见到的防御机制。然而，这个列表不会太长。而我也不想严格地遵守弗洛伊德对防御机制的分类。因为，弗洛伊德最早提出其压抑理论的时候是在 1894 年，而在他 1926 年对其理论进行改革之后，又出现了许多治疗师，他们对防御机制有着各自不同的描述。

> 最近，关于防御机制结构的几个方面，一些治疗师们达成了共识：
> 1. 关于防御的一个广泛定义是，个体应对内在和外在压力及情感冲突所做出的、自发的心理反应……
> 2. 防御通常自发地进行，即没有意识努力地参与……
> 3. 个性特征部分地由特定的防御构成，个体在各种情境下反复地使用这些特定的防御方式……
> 4. 在达成共识过程中，更偏重那些定义清晰明了、互不重叠、具有可信度、有实验证明的防御机制。
> 5. 防御对适应产生影响。每种防御在特定的情境下都可能具有高度的适应性……
> 6. 当防御的适应性最小的时候，它们保护使个体不去觉察、避开应激源以及避开与应激源相关的冲突，其代价是限制意识、限制选

第一章 我的防御

择的自由以及限制我们在最大程度地获取积极成果时所需的灵活性。

7. 尽管人们使用发展性的词汇来描述防御的类别，比如不成熟的或成熟的防御机制，但是，防御是否以确定的标准发展顺序出现，是个有待实证的问题（Perry，1993）。

另外，Perry（1993）谈到，心理学家尝试在《心理疾病诊断和统计手册》第四版（DSM-IV）中加入第六个动力轴："这是最可能对临床有效、并有可靠的科学依据的防御的一个轴。"当然，这最终没有实现，尽管关于此问题进行的讨论很多，从对预后进行评估的能力，到作为指导治疗和治疗计划的分类方法，都有所涉及。

我们倾向于按照等级来划分防御机制，从适应不良到适应，同时，它们还常与特定的人格特质关联。Valliant 和 Drake（由 Jacobson 和 Cooper，1993 引用）关注第二轴的人格障碍，并发现不成熟的防御机制在所研究的人群中出现的概率超过 60%，而根据第二轴诊断不具有人格障碍的人群中，这一比例仅为 10%。研究指出，第一轴障碍与选定的防御之间有正向和负向的相关（Jacobson & Cooper）。

那么所有这些与艺术治疗有什么关系呢？所有的都有关系。艺术治疗让来访者可以冲破他们磨练已久的防御，并提供情感的释放。从象征的角度看，象征即一个事物或观念被用来表达另一个事物或观念，那么艺术的作品就是一种象征。从投射的角度看，来访者在言语上未承认的感受可以通过他的创作投射出来。禁欲主义具有的神经质性的防御，冲动被极度否认，以至于受虐都成为一种快乐的来源。这样被禁止的本能可通过完成指令来安全地被表达、被个体感到可以容忍、并在治疗的后期在不需要媒体的情况下便可实现它的功能。

在我们开始讨论所选的防御机制之前，我需要说明的是，以下这些绘画可以从多个不同的层面进行分析（比如：诠释它们的异常元素和一般特征，结合发展性的线条进行分析，作为一个创作的整体进行分析，作为一个协助诊断的工具来诠释等）。但是，根据这一章的目的，我们只会将他们和来访者的心理防御方面联系起来进行分析。

理智化

理智化的定义是，情感或冲动不被体验而是被思考所控制。思考是一种保护或防御，以防卫不被接受的冲动所导致的焦虑。"理智化的防御寻求驱力与概念性内容之间的联系。这样驱力看起来就会更加处于自我的控制之下，可以在词语和智能的范围内进行操控，它可以作为一种积极的方式来应付攻击性（Malmquist，1985）。"简单来说，这一防御机制可以解除攻击性，或是解除信号性焦虑所引发的不可接受的情感反应。通常，在具有强迫性人格特质的来访者中能发现理智化防御的使用。

如果我们回顾图 I.4，我们可以说这名成年男子在和他人的关系中使用了理智化。他可以在一些话题上讲大道理，特别是涉及宗教、哲学的时候，并且最终会让那些低功能的病人感到迷惑。通过这样做，他可以永远避免面对他的失败、挫折与危机。但是，当不允许他说话，单独、安静地创作的时候，感受就在没有得到他允许的情况下逃脱出来。离开了安全区域，面对着艺术作品，他再也无法让他神经症性的防御理性化，于是他马上让自己体验到了恐惧。

在另一个团体治疗的例子中，还是这个病人，他创作了一个泥土熊，站在纸张建成的家门前（图1.1）。

第一章 我的防御

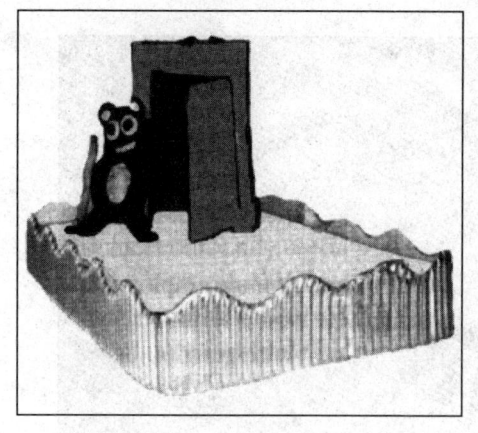

图1.1 在家里

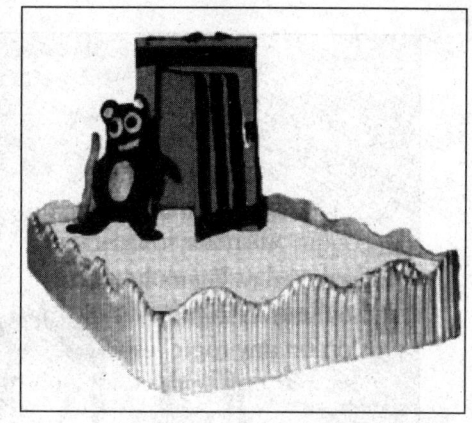

图1.2 又安全又牢靠

在接下来的治疗中,团体小组成员被要求把自己的作品交给右边的人,由这个人在原来的作品上再加上一些东西。在交换后,熊猫的身份被变成了囚犯。当把作品再交回原创者本人手里后,他们要讨论对别人新加入的内容的想法(见图1.2)。这位男性说:"我喜欢它,这样看起来既安全又牢固。"其他的小组成员也都诚心地同意这一点。但当我指出,房子现在看起来像个监狱的时候,我得到的回应是"那是护墙板,它就是这样的",他想以此来回避那话外之音的内容。机构化导致了病人明显的自我退行,然而却没有人看到栏栅与他们处境之间的任何关联。这种理智化对于病人来说是非常重要的,因为,正如Malmquist (1985)所说,"为了保持一个智能的状态,人们常需要运用合理化和替代,这可能是由于在讨论的时候,防御受到了挑战。"

再举一个取自于壁画的案例。小组中的五个人都被要求画一个动物。然后他们把自己的绘画传给别人,他们完成了很多任务来提高互动,直到从小组第二个人开始一直到最后一个人都按照要求给原创绘画的动物画上一个朋友。所有的绘画最终再交回给它的原创者。然后,小组必须在其中一幅壁画上再添加上各种与原画相融合的意象。下面这个过程中,我全程没有任何的介入或建议。图1.3展现的是最终的完成品。

第一部分　防御机制和行为策略

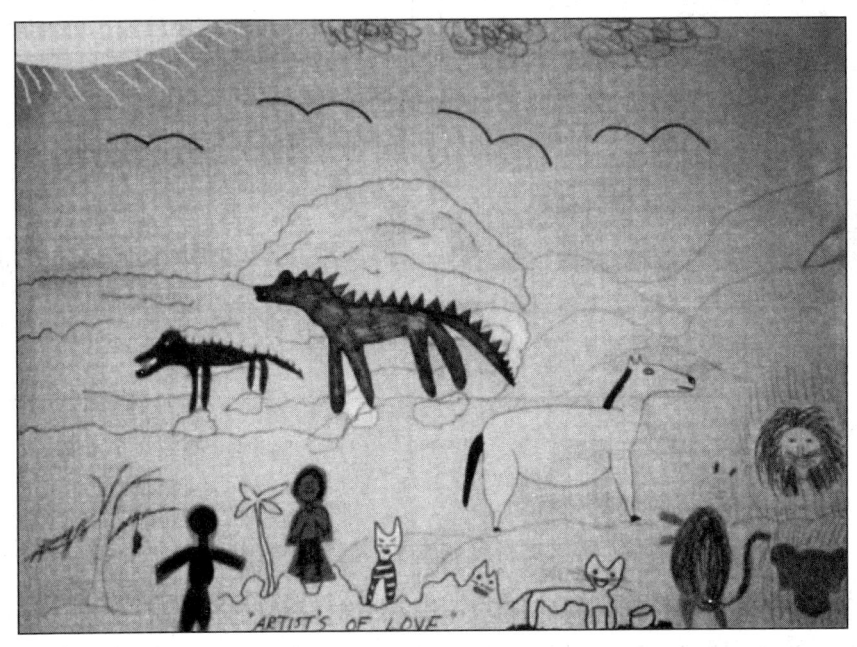

图 1.3　小组壁画

如果我们单单看壁画的底端，我们可以看到一匹马，好几只猫，两个人，以及在观看者左边的树上挂着一只非常小的猴子。在观看者的右边是从后面的树丛中伸出脑袋的一只公狮子和一只母狮子。后面是两只漫步的恐龙，头顶上飞着的是海鸥。我们先不考虑每样动物对于它们的创造者来说意味着什么，可以肯定的是这些动物首先可以分为两类：捕食者和猎物。由于小组成员必须要解决问题，并有意识地把所有这些项目都和谐地放置在一个非常狭小的空间中，所以，讨论主要围绕着恐龙以及如何安置这些恐龙上。公狮子和母狮子很大程度上被忽视了，因为它们被认为"不在平面图上"。有一些组员认为恐龙应该在纸的下端，但这很快被否定了，因为这样它们就会伤害到人类和家畜。

然后他们开始讨论如何把捕猎动物控制起来。一位组员建议用篱笆，但这很快被其他四人否定了。作为妥协，组员们画了一个湖，并加上了一些岩石，以便

第一章 我的防御

牵制这些动物。注意岩石的绘画方式：它们像台阶一样被小心地摆放着，而不像是用来控制动物的。最后，只有一名组员坚持说需要用篱笆把恐龙圈起来，否则它们会"把别人都毁灭的"。正如图1.2一样，小组成员开始为恐龙如何不会做那么暴力的事情找理由，让这变得合理化。和理智化的运用一样，为了防御他们的焦虑，他们使用了过度的思考。人们是那么需要防御那些不被接受的冲动和处境，以至于只要我们足够努力地去想，吃人的恐龙都可以被驯服。

很少有某个意象能够引起一致的情感，图1.4给了这样一个例子。这是一个由8个成年男子组成的小组，他们被要求"选择任何他们想画的情感进行绘画"。

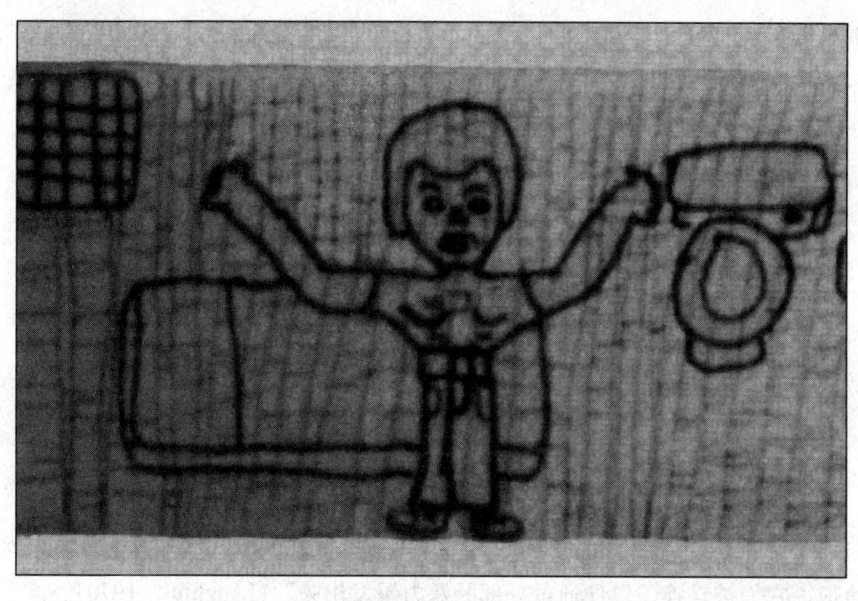

图1.4 孤独的感觉

这名病人是一位成年男子，他被诊断有偏执型精神分裂。在此治疗阶段时，他已经在服药并且病情已经稳定，但仍然有思维阻断和思维紊乱的倾向。他的主要防御方式是内射。

在评估这幅绘画的时候，我们看到的是一个看起来非常有力量和非常男性化的男人,他站在他的单人牢房里,煤渣材质的墙体把他的身体夹在框架中,并围在了里面。可以肯定地说,这幅绘画并不受欢迎。当病人提到监狱里的生活时,他自发地开始探索孤独和害怕的感觉。整个小组成员异口同声地恳求他"别提这个",还说"这太可怕了……我甚至想都不愿意想到它"。面对小组这样的反应,病人大笑,道歉,并重新退回到他自我惩罚的行为模式中。

转 换

这一基本的防御机制被通俗地定义为:转化为躯体障碍的情感冲突。然而,判断转换的象征性伪装却不能仅仅依靠身体的主诉。Laughlin(1970)对此下了一个更为概括性的定义,为了这一章节的写作目标,我在以下引用这个概念:

> 转换,指的是一个无意识的过程,通过此过程,内部心理冲突的一些元素,通过多种象征性的外部的方式来替代性地表达自身,从而避免一旦被意识到则会面临焦虑的风险。那些不被意识接受的想法、冲动,以及为了防御它们的心理防御元素,都通过或多或少的象征而变化、转型或转换成各种身体的、生理的、行为的和心理的表现。

他进一步描述了转换行为的六种类型。我们将探讨第五种和第六种:转换性的行为不良、反社会和犯罪行为。这些类别"起源于无意识的冲动、满腹的怨恨和仇恨,它们被转换,以便通过外部的暴力爆发出来"(Laughlin, 1970)。

我们将要讨论的来访者是一个十来岁的女孩,她由于两项攻击性指控而进入了住院治疗中心,两项指控的攻击性行为都是针对家庭成员的。这名未成年人的父母在她幼儿时期离异,她的生身父母多年来争夺她的监护权。最后,她被移交到她的母亲家,并和她同母异父的妹妹以及继父住在一起,作为一种长期的安置。在她到了性潜伏晚期的时候,她的继父开始猥亵她;她好几个月没有告诉任何人。当她终于鼓起勇气说出来之后,她母亲马上举报了他的虐待行

第一章 我的防御

为，她的继父也在当天自首。从此以后，她开始用言语表达她的内疚感，她觉得是自己让她的母亲失去了丈夫，让她的妹妹失去了父亲。在她住院之前，她正在接受私人的心理咨询来处理被猥亵的问题，关于这个问题她觉得已经得到了足够的讨论。然而，她的行为却与此相反。她过去扮演着父母化的孩子的角色，她不仅仅在生身父母的冲突间进行调停，而且还扮演着她同母异父的妹妹的照顾者。她拥有温暖阳光的个性，参加了很多的运动队。总体来讲，她是个完美的学生，完美的姐姐，一个有献身精神的孩子。然而，她压抑了她的创伤经验，直到它们不仅仅伪装自身，而且还通过完美无瑕的外表来象征性地表现自身。但是当面对失败的时候，她开始用所有那些在无意识中隐藏的事物来攻击外部的世界。当她的羞耻和内疚再度安全地隐藏起来之后，她便变回了完美的学生、完美的姐姐、有奉献精神的孩子。

她害怕探索（尽管她非常善于言谈），加上她有受虐的经验以及随后发生的冲突，这些都显示治疗会存在障碍。她是那么彻底地压抑她的焦虑，以至于言语的治疗无法奏效。正是这个时候我们引入了艺术治疗。我们给了她一块橡皮泥，并告诉她可以用它来制作任何她想做的东西。图1.5是她在第一次治疗的时候做的。

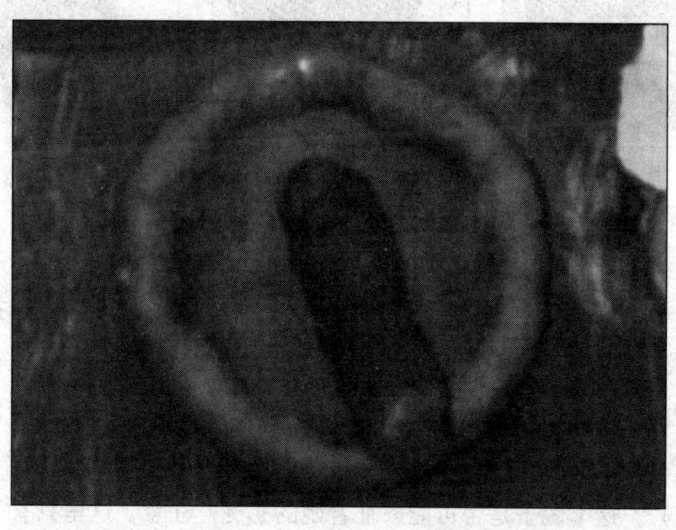

图1.5 研磨钵和研磨棒

第一部分 防御机制和行为常模

你看到了什么？在内心深处有什么感受和想法？在诠释艺术作品时，这是需要发展的重要技能。此时，研磨钵和研磨棒可以被看做是阴茎和阴道的象征。阴茎的功能是去研磨、敲击和踏踩；因此，不仅仅是研磨棒的形状，它的实际功用也一起被用来表现来访者所遭受的性虐待经验。注意，不要向来访者做出这样的诠释。这只能当作一种可能性，留作未来的参考。

正如前面提到的，不应该仅对象征做一般意义上的理解（比如：鸽子象征和平），它们的意义还可以是非常个人化的。大多数十来岁的孩子不会被研磨钵和研磨棒的意象所吸引，因此可以假设它们代表的是个人的象征，需要结合最终的艺术作品来考虑其意义。接下来的一次治疗中，再度为来访者提供了橡皮泥，她创造了三样东西：骰子、花和蝴蝶（图1.6）。

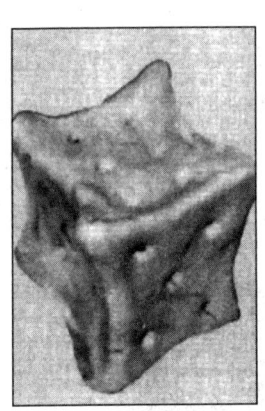 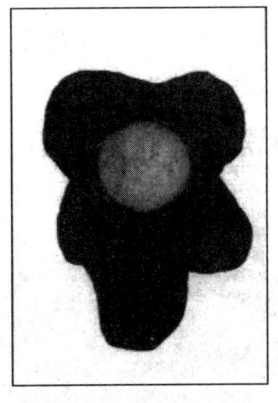 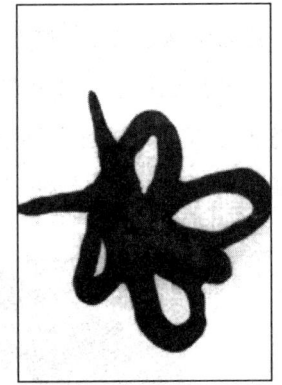

图1.6 泥塑中的感受

和第一次的治疗一样，我没有做出任何的诠释。我仅仅是由她选择，想要多创作一些或是少创作一些都可以。三样东西被创造出来以后，被安置在研磨钵和研磨棒的边上。这个骰子的意图是什么，是否因为来访者不喜欢这个艺术作品所以她想要转变为敌对行为呢？花和蝴蝶是否代表着她企图要矫正其愤怒的情绪呢（反向形成）？这个骰子是否可能象征着她的感受？注意，这里只有一个而不是两个骰子。她是否希望自己的情感可以像骰子一样"甩开"呢？显然这些都是非

第一章 我的防御

常个人化的象征，如果不经过直接的诠释和探索，我们无法得知它们的意义。但是考虑到她压抑的水平，诠释和探索不会是谨慎的选择，所以我们决定为她提供一个容器，如果她真的把压抑了的性虐待记忆进行了转换，那么她就会需要一些东西来围绕着她那些迸发出来的感受。换句话说，她需要一个象征性的界限，在其中放置她焦虑的想法和感受，于是我们在治疗中引入了厚纸板和颜料。尽管我们仍然提供了橡皮泥，但焦点替代到了绘画上。图1.7是她所创作的绘画。绘画的下半部分是用纸巾做成的树。然后她开始继续创造一个泥土的人物（图1.8）。她说这是一个没有身体的人。这个人物风格简单，就是一个有眼睛和嘴巴的圆形。它缺乏很多细节，这让它有能力显示出所看到的（记得的），而不用显示出所体验到的。

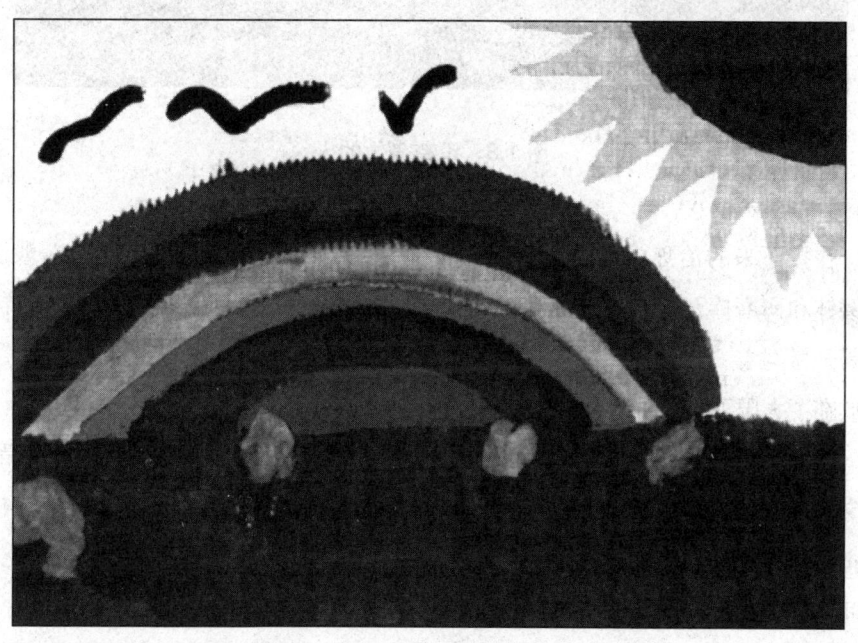

图1.7　性虐待记忆的转换

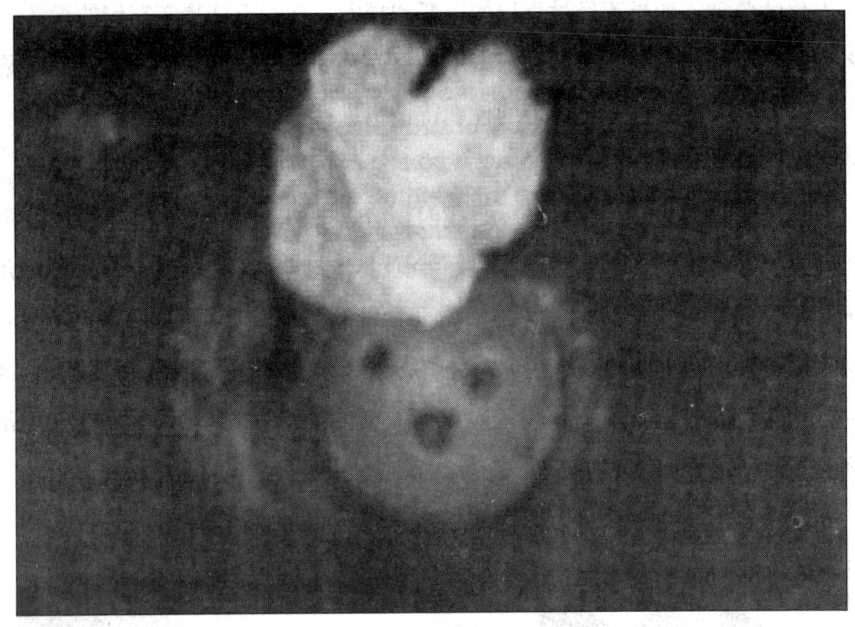

图 1.8 没有身体的人

在接下来的治疗中（图 1.9），她把这些截然不同的泥塑作品（例如：骰子、研磨钵和研磨棒、现在的没身体的人）按照某种秩序摆放起来。新加入的一样东西是一张写着"热和辣"的包装纸，开始它被放在下面，后来她改变了主意，把它放在了太阳下面。

正如我们在看图 1.5 时所做的一样，现在我们来考察最终的整体艺术作品的含义。她分别完成的作品现在都按照相互关联的整体秩序被摆放起来了。这样，她把某个物品放在了哪里，她选择不把它放在哪里，她如何安排这些物品，它们之间是靠近还是远离，这些都有意义。此时，要把作品作为整体来考虑了。

第一章 我的防御

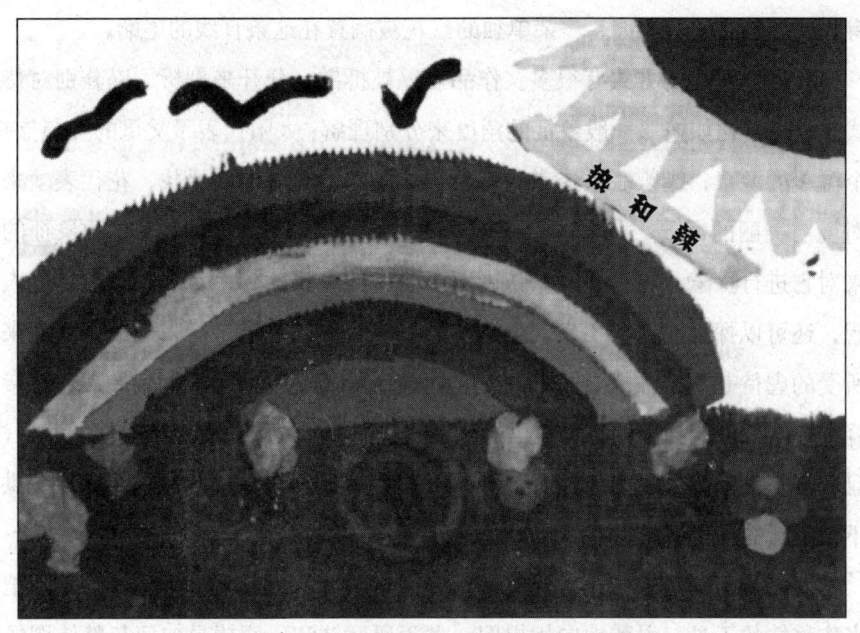

图1.9 热和辣

你的第一印象如何?

注意那个没身体的人物与象征性的生殖器是挨在一起的。注意这种感觉。为什么要把糖果的包装纸放入画中呢?如果这样做是必要的,那么为什么放在太阳下面呢?

在看完整体图像之后,用你的手遮住图像的下面三分之一。这幅由多种材质混合而成的图像现在看起来变得多么不一样。充满色彩的彩虹跨越纸张,三只鸟和一只蝴蝶在自由地飞舞。唯一突出背景之外的意象是那个写着"热辣"的包装纸,它被粘在了过大的太阳所散发的光束之下。在创造这个意象的时候,来访者曾经为了把这个包装纸放在哪里而挣扎,最开始的时候,她曾想要把它放在纸上的下面三分之一的地方。

现在用手遮住纸张上面的三分之二,并注意线性的摆放特征。一切都在纸张的底部边界构成一条直线。绿色的纸巾树看起来像爆炸物,特别是它的位置是在

15

没有身体的脑袋的正上方。一朵单独的红花被搁置在这条直线的尾端。

诠释这个作品的方式有很多。作品可以被拆散、分开来剖析，以分别对待的方式来处理（比如按照一般象征的角度来分别理解：太阳代表了父母的爱与支持，一个温暖的源泉，蝴蝶联系这来访者对于虚幻的爱与美丽的寻找，花代表了来访者对爱与美丽的需要，色彩的象征意义等）。或者，还可以从个人化的象征的角度来对它进行探索，可以探索来访者对研磨钵和研磨棒、对于没有身体的人的联想，还可以探索这些所引发的情感。最后，我们还可以这样来理解作品，来访者所受的虐待并不曾被探索或处理，它们被安静而有效地压抑下来，任何直接的诠释或提问都可能会导致各种言语的陈述，目的在于最大程度地减少体验。这样，羞耻和自责就都会转变为各种防御（如：转换、理智化、反向形成），以便提供创伤不被激活的安全区域。

然而，除了来访者自己，还有谁可以决定治疗的途径呢？于是，治疗师把艺术当作移情的工具，温和地向她提问。关于研磨钵和研磨棒是如何与整体图像配合在一起的问题，她没做反应；她不知道。这个回答已经告知了治疗师想知道的一切。她还没有准备好来探索这个强烈的个人象征——不能在任何程度上直接地探索。有趣的是，在这个问题后，来访者安静地坐了很长时间，然后说"请问，我们是否可以不再做这个，回到你办公室谈话好吗？"

在办公室里，她自始至终地叙述，并慢慢地开始以一种不那么理智化、更为有进程的风格来讨论所经受的骚扰。是否是由于艺术促进了这一改变，这由你决定。

凝　缩

正如前面所讨论的，象征是艺术治疗的基石。象征作为一种非文字的语言，向我们讲述的是多个层面的信息，通过无意识的创造过程多层面的信息被联系在一起，以象征来表达，象征所包含的，不仅仅是某种单一的，而是多层面的记忆、客体或感觉。这其中的情感和情绪赋予了艺术力量。通过这种方式，我们获得了

第一章 我的防御

凝缩——这种常被归为程度轻微的自我防御。凝缩被定义为一个过程，其中"多个概念、想法或需要被压缩为某个单独的形象表征，这样，就可以由单独一个象征、客体或图像来代表这多个概念、想法或需要……通过凝缩机制的压缩操作，单个象征、客体或图像能够有多重的代表性"(Laughlin, 1970)。

在艺术治疗中，凝缩的重要意义不仅仅是作为一种自我的防御机制。所创造的象征可以允许我们进入无意识，这可以让治疗师自由地挖掘创作的过程，而不是紧紧地束缚在来访者的言语化或是通过行动实现的宣泄之上。这样，一个泥塑的扩大、销毁、再重新塑造的过程，不仅仅在于象征年轻人所经历的破坏性路径，这一象征的创作过程还提供一个安全的领域使来访者可以在其中表达他的内疚、伤痛和恐惧。

从图 1.10 开始，我们要介绍一个青春期晚期的男性来访者，他一生中的大部分时间都在大型机构或群体之家中度过。另外，他是个极度容易羞愧以及非常冲动的年轻人，在他的社交关系中，他喜欢做被害者。他常奚落同龄人和成年人，或是与他们对抗，直到自己被排斥为止。他用这种方法来重复他家族性的接近与回避的人际动力模式。这种混乱继续投射在了他当前所处的由同龄人和成年人所组成的"家庭"中，这让他觉得自己可以对接踵而来的冷落进行控制，从而，可以让他在自己所处的环境中有一定的力量感。

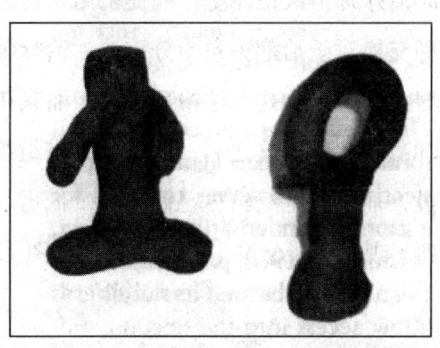

图 1.10 蓝人和愤怒的麦克风

第一部分　防御机制和行为常模

随着时间的推移，他逐渐地接近成年，他的恐惧也随之增长。通过退行的特征，他疯狂地努力着避免被遗弃。他变得敌对、粗鲁、寻衅，并且表现出以情绪不稳定为特征的善变。他拒绝参加团体治疗，而做个体治疗时也表现得脱离和抗拒。因为无法应对即将到来的成年期，他退行到儿童期。此时，治疗团队决定，他需要更少的言语介入，需要更多触觉经验的介入，这可以为他提供某种修缮的控制感，同时可以满足他分离与个体化的发展需要。于是，我们介入了艺术治疗。在接下来的九次治疗中，我们都给了他橡皮泥，并引导他："制作任何你想做的东西。"

来访者可以选择的色彩很多，但是他决定使用蓝色，以及在麦克风上使用了少许红色。他没有提到关于作品的任何信息，治疗师也没有问他。前面这些次的艺术治疗知识被简单地当作一个支持性的环境，而泥塑则被当作是过渡替代物。在第二次的治疗中，来访者把他的作品找了出来，并开始破坏背景的泥塑。这是意料之中的，因为他还要维持作为受害者的身份认同，同时这行为也与他由于被遗弃而产生的抑郁感觉有关。因此，每次他毁坏了泥塑，治疗师都安静地把它们重塑起来。治疗师没有任何言语的责备，并且只表现出对这种矛盾感觉的容忍。就这样一直循环了五次，直到治疗师开始做一个蝴蝶的泥塑。当这个泥塑做完之后，这次的治疗结束了。

在第三次的治疗时治疗师再次把泥塑作品提供给来访者。他开始修理治疗师之前重塑的泥塑。这种交换对于治疗关系十分重要。治疗师把自己的自我象征性地借给来访者，向他展示没有什么是无法修理好的。而来访者得以在不被拒绝的情况下发泄他的愤怒和敌对，并在这之后，通过某种有组织的劳动（修复损毁的东西）来象征性地道歉，而不是继续给自己假想一个低劣的角色。治疗结束的时候，来访者把蝴蝶放到了现在已经修好了的人物身上（图1.11）。

第一章 我的防御

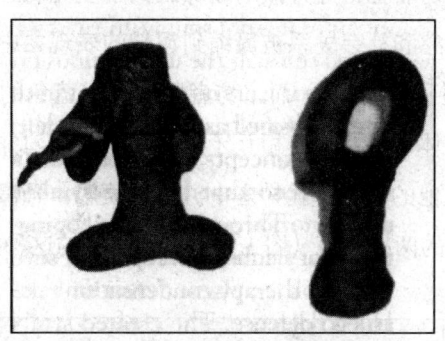

图1.11 蓝人和蝴蝶

此时,来访者没有说这些泥塑都是什么,而由于他退行的特征,治疗师也没有要求他说明。但是,到了第四次治疗的时候,他自己主动进行了解释。图1.12展示的是到此为止所有的作品,比之前又增加了两样。

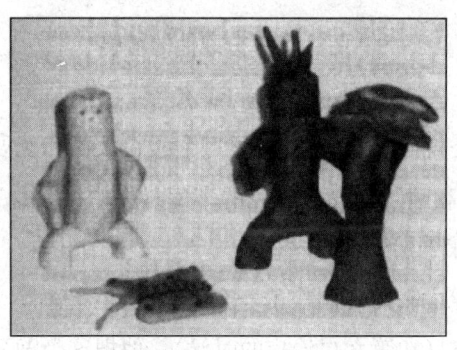

图1.12 他让他做正确的事情

当来访者做白色的人物的时候,治疗师又做了一个蝴蝶(在白色的人的脚底下)。来访者说:"蓝色的人是悲伤的。"他说白色的人责骂蓝色的人举止不慎重,"他让她做正确的事情,他们争吵但他们后来和好了。"他说处于前景中的泥塑是一个麦克风。他简单地说:"这是蓝色的人的愤怒,当愤怒来的时候他感到悲伤。"

第一部分 防御机制和行为策略

治疗结束的时候，来访者把治疗师做的蝴蝶放到了麦克风上。不用说，他的描述充满了象征。他的情感和社会关系被凝缩到泥塑的表现之中。治疗师化身为蝴蝶和白色的人（代表超我的泥塑），而来访者则驻身于蓝色的人物中，通过麦克风放大着他的愤怒。总体来讲，这些相互矛盾的情感并非肩并肩地存在着，而是存在于来访者的内部和他的过渡替代物之中。他的愤怒、恐惧和内疚仍然以这种分裂作为基础。接下来的两次治疗（图1.13）显示了他的这种持续的分裂。

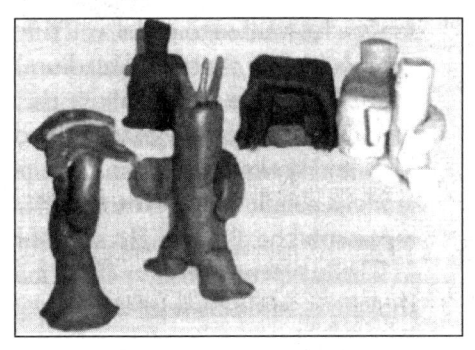

图1.13 分裂他的情感

在背景里，一个蓝色的家（"在那里每个人在放松和玩耍"）紧紧靠近白色的家（"人们在这里吃和睡"）。一个红色的车库（在中间）保护着车，这样"蓝色的人就可以在安全的环境下修车了"。

在第五次的治疗中来访者制作了一个蓝色的湖；然而，当治疗师告诉来访者要放两周假期的时候（在第六次治疗的时候），他把这个湖又破坏了。有趣的是，现代心理学常认为水象征着母亲，或是人格中的女性化方面。

治疗师度假回来之后，治疗的过程又重新开始了，来访者完成了图1.14。

第一章 我的防御

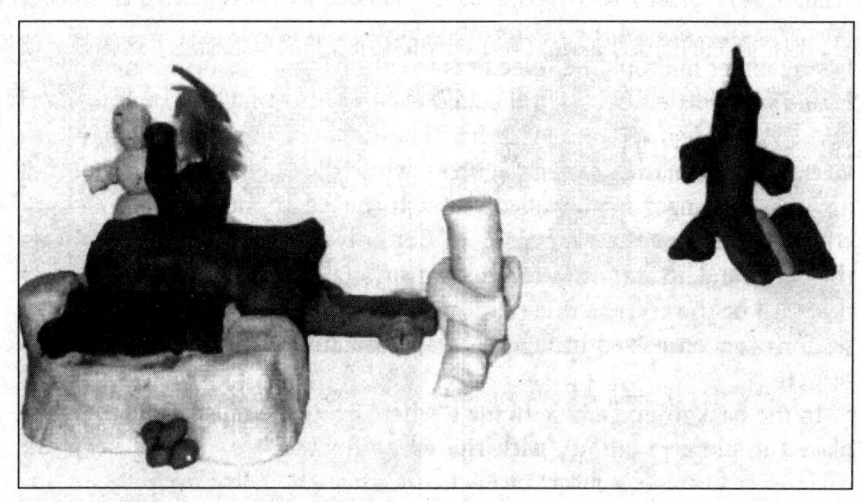

图 1.14 遗弃感涌出

来访者安静地创作着，带着平淡的情绪，他创作了一个雪人（放在了背景里，在观众视角的右边），并在白色的房子上加上黑泥，他说："这是你可以讨论你感受的地方。"然后，他开始在艺术室中寻找，并把一支羽毛和一个塑料轮子放到了汽车上。然而，随着这次治疗的进展，他变得越发激动。之后，他毁坏了治疗师做的蝴蝶和麦克风，并说："我不需要它们。"当被遗弃的感觉涌出来的时候，这种退行的反应是很典型的，但白色房子上的黑色屋顶给我们留下了希望。

此时，治疗师又重新做了蝴蝶，并说："蝴蝶又回来了，而且这次它更强壮了。"比起直接探索他被遗弃的感觉，治疗师使用这种隐喻性的语言更加不会侵扰到来访者。治疗师发现蓝色的人现在和所有其他的泥塑都分隔开了，因此，治疗师把蝴蝶放到了他的脚下（客体恒常性），这次治疗就这样结束了。这次还是没有强加给来访者任何言语的讨论，直到来访者感觉舒服和安全之前，治疗师都只会使用象征性的表示和隐喻的语言。

在第八次的艺术治疗时，治疗师再度给来访者提供了泥塑。但是来访者表示不想再使用橡皮泥了，他想画一幅画。他找出张贴板，选择了铅笔（一种很具有控制性的工具),并画了图1.15左边的图。波浪线条的人物上面写着"谈谈你的感受"。他把画完的图画小心地放在了泥塑的后面,并简单地描述了这幅画。他说:"这是焦虑的人的绘画方式。"注意,这幅画和那个代表来访者的蓝色泥塑人物是多么相像(图1.15右边)。

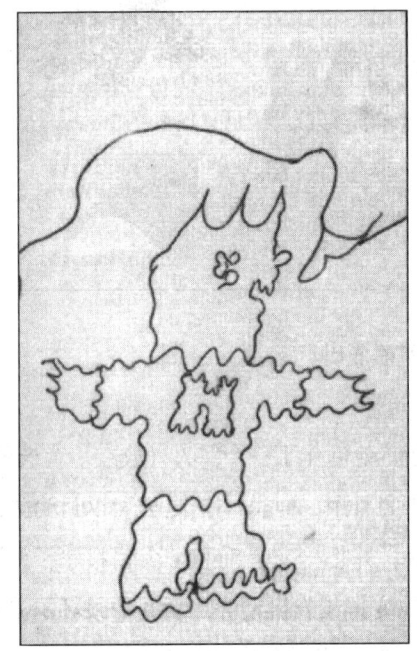 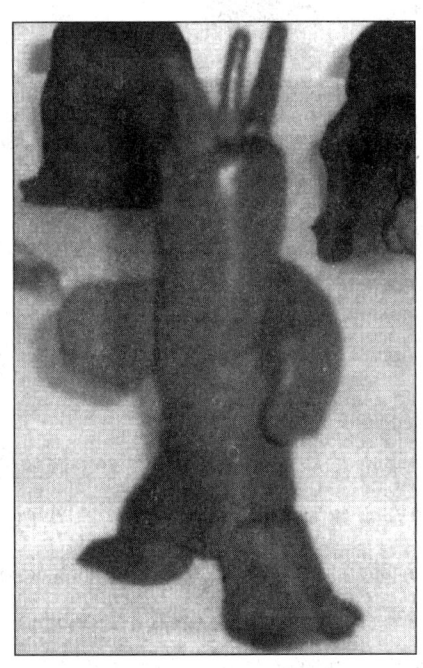

图1.15　象征保持一致

波浪线条人物胸前的字母是来访者名字的缩写(对此进行了数码改变),这证实了治疗师一直以来的诠释,即来访者所创作的人物都在象征来访者自身的方方面面。还值得注意的是,来访者此时极度希望放弃过渡客体(泥塑的人物),然而却放弃不了,于是他开始使用一个新的媒介(绘画)来继续产出同一个象征。不管怎样,他是想要获得自主,这样他武断的行为就可以得到允许和接受。

在来访者最后一次艺术治疗的时候,他再度回到了泥塑,并花了异常多时间在泥塑汽车上。他给它加上了车灯,并玩着它,把它围绕着周围移动。然后,

第一章 我的防御

他给白色的人（超我象征）加上了一副眼镜，并说："现在他能看得更清楚些了。"然后，他给白色的人和雪人都加上了一颗心，并把蓝色的家和蓝色的人（自我的消极方面）放在了背景前。当我们仔细观察完整的创作的时候，我们可以发现，所创作的象征不仅仅代表了来访者自己，还代表了来访者的情感以及他人格的不同层面（本我、自我、超我）。更加值得注意的是，通过浓缩的防御机制，他创作了不同的人物来分别代表这些层面。白色的人象征着超我（他责备蓝色的人，并让他去做正确的事情），这一超我不仅仅在来访者身上体现，也在治疗师身上体现出来。带着愤怒的麦克风的蓝色的人，代表他的本我，那是一个孤独的人，只根据自己的需求来发泄和行事。然而，随着治疗的延续，他很快离开了蓝色的房子（娱乐的地方），毁灭了愤怒的麦克风（再也没有重塑它），并进入了一个他可以讨论感受的安全屋（白色的房子），最终雪人出现了，开始它被放在背景里（图1.14），最后它被放在了中心的位置，就在白色的人物边上，并且得到了一颗心。这个泥塑是其他人物的对立面，来访者给了它一个不那么具有攻击性的躯干和张开的双臂。

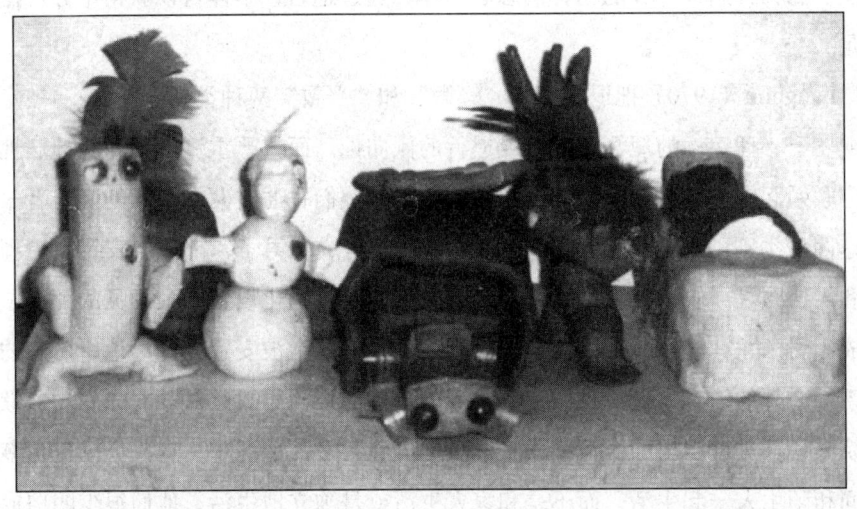

图1.16　张开的双臂

图1.16是来访者完成的最后一个艺术治疗作品。凝缩的防御机制以及婴儿式的退行都转变为一种急切的愿望，他很想讨论并且开始计划他未来在社区中的生活安排。

通过结构性环境中的过渡性客体，来访者本我驱力得以释放，这让退行的过程可以在不被评判的情况下自由地运行。通过安静地倾听和非干扰地关注，遗弃导致的压抑被成功地疏导，这种感受在过去仅仅是被理智化地对待，而此时已经可以被他体验得到。总而言之，通过象征，来访者的恐惧得到了解放，此后他获得了一种能够自我支持的和稳定的满足感。

退 行

我们要谈的最后一个防御机制是退行。退行常被等同于对早期发展阶段的固着——特别是指婴儿期的行为模式。自我为了避免焦虑和敌对而返回到一个安全的港湾，那是一个过往的发展阶段，个体在此可以依赖一个能信靠的地方以获得舒适。和精神病或部分的精神病患者一样，通过退行，个体可以获得十分广泛的满足。

Laughlin（1970）把退行分为"轻微"和"严重"两种类别。"轻微"被定义为继发于心理疾病的短暂的退行或退行的倾向性。而"严重"的则和精神病性的反应联系起来，对个体生活构成永久的影响。我们将通过两个不同的来访者来说明这两种类别：轻微退行和严重退行。他们都是成年男子，都曾被安置在护理之家和司法医院。值得注意的是，退行是封闭性的机构化设置下最常见的问题，对于成年男子尤其如此。个体被迁移出社区，并且常常被安置在远离他所熟悉的支持系统之外的地方，他们很快便调整为依赖性的生活方式。对于看守所、监狱或医院来说，进进出出的循环模式十分相似。在大多数情况下，这些个体花更多的时间和陌生人一起生活，而不是和家人生活或是独立地生活。他们很少明白成年人该负的责任，成熟的过程固着在一个依赖的水平上。

这种拘禁不仅仅是外在的（规则、限制和权威），也是内在的（害怕释放、对

第一章 我的防御

焦虑的易感以及随之而来的自我退行）。我想再提一次图 1.1 和图 1.2。坐在这个作品的作者边上的人，就是把原本的橙色房屋加上栏栅的那个人，他是一位年长的未婚男子。正如前面提到的，我当时评论说房屋现在看起来像监狱，对于我的这个说法，整个小组都产生了很大的防御。面对这种阻抗，我暂时搁置了这种理智化，让小组继续进行泥塑的创作。接下来一周，这位病人回来继续他的个体治疗（见图 1.17），并比小组中其他人更早完成了治疗。

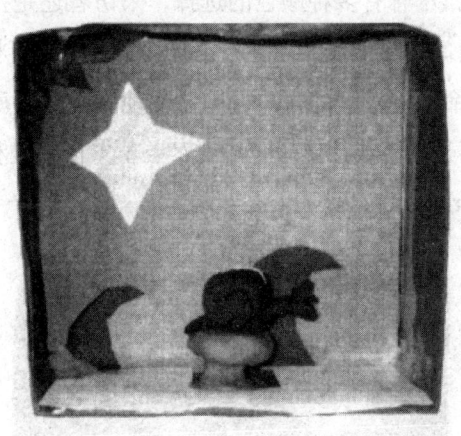

图 1.17　蜗牛只知道盒子里的世界

当我们安静地坐在那里等待其他人的时候，他自发地说到："蜗牛只知道盒子里的世界。"看了他的作品，又回忆到他在橙色房屋上加上的栏栅，我知道，他对自己的依赖性状况是完全无意识的。我犹豫着是否要做出诠释或是提问题，最后决定从感受的角度做出反应，于是我说："那他一定非常悲伤。"谈话突然停止了，来访者马上开始着手消除这种想法（见图 1.18）。他很快做了一个年轻的蜗牛（当有别人在场的时候，一个人又怎么会悲伤呢？）和一个土星（太阳系第二大的星球，它的存在显然可以消除拘禁的闭塞），做这些的时候，他一句话都没说。

没有人可以像这名来访者一样彻底地擦除退行的证据了，通过象征性地扩大盒子，让它包含了天空、月亮、星球以及下一代的蜗牛，这位来访者把他的退行证据彻底地抹掉了。然而，象征对信息的表达却可以超越退行和擦除证据的防御

第一部分 防御机制和行为常模

机制,它包含在整个作品之中。来访者有很多的选择,无论是做创作的物件还是可选择的色彩,但是他特别选择了蜗牛和一个特别的星球。这些选择不是武断的,它们都来自于无意识面对创作指令("创作一个动物"和"一个这个动物所生活的环境")而做出的反应,最后,这些选择还表现了脆弱的自我面对无法接受的诠释时所做出的反应(图1.18)。如果我们分开来分析每个元素,我们会发现蜗牛是个行动缓慢的动物(或人物),同时它有一个保护性的外壳(用来保证安全、保险和庇护)。最后,尽管有多种颜色的选择,来访者还是把土星涂上了和蜗牛一样的色彩。这个星球,除了很大之外,也有一个冰冷的环状的保护性"外壳"。另外,"土星对于生命有着极大的胃口,它急切地吞噬着它所有的造物,无论它们是生物、事物,还是思想或情感……如此,土星象征缓慢和难以平息活动,象征着觉察与交流(Cirlot,1971)。"

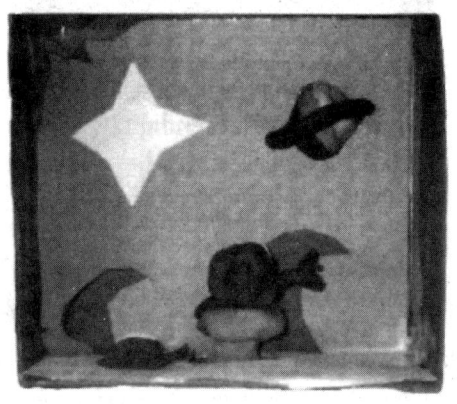

图1.18 擦除退行

无论来访者多么努力去掩饰,他所表现出来的退行都已经吞噬了他。他是一个患有心理疾病的、被拘禁的职业罪犯,他一生都在被照顾着,他太害怕认识到这一点了。

第二个例子表现的特征是严重的口唇期退行,其创作者是一位被诊断为慢性精神分裂的年轻人。在释放到社区之后,他又被替代到治疗之家,但他最终还是

第一章 我的防御

逃跑了，过着居无定所的生活，最后又由于犯罪而被捕。画这些画的时候，他又快要被安置到治疗之家了。你可能会发现他的绘画常常是在图形之中又画有图形，并且有很多的乱涂乱写，这常是3岁孩子的绘画特征。然而，这些绘画中包含了粗糙的细节、比例失调以及结构的解体，这些又都是体现精神分裂的艺术作品特征，同时它们预示了人格的解体。

在刚开始的时候，他并没有幻觉并且正在接受最新的抗精神分裂药物治疗。但是，接下来的一系列绘画则显示他正在逐渐地退变为彻底的退行行为。他将要到达被释放的时间了，这引发了来访者的焦虑，使得他产生了功能上的退化。最后，他一步步地退回到早期的认知模式，在一个月之内，他的绘画退行为只有简单的结构、形状以及过度简单的线条。

图 1.19 表现的是来访者言语和沟通困难的典型特征。当我们观察绘画的单个成分的时候，我们会看到形状之中又包含了形状，在线条上有重复的胡乱涂抹，以及绘画特征上的不一致，这些都预示着退行和"松散"的行为风格。

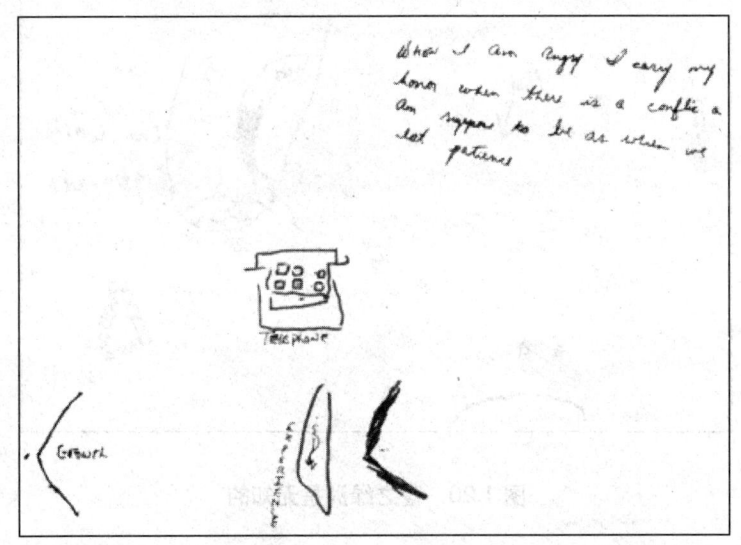

图 1.19 当我生气的时候

第一部分 防御机制和行为常模

另外,通过纸张右上部的字句,可以明显看出他沟通技能的损害。那里写着:"当我生气的时候,我保持着我的尊严,当有冲突的时候,我假定可以正如我们吃耐心。"他解释说那个"尊严"的意思是保持平静以及不理睬所觉察到的蔑视。而"吃耐心"的意思是指把愤怒控制在心里面。如果单独来看他字句中所显示出的言谈紊乱的话,仅仅觉得有些离题;但如果和其他的绘画及解释结合起来看的话,就会显示出和性虐待以及性缺陷有关的问题。

他的后面两幅画进一步地解开了谜题。图1.20中,他画了"被伤害的经验"。绘画完全是象征性的,并且具有激烈的与性相关的性质。他把图像命名为"爱之绿洲是无知的"。除了连在一起的圆圈之外,一切都代表他受伤的经历。雨点的形状象征了伤痛,而"无知"一词则指缺少尊严,相应地也指缺少男子气概。连在一起的圆圈是爱之绿洲。在这次治疗结束的时候,我让来访者把自己放到图像里;结果他仅仅是那个封闭区域里的一个小点。

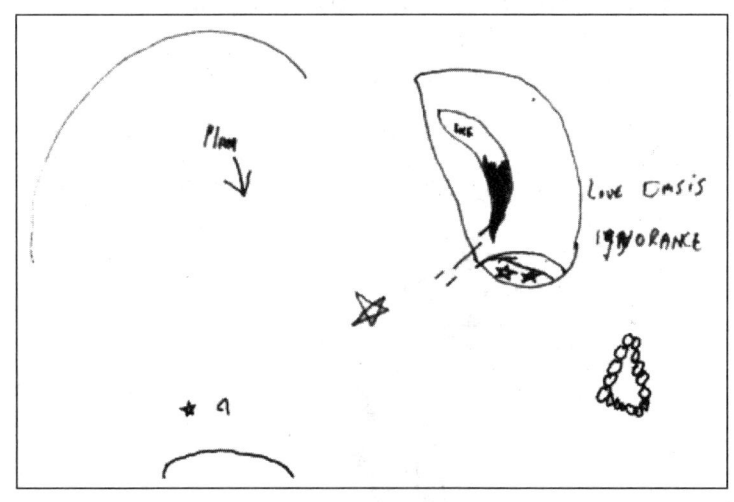

图1.20 爱之绿洲是无知的

在创作图1.21的时候,他再度使用了形状之中包含着形状的绘画方式,并继续使用性的象征(注意太阳的画法)。但那一天他在口头上做着白日梦,内容

第一章 我的防御

是关于我们如何建造房屋以及我如何来照顾他。他的每句话和绘画都明确地显示,他正在退行到依赖的状态。焦虑导致了裂变,这裂变正要通过一个熟悉的环境以及一个可以照顾他的熟悉的人,来找寻一个安全和舒适的出口,然而精神分裂症的病人却害怕亲密,并倾向于歪曲情感,因此常把自己的想法具体化。正如 Arieti(1955)所说:"肉体的爱是一种具体化的象征,它象征的是个体真正想要的东西:爱和对爱的一再保证。"最后,我们可以看到在图 1.21 中,病人所画的自己处于纸张的最左边,他和两个朋友在一起,他是没有画出五官的那个人。本书的作者在纸张的中间。在开始的绘画中并没有雨滴;但在我做出诠释,说来访者想要结婚是因为他需要亲密感之后,他又给图画加上了雨滴。这里我们可以再度看到,当某种解释过于接近来访者的基本需求和想法的时候,就会引发擦除性防御的使用。

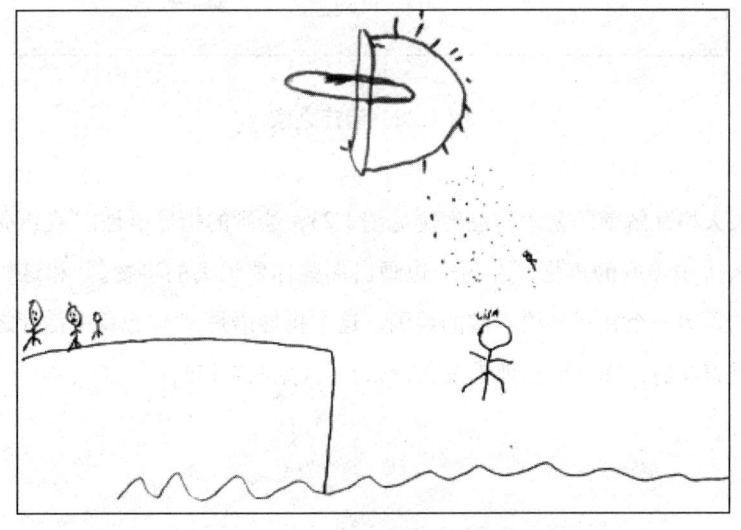

图 1.21 具有性特征的象征

随着治疗的进展,我们通过言语和图画的形式继续工作,重点在于关注他即将到来的治疗之家的安置。这是他的一个基本焦虑,需要被处理,这样他就不会彻底退行到婴儿的行为。我们使用的一个两极绘画的指导语是这样的：画出你在医院的感觉；以及画出当你在治疗之家时，你觉得你可能会有的感觉（见图1.22）。他说他画的（左图）是监护室，那些点是一些在迷惑地兜圈子的人们。

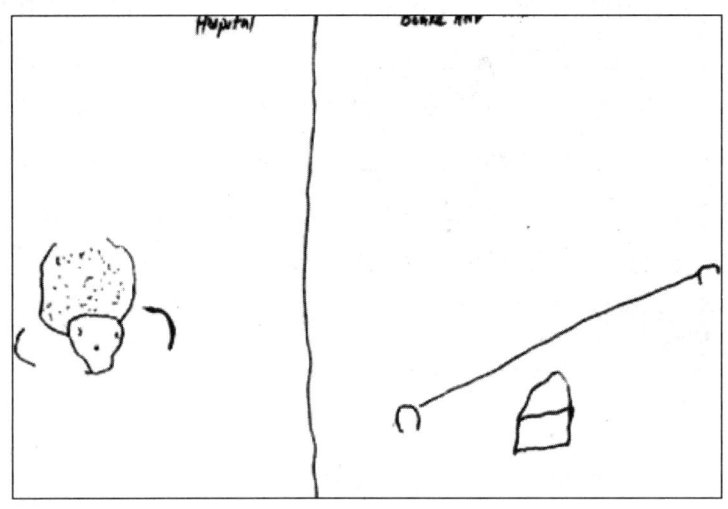

图1.22 治疗之家

病人人格瓦解前的艺术作品案例见图1.23，绘画的指导语是："在纸张的一边画出你人生中美好的事物，在另一边画出那些你要远离的事物。"和这幅绘画并列展示的是另一个在指导语下做的绘画，这个指导语是："你想象中治疗之家的生活可能是怎样的，你可能在那里做些什么？"（见图1.24）

第一章 我的防御

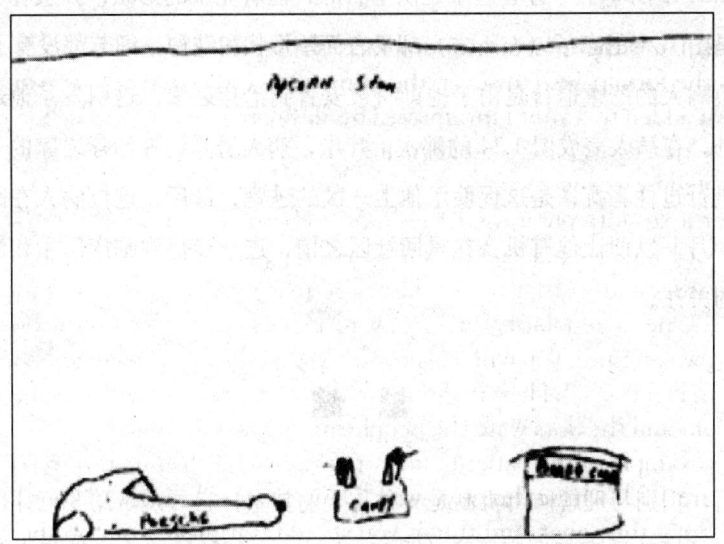

图 1.23 人生中美好的事物

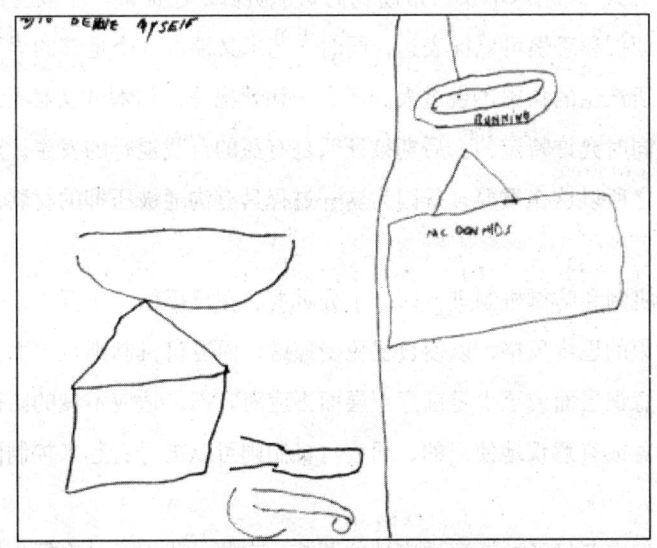

图 1.24 治疗之家的生活

图 1.23 中的车子尽管看起来是阴茎状的,但有完整的形状,并被称为是保时捷。但是图 1.24 的车子(左下方)却仅有简单形状和结构,细节都没有了。

这位病人的严重退行是由于他即将被安置到治疗之家,这引发了他过度的焦虑。另外,在病人完成图 1.24 的那次治疗中,病人透露说在治疗之家的一个住户曾对他进行过性骚扰,是这促使了他上一次的逃跑。最后,这位病人在医院里多呆了三个月,以便让他有机会在重回社区之前,进一步得到临床医生和治疗之家经营者的关注。

总 结

最后,识别与理解防御机制是一种重要的技术,它可以帮助我们评估和干预来访者对环境的适应与适应不良的反应。Levick(1983)曾恰当地肯定艺术治疗的效用,她说艺术治疗是"提供机会让我们重新体验冲突,解决冲突,进而整合解决问题的方式"。艺术不仅仅帮助我们识别防御,还提供一个安全的空间,在其中忧虑、创伤和恐惧可以被表达,同时,艺术又提供一个足够的界限,使得在表达的时候所产生的焦虑不会过大。还有一种情况是,艺术可以对无意识的冲突进行强调,同时允许特定的、后期被证明是有益的自我退行的发生。最后,艺术治疗的经验之所以这么重要,是因为这一过程具有沟通被压抑的材料、经历和情感的能力。

对应付机制和防御机制进行区分十分重要。在已提供的案例中,个体使用了僵硬的无意识的思维风格,以使自己免受焦虑,而应付机制则包含面对困难的愿望,以及在意识层面或至少是前意识层面去应对它们。适应不良的防御机制从来都不是被有意或有意识地使用的。而应付机制则可以被号召起来控制困难,而不是掩盖困难。

现在我们准备好了要考察适应性的调节,为此,我们会讨论行为如何典型地按照可预测的序列进行发展,以及这些发展阶段如何在艺术治疗和防御机制中应用。最后,我会提供对治疗改善有益的实用建议。

第二章

适应和整合

数个理论家（如：Kernberg，1975；Greenspan，1979；Anna Freud，1946）假定防御会出现在特定的发展阶段。比如，Wilhelm Reich（1949）发现个性与防御构成之间的关系，而 Meissner、Mack 及 Semrad（1975）按照发展阶段将防御进行了分类。Malerstein 及 Abern（1982）在讨论性格结构的时候这样谈到防御机制：

> 个体的心灵不是离散地聚合在一起，而是通过多年的发展而形成的一个有组织的、整体的、持久的、包含众多取向的系统……个体有大量的防御机制以供使用。这些防御机制倾向于群聚在一起。当我们找到一个或两个防御机制的时候，我们常可以在其所在的群中找到别的防御机制。这些防御机制之间有关联，同时它们和个人心灵的其他功能也有关联。

关于准确评估和临床诊断的重要性再怎么强调也不过分。这样，在评估和诊

第一部分 防御机制和行为常模

断的时候，整个个体的所有方面都应该被考虑进去，这也包括了非言语的沟通。为此，艺术治疗让无意识防御机制得以非言语地表达。图1.5到图1.9便是这样的例子。这些图画被用来说明转换的防御机制。但如果我们现在使用发展理论以及将它与防御机制相联系，那么我们就可以得到非常精确的临床的印象，并可以制定出对他整个人的生活有益的治疗计划。正如案例中所讲，来访者虽然有大量的言语，但是这些却都仅仅是对她性虐经历的理智化表现。她所有的感受都被留在了过去，被深深地埋藏。她像父母一样照顾她的妈妈和妹妹，以弥补夺取她们丈夫和父亲的罪责感。这名来访者展现出的所有困难都是经由外部的途径所解决的。因此，当压力、凌辱和羞耻发起攻击的时候，她就把它们行动化（最终，这行动指向了她所照顾的两个人——妹妹和母亲），并通过敌意来涤除自己的羞耻感，最后让自己变成完美的象征。她做了研磨钵和研磨棒（阴茎和阴道）、爆炸物般的树冠、没有身体的人等等。所有这些都指向了皮亚杰认知发展阶段中的直觉阶段。这是5～7岁的阶段，个体通过归纳逻辑的方式实现对事物表面特征的领悟。

对于这名来访者来说，她的归纳逻辑围绕着这样的信念，即坏事情发生是因为她自己不好。总体来说，当孩子与复杂的困难斗争的时候，凌辱和羞耻感往往十分突出。于是，来访者固着在直觉的发展阶段，理智化是她主要的言语防御方式，这些都让传统治疗难以发挥作用。而在艺术治疗中，她向意识回避的思想和感受却都可以象征地表达，转换和反向形成的防御机制也得到了清晰的表现。

最后，我正是利用那些典型的和可预测的行为发展顺序，来指导我对艺术的使用、对媒体的选择以及相继的指导语的使用。如果没有为我们提供指引的基石，我们就很难对艺术做出任何形式的诠释，而只能无计划地随意解释。

艺术治疗的艺术不是指画的画有多么让人喜爱，而更多地是关注所画出的或被忽视的那些元素。经常有治疗师问我说："但是我不会画画……这会影响评估的准确性吗？"我永远会很明确地回答不会。在心理学和艺术的文献中都指出个体会把自己的人格投射到他们的作品中。所以，诠释的产生不在于绘画的能力而是绘画的方式。这也是为什么了解绘画的常模显得至关重要。Lowenfeld和Brittain（1982）说："孩子只会画在他们脑子里活跃的事物。因此，绘画成为了一个极好

第二章 适应和整合

的记录工具,记下了孩子在绘画过程中那些对他具有重要意义的事物。孩子在被动的状况下所觉知的东西要比他需要的还多得多。"同样的,任何人,无论年龄,无论是否使用绘画的艺术,利用无意识的过程都可以比言语化的方式提供更多的自由。

在图1.19到图1.24中我们已经给出了相关的案例。图1.24(绘画者是一名精神分裂症患者)强调的是一个回忆起来的创伤如何触发了越发严重的退行。然而,这幅图并不能说明存在婴儿期的发展延迟。这个来访者的其他绘画作品显示他能画人物、场所和环境。然而不幸的是,随着他情感的代偿失调,他的绘画也越发恶化,并最终变成了婴儿式的绘画特征(常是紧张型精神分裂的典型特征)。于是,图1.24是婴儿化退行的例子,而他所有的绘画整体来看则是固着在潜伏期早期的发展延迟。另外,在这个例子中还可以看到,图1.23是一个监护室,里面有一些在迷惑地兜圈子的人们。这是很重要的一点,诠释不应该仅仅包括完成了的艺术作品,还应该包括来访者对绘画的言语陈述。正如Lowenfeld和Brittain(1982)明确指出的:

> 不了解儿童的意图就检查绘画,根据一个艺术作品的案例就对人格做出假设,根据作品中包含或缺少什么就对艺术能力进行评估,这些对作品和孩子都不公平。

因此,在评估或解释艺术的时候,治疗师必须考虑到来访者的全部历史。这包括来访者的社会和家庭历史(近期的和久远的)、文化特征、医疗历史(包含药物历史)、心理发展年龄、当前的困难、物质滥用历史、发展性历史、心理状态,当然,还包括他对完成了的作品的言语陈述、对于作品的正确诠释以及对于来访者心理健康的正确理解,所有这些元素都是必要的。

Dileo(1973)说:"如果不考虑年龄和发展水平,就不可能对儿童的绘画进行有效的评估……省略和夸大是否有意义取决于孩子功能的发展水平。四五岁的时候常见到绘画中出现极大的头。"

第一部分 防御机制和行为常模

图 2.1 和图 2.2 可以说明这样的例子。图 2.1 是一名 5 岁 9 个月的女孩子所画的家庭。注意过大的头部以及来访者开始对环境细节的注意（比如：肩膀和肘部的连接、母亲的高跟鞋、耷拉在外面的舌头以及眼睛和鼻子画法的明显区别。）所有这些都显示直觉思维的开始。

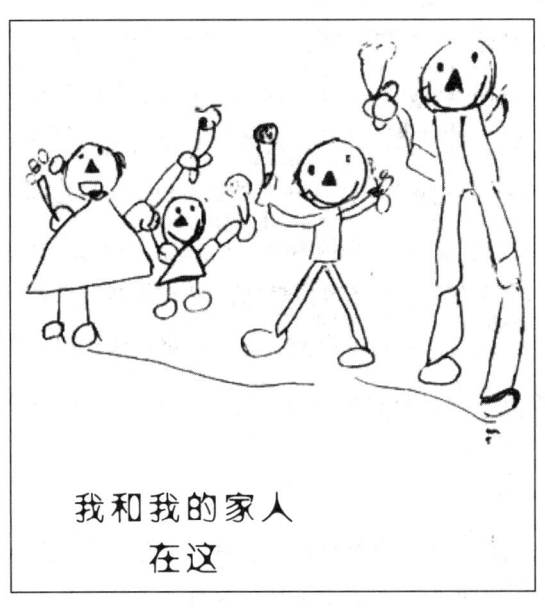

图 2.1 我的家庭

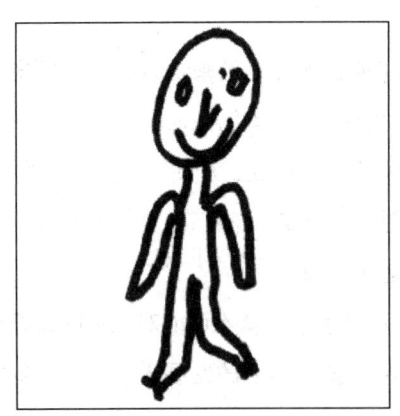 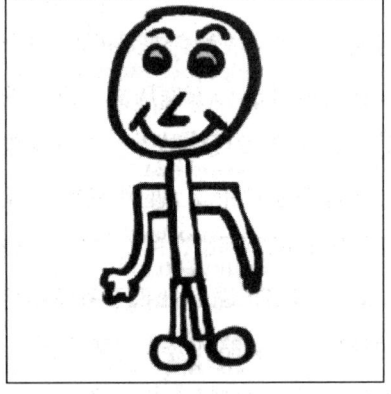

图 2.2 过大的头部的例子

第二章 适应和整合

我们可以比较一下图 2.2（采自房—树—人绘画的局部）所提供的两个图例，图中也包括了过大的头部，但其作者却分别是中年男子（左图）和青少年（右图）。

这两幅图均显示（这是在进行了完整的房—树—人评估之后得出的结论，关于此评估方法会在第三章进一步介绍）来访者存在器质性病变的可能性（过大的头部仅仅是其中一个指标），尽管两名来访者都完全可以很好地用言语表达自己。另外，图 2.2 左边的人物画其实是来访者第二次重画的人。图 2.3 是这位病人很慢地画完的人物画，画中的人物有圆形的头、小点形状的眼睛鼻子、纽扣状的鼻子和一张笑脸。然后他画了人物的左臂，接着往下画了左腿，然后画了右腿，并直接把右腿的线条连接到了右臂的手掌的区域。

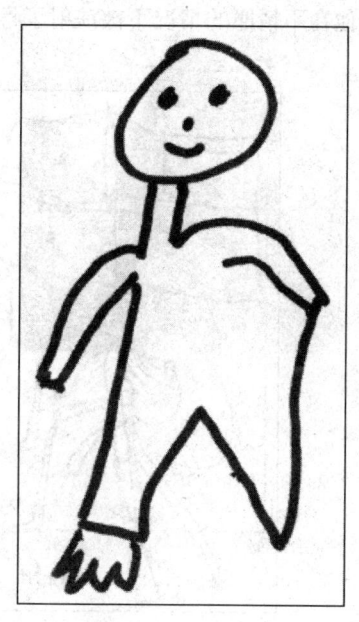

图 2.3 侏儒样的脚

此时，他疑惑地看着绘画，似乎他也觉察到哪里不对了，但又找不出问题，也不知道该如何解决。然后，他在左边加上了侏儒样的脚，并说他画坏了。此时，我又给了他一张纸并指导他重新来过。在整个评估过程中，来访者一直在说着这样的话："这很困难……这很有趣，我玩得很好……我喜欢做这个。"

需要强调的是这样的左脚（我把这称为侏儒样的脚，因为传说中侏儒常被描述为有鸭掌状的脚掌）在精神分裂症患者的绘画中时有出现。同时，在 5 岁儿童的绘画中也常有这样的特征。这可能是因为儿童直到 7 岁并进入了推理的逻辑思维模式以前，他们都一直要依赖初级的加工过程。同样的，精神分裂症患者的大脑运转也处于初级加工过程上，这在很大程度上依赖初级的、本能相关的经验，同时还与推理的逻辑思维模式相抵触。

第一部分　防御机制和行为常模

在第三章我们会详细地回顾那些能够反映器质性病变的意象,这里我想要描述的是一个能够明确定义整体的发展延迟的来访者。

图2.4的作者是一名成年男子。在我对他实施评估前一年的精神科诊断中说,由于他在不情愿的情况下被注射了毒品,因此患上了中毒性精神病。

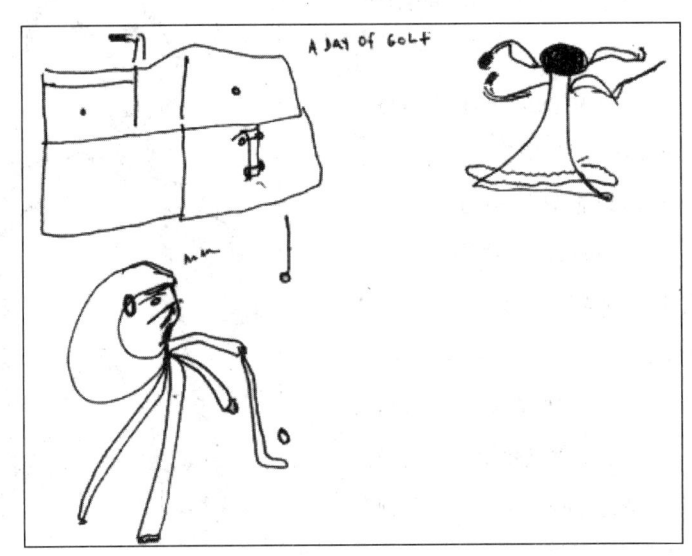

图2.4　蝌蚪样的人物绘画

根据皮亚杰儿童发展理论,儿童在前概念阶段可以在他的头脑中保留住物体的心理表征。同时,在这一阶段还出现了蝌蚪样的人物绘画。Howard Gardner(1980)曾对蝌蚪人有这样的描述:"他们常在底端有两个突起,这常被看做是腿,还可能(相对出现地少一些)在旁边有两个延展出来的部分,这些可能是胳膊,组成他们的仅仅是一个在中心的圆圈。"于是,由图2.4可见,这名成年男子的绘画风格就像4岁孩子的一样。从图左边在房子前打高尔夫球的蝌蚪人,到右边的树木,所有这些细节都指向绘画的内部表征表现模式,而没有任何现实主义的态度。房子右下方的方框是个停车场,里面停着一辆车,然而车子却是以虫瞰的视角来绘制的,而且它更多的是一个代表汽车的符号,而不是对汽车具体描绘。树有一个

第二章 适应和整合

底线,它围绕在树干的周围,而树冠被画成了一个黑球的样子;树枝从树干开始向周围的空中伸展,而不是包含在树冠之内。这扭曲和混乱的图像显然标志了精神分裂症以及相伴随的发展延迟。

我十分强调在诠释艺术作品的时候要对发展阶段有所理解,但在利用艺术的时候也要考虑到所使用媒体。不同媒体的使用可以提高来访者的功能、让来访者受挫折、或是对来访者的人格及可能存在的任何发展延迟给出不准确的描绘。比如,图 2.5 是一位成年男子的两幅绘画作品。他愿意画画,但当他选择颜料的时候,他的大多数作品都看起来和图 2.5 一样。他总是对结果不满足,当他脑中的形象不能完全被复制到纸上的时候他总是生闷气。这些强调简单的几何图形的绘画看起来就像是幼儿园孩子的作品,而如果我们仅仅以此为依据做出诠释,那么我们得到的评估很可能指向严重的发展延迟以及来访者的情感失调。

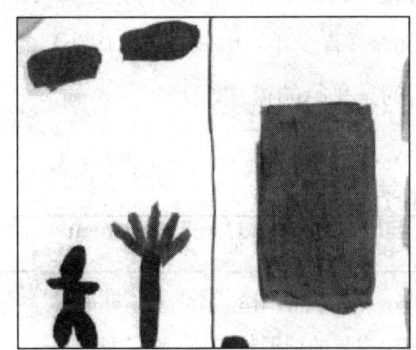 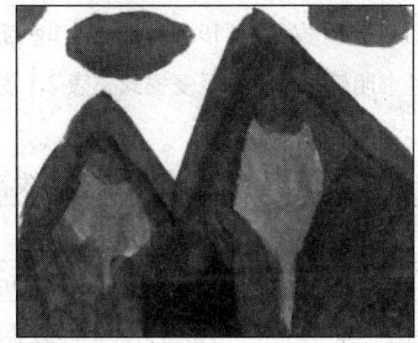

图 2.5 用丙烯颜料画的画

然而,同样是这个来访者创作,却展现出完全不同的图画(图 2.6)。这些用记号笔所画的细节完整的图画也指向了发展延迟,但更像是 11 岁的孩子的绘画,从发展的角度看,这多出来的 5 年是不可忽视的。

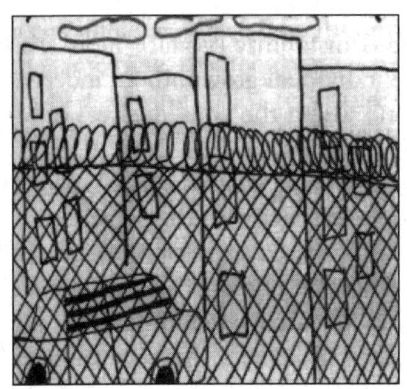 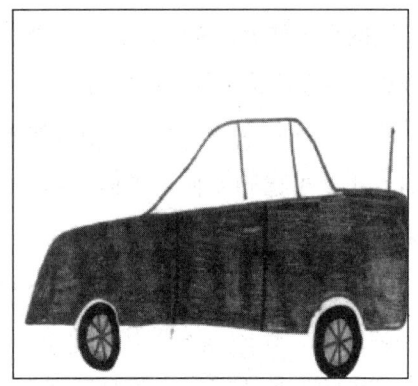

图 2.6 细的记号笔

通过艺术来表现发展延迟的例子还有很多。但此时我更想要介绍一种关于发育的行为模式的非常有效的工具。表 2.1 与表 2.2 来自于两本书,分别是 Gesell 与 Ilg(5～10 岁儿童,1940),Gesell、Ilg 与 Ames(青少年:10～16 岁,1956)的书。这些书明确了发育的反复模式。表 2.1 说明的是平行的模式。

表 2.1 发育的平行模式

年龄(年)	平行的年龄	特征
2.5	5.5 – 6.0	行为恶化;主导的词汇是"不"和"我的"
3.0	6.5	友善增加;主导的词汇是"是"和"我们"
3.5	7.0	向内的推力;更加情绪化和焦虑
4.0	8.0	向外的推力;开朗和粗鲁的行为
4.5	9.0	尝试结合向内和向外的推力,自我满足感增加
5.0	10.0	取得平衡,但仅仅是暂时的

与此相比,表 2.2 列出的是青少年的行为如何在成长的过程中回归到早期的阶段。正是这种情况让治疗师难以辨别出行为的常态,他们误认为发生了发展的

第二章 适应和整合

延迟,而没有辨别出孩子其实正处于成长和改变的时期。

表2.2 行为的回归

年龄(年)	回归的年龄	特征
11	2.5—5.5	行为再度恶化
12	3.0—6.0	发生了更多的友善
13	3.5—7.0	专注于向内的推力
14	4.0—8.0	专注于向外的推力
15	4.5—9.0	自我满足感增加
16	5.0—10.0	取得平衡

正如这两个表格所显示的,个体在成长为青少年的过程中,不仅仅是按照既定的发育模式向前发展,让父母和治疗师沮丧的是,他们还会向过往的发展水平进行回归。Margaret Mahler(1975)在回顾婴儿成长过程中的分离-独立阶段时,也提到了这种发展模式。每个小阶段都产生一些探索性的行为。这些行为首先集中在母亲身上(区分);然后以此为基础向外部环境拓展(练习);再回到母亲身边,这次仅仅是为了再度确认来自母亲的安全感和亲密感(再度靠近)。最后,孩子(正在通往客体永恒的道路上)可以藉由心理的表征来实现母亲的内化,于是不再需要觉得的身体上的亲近。这种反复的不稳定性状态所产生的不仅仅是冲突,但是,它们帮助个体发展成为了独立的人,一个可以预期和评估行为选择的结果的人。

不幸的是,很多来访者,包括成年人和青少年,都展现了缺乏判断力的持久历史。这种情况又与广泛存在的机构化依赖相结合,于是,基于挫折的攻击性便成为了普遍的常态。正如成长中的青少年以及成年人懂得如何去操纵别人,3岁的孩子也出于本能地知道他的生活中有哪些是可以被容忍的。治疗师面临的困难是如何去解开心灵的谜题。来访者当前的困难是由于人格功能的问题吗?是发展的延迟吗?是发展过程的障碍吗?是正常的回归式的发展模式吗?是不断变化的身份造成的吗？是发展的固着吗？是依赖的反应吗？还是退行？

我们可以通过探索已有的经验来回答这些问题。这一章我们将把重点主要集中在皮亚杰、弗洛伊德以及埃里克森的理论上。

皮亚杰

皮亚杰的儿童认知发展理论包括四个主要的阶段：（1）感知运动阶段；（2）前运算阶段；（3）具体运算阶段；（4）形式运算阶段。为了达到这本书的写作目的，我将把前运算阶段分成两段，因为这两个阶段对于孩子的发展非常重要。所有这些阶段都不仅仅是简单地以持续的进程发展而来，而是包含了个体与环境的互动，并伴随着愈加高水平的能力和技能的发生。在每个阶段都有更加广泛的思维能力得到发展，而个体也相应地对世界有了更广泛的理解。皮亚杰的理论关注儿童的认知发展，而忽视情感和社会的影响，这给他招来了很多的批评。然而，与此同时，这种对认知发展的关注却很好地印证了我们关于孩子艺术作品发展的理解。"要完成一个特殊的任务，就必须理解任务本身。皮亚杰和其他的学者证明了学习受制于成熟的水平——这是预设在每个个体内部的生理和生物功能（Lowenfeld & Brittian, 1982）。"因此，儿童到了3岁才能够画圆圈，4岁才会画方框，5岁画三角形，6~7岁才会画菱形。Lowenfeld和Brittian谈到了这种现象的原因：

> 比如，要教会一个3岁的孩子画立方体简直就是浪费时间。要画立方体就必须要有很多关于立方体的前期经验：这包括一年的涂抹经验以建立视觉-运动的控制能力，一年的对物体的操作以便让孩子获得对二维和三维的熟悉感，一年的时间进行二维的绘画以建立绘画能力，一年身体的表达以精通左右、上下和前后。这样孩子才做好准备学习如何画立方体。

儿童的绘画正是这样按照可预测的和有既定顺序的阶段进行发展的，因此，

第二章 适应和整合

我们要在此加入皮亚杰的认知发展理论。

皮亚杰的第一个阶段是感知运动阶段,这一阶段从出生一直持续到2岁。儿童会经历六个决定性的亚阶段,每一个亚阶段都意味着更广阔的思维能力,同时,通过同化与顺应,儿童会形成对更大的世界的日益增长的理解。从出生到1个月大,新生儿应用反射来进行手的抓握以及嘴的吮吸。然而,这些反射完全是不自主的;婴儿根据外部环境以及自身的机体需求做出反应。从1个月到4个月(初级循环反应)的发展阶段,他们把已经学到的反应进行扩展与连接,他们现在用嘴巴去接触物体,并握住他们正在吮吸的物体。但此时他们的行为还没有整合得很好,还包含有很大的反复试验的成分。4到8个月(二级循环反应)的孩子具有了视觉和抓握的协调;在这一阶段事件得到了持续,个体可以对事件实施影响。这一阶段中的"循环"一词的意思指的是事件的重复循环。"抓握一个手指,重复地敲击物体以制造声响,这些都是这一时期的婴儿的典型行为(Maier, 1978)。"当孩子到了8～12个月的时候(二级图式),我们可以看到"首次出现的真正的智能行为模式"(Piaget, 1952)。孩子这时候能够用物体进行实验,发现新的方法来达到目的。"适应性的行为引发了随机的实验。在适应过程中,个体把新的行为及新的客体经验调和到以往获得的构想中(Maier)。"此时,当儿童抓握蜡笔、标记笔或钢笔的时候,他们已经知道使用它们会产生什么样的效果。图2.7的作者是一位我们称为安娜的女孩画的,她当时12个月大,我们可以看到一团混乱的线条,它们在白纸上制造出具有丰富色彩并略有些精巧的效果。把熟悉的手段(抓握)应用到新的情境(绘画)中,"这便产生了真正的图式在客体中的顺应,而不再仅仅是第三阶段中那种图式的全局施用"(Piaget)。

第一部分　防御机制和行为常模

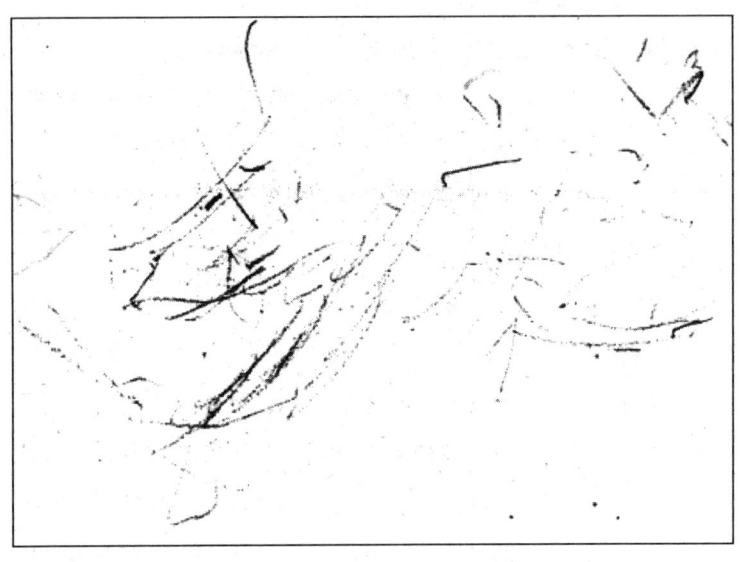

图 2.7　安娜 12 个月大

12 到 18 个月（第三循环反应）时，孩子开始进行各种行为的实验，目的主要是看这些行为会有什么效果。孩子到了这个阶段开始有了明显的笔迹。这远远不是浪费时间，这些随机的笔迹"是以儿童生理与心理的发展为基础的，尽管这还不是某种表现的意图，但是，他们非常享受把随机排列的线条画出来的过程"（Lowenfeld & Brittain，1982）。画图 2.8 时，安娜已 17 个月大，绘画中，她试验着轻重的笔画、点、线和圆。用蜡笔进行试验而完成的最终作品和前期的绘画（图 2.7）有了很大的不同。图 2.8 中，大胆的线条显示了安娜对蜡笔的同化与顺应，而在图 2.7 中则显示她还缺少有效地绘制图像所需的动作控制。

皮亚杰第一阶段的最后一个亚阶段（新方法的发明阶段，18～24 个月）被认为"代表了前期习得的高峰，并且是接下来发展阶段的桥梁"（Maier，1978）。孩子此时有能力形成在心理上形成组合，因此，越发能够控制自己的笔迹。图 2.9 是一个 23 个月大的男孩所画的三幅画，其中显示，孩子在肌肉运动感的活动中享受了乐趣，最终的作品展示出具有控制感的笔迹。请注意，最后一幅比起前面

44

第二章 适应和整合

两幅更加具有试验性，他在此图中选择了圆珠笔而不是熟悉的蜡笔。

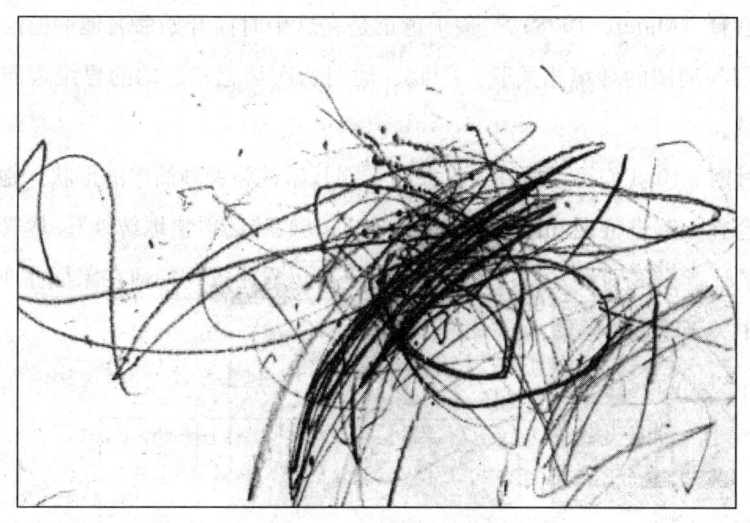

图 2.8 安娜 17 个月大

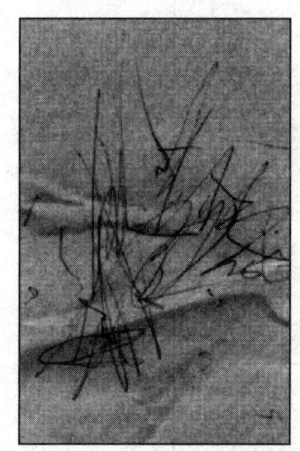
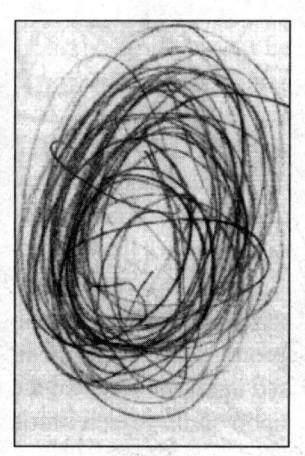
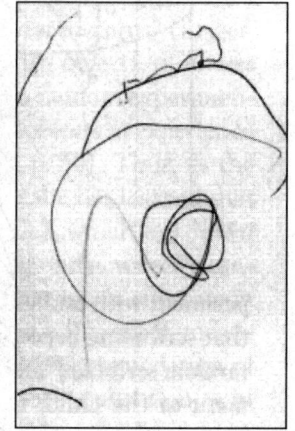

图 2.9 23 个月大的男性

皮亚杰发展理论中的第二阶段是被他称为前概念的阶段。这一阶段相关的

第一部分 防御机制和行为常模

年龄是2～4岁,此时的儿童能够在大脑中保持客体的心理表征。如此,创作和象征开始被作为表达的途径来使用。"对于孩子来说,这些象征首先被孩子个人化的解释(Maier,1978)。"孩子也正是在这个时候开始命名他们的绘画,并且把它们与周围的环境相关联。如此,他们初次从感知运动的思维迈向了对表征的尝试。

通过图2.10我们可以看到3岁大的安娜开始试验着画简单的形状。她把这些形状结合在一起进行设计,并命名为:"头昏,妈咪,很快地纺纱"。尽管这幅画和以前的比起来区别不太大,但是我们还是可以看出安娜如何在象征性地表达着她头脑中关于动感的意象。

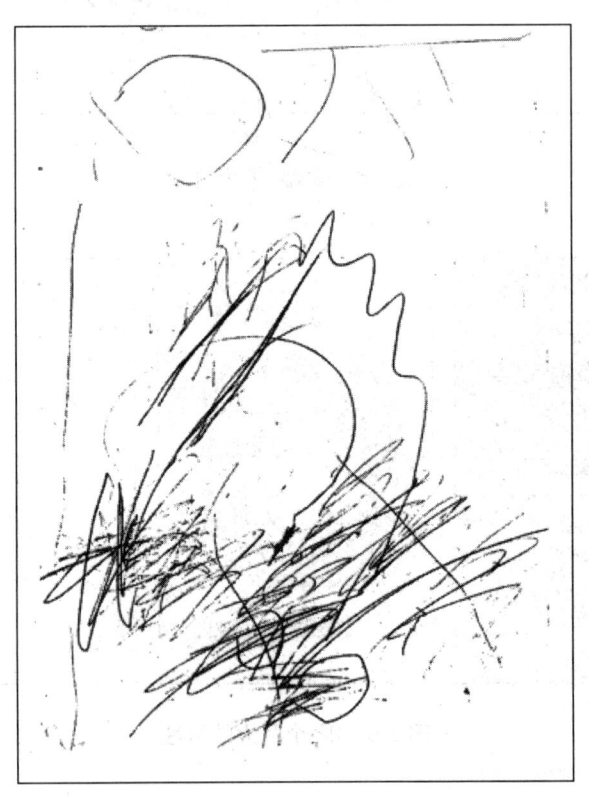

图2.10 头昏,妈咪,很快地纺纱

图 2.11 和图 2.12 的绘画者是一名被我称为茉莉的孩子。图 2.11（2 岁 4 个月时画的）被命名为"妈咪和鳄梨"。完成的作品还是一点不像它的标题，然而，在孩子心目中，这些绘画（图 2.11 和图 2.12）却包含了非常广阔的表征；不幸的是，此阶段的绘画还完全无法辨认出画的是什么。

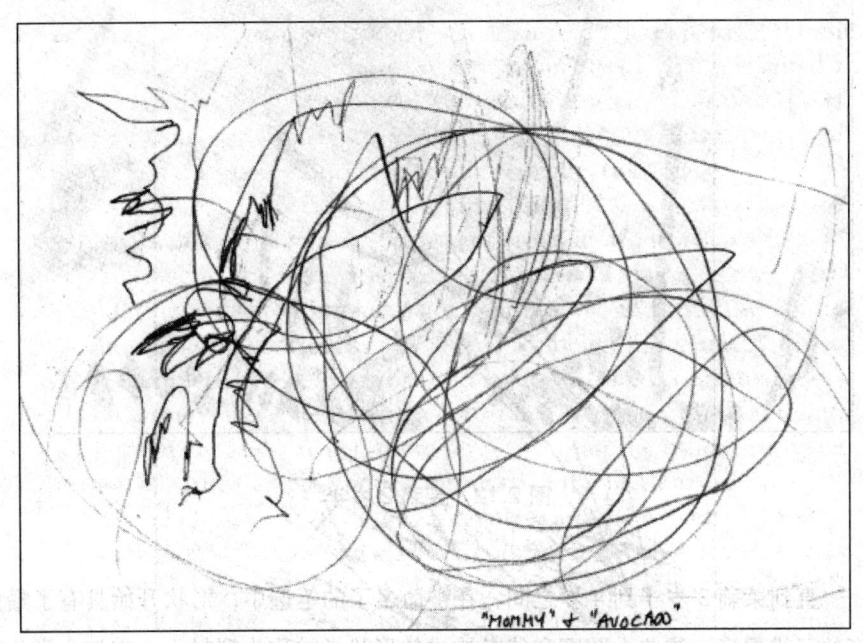

图 2.11 妈咪和鳄梨

观看图 2.12，已 2 岁半的作者茉莉没有给它命名，但是此时色彩的使用已经十分突出。此时的色彩使用还仅仅是探索性的，和图像本身没有关系。色彩被大胆地涂在纸上，但仅仅是无计划地随意涂抹。

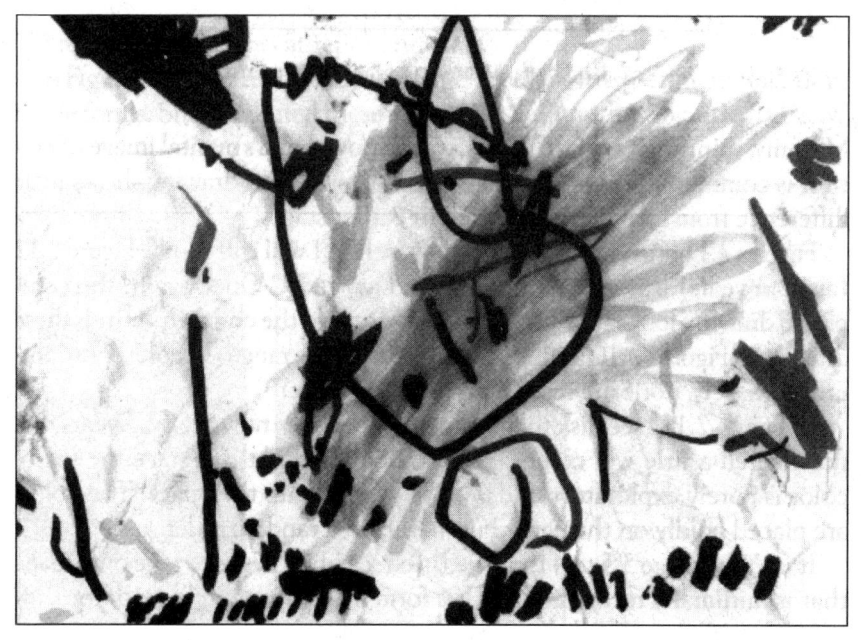

图 2.12　茉莉 2 岁半

一直到茉莉 3 岁半到 4 岁之间，在被命名了的笔迹中，形状开始具有了最低程度的可辨识度。这些由圆圈和线条构成的形状常被称为蝌蚪人，它们常常代表了孩子生活中的重要人物。

在图 2.13 中，安娜用圆圈所组合出的图形变得不再是那么胡乱地涂抹，而增加了更多可辨识的成分，她用它们来表现自己的爸爸妈妈，但是，此时孩子如果要求大人给绘画取名字，大人仍然很难正确地进行命名。皮亚杰解释说人物身躯的省略是由于孩子对人体的心理图像的认识不完整。但是，关于孩子省略身躯现象的解释还有很多的争论，至今没有达成共识。

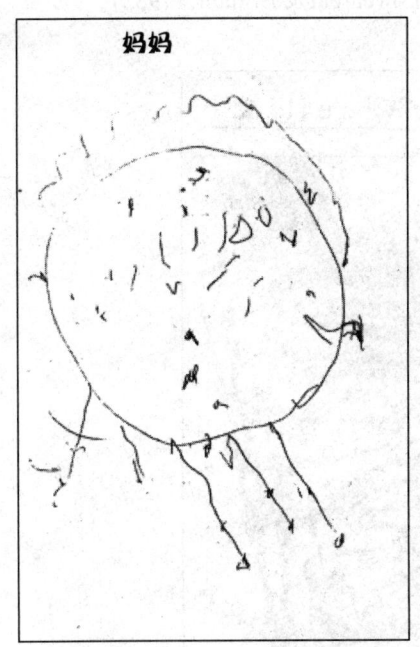 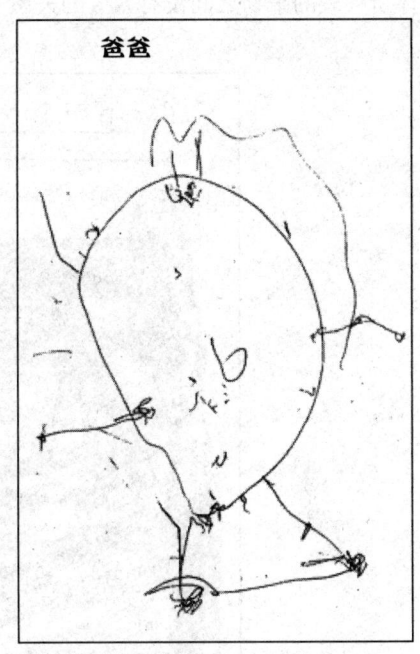

图 2.13　安娜的蝌蚪人

随着孩子的发展,"他们越发减少使用特异的象征,而是更多使用普遍的符号"(Siegler,1978)。因此,这一时期也正是概念、语言和心理表征发展的时候。这一发展让孩子获得了社会意识和社交参与,从自我中心转向了更为合群的行为。

在皮亚杰的直觉阶段,孩子开始应付更复杂的问题。他们正是在这个年龄段(4～7岁)才开始把自己主观的自我中心的世界观和真实的世界进行调和(Maier,1978)。但是,此时他们的绘画仍然是对周围事物的象征性表征。他们在做判断时倾向于根据结局来进行逻辑推理。因此,他们倾向于忽视规则,结果才是唯一重要的。

在画图 2.14 时,安娜已经 4 岁 11 个月,她正要结束胡乱涂抹的时期,图中,她画了一个三色的房子。色彩的条纹和现实没有关系,这正是这一阶段孩子的绘画的典型特征。"这一年龄孩子的绘画中,画物体所选择的色彩和物体本身以及物体所代表的事物之间没有太大的关系（Lowenfeld & Brittain，1982）。"

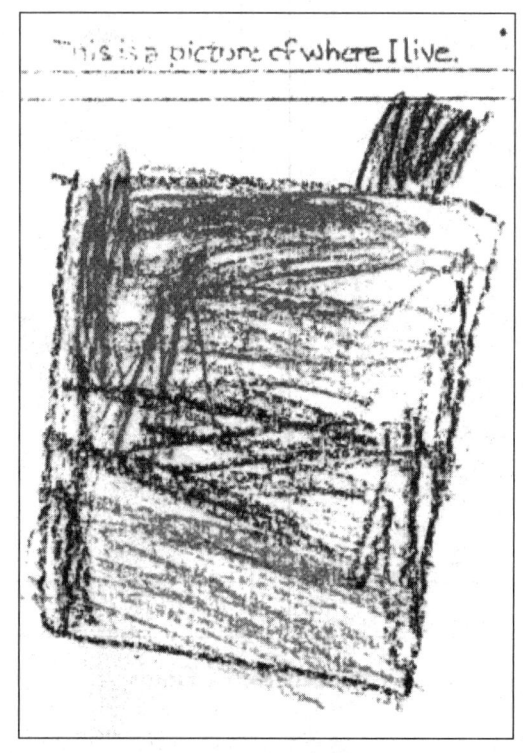

图 2.14　安娜 4 岁 11 个月

在 4 岁半到 5 岁孩子的绘画中这种现象仍然持续。图 2.15 是一位我称为李安的孩子所画的三个房子。这些房子的绘画（在一个月内画的）体现了图式（接近于形象的表征）阶段开始的典型特征。

在这些绘画中，李安正开始要概括房子的形象，而房子的绘画风格却差异很大。其中一间房子有很多窗户却没有门，在另一幅中一朵过大的花朵让房门相形见拙，而又在另一幅房子中有一个明确的屋顶而房体却由一系列的线条来表示。大概要到了 7 岁，即直觉思维阶段的尾声，孩子的绘画才会显示出一致的风格。

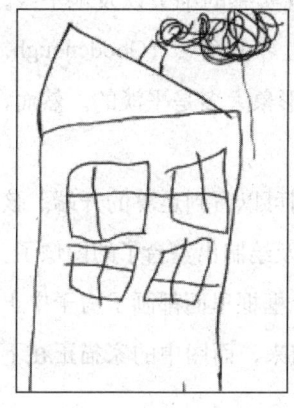 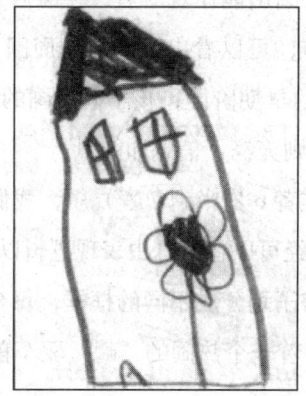 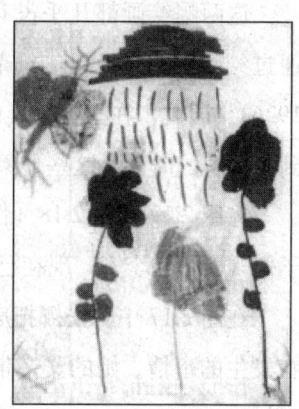

图 2.15 李安的三个房子

于是,到了 6 岁时,孩子开始"将客体的意象与对它的知觉进行比较"(Piaget & Inhelder,1971)。Piaget 和 Inhelder 还明确了两个意象的阶段:第一个阶段是静态的和一维的,而第二阶段是充满活力的和动态的。图 2.16 的例子显示的是 5 岁到 6 岁半的安娜(火山)和李安(花人)所画的一维绘画。

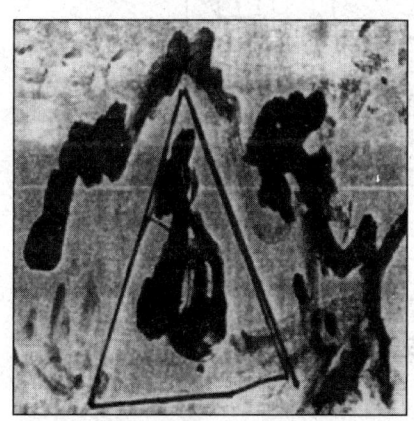 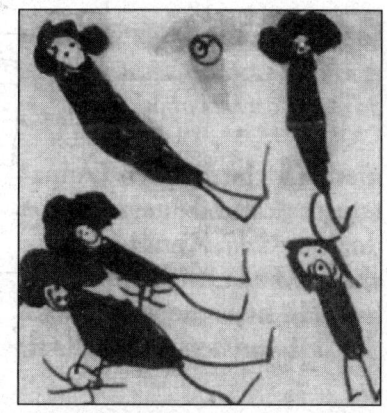

图 2.16 一维的绘画

第一部分 防御机制和行为常模

这两幅绘画都几乎没有画出能让观看者产生某种现实感的细节以及地平线。通过绘画中一定数量的细节,可以看出孩子对他周围世界的洞察(Goodenough, 1926)。因此,在直觉思维的早期阶段,孩子们所画的形象大多是平淡的。然而,到了 7 岁的时候,这些形象则充满了信息和能量。

在图 2.17 和图 2.18(作者 6 岁半到 7 岁)中,我们可以看到运算的开端。孩子们(安娜和李安)现在已经可以在绘画中表现逻辑以及绘制出整合了的图像了。

在图 2.17 中,安娜把房子划分成不同的框框,每个框框里面都画了房子中正在发生的事情。她的父亲带着一个热闹的"嗨"驱车前来,而图中的家猫正在下楼梯。

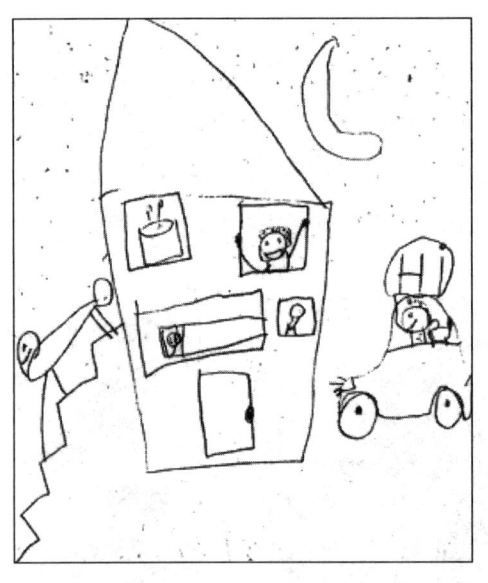

图 2.17 安娜 6 岁半

图 2.18 是李安在 6 岁 9 个月时画的,我们可以看到画中对细节更加重视,同时表达了更多的意思。她画了一个地平线,一个人站在上面,她还画了一个风筝正在把"好奇的佐治"拉起来。

第二章 适应和整合

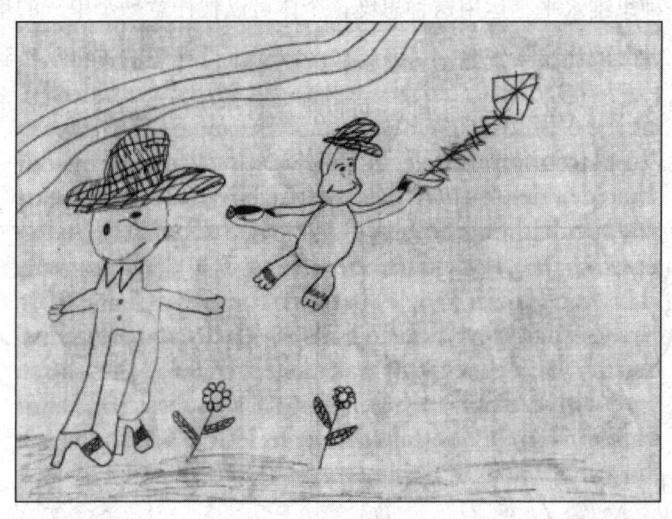

图2.18 李安6岁9个月

通过自发的绘画,两个女孩不仅仅展示了绘画发展的先后顺序,她们还从直觉思维发展到了皮亚杰的第四阶段:具体运算阶段。当孩子可以对物理的客体或客体间的关系进行逻辑思考的时候,他们就达到了具体运算的阶段。孩子开始可以意识到别人的观点,同时他们可以在情景化的行为经验中体现这种思维(比如:好与坏,社会规则与法规)。

图2.19极好地展示了安娜不断增长的理解力。左边的图中安娜画的是一个派对的准备阶段,右边(原本画在纸张的背后)她展示的是这个派对本身。孩子到了这个年龄(7岁)才开始渴望自己能和父母的形象相像(模范)。这种角色的扮演不仅仅对于儿童自律的成长很重要,对于社会规则和法规的学习也很重要。因此,皮亚杰所称的"模范"与弗洛伊德认同的防御机制一致。

把客体分成群组的过程被皮亚杰称为分类。仔细观察图2.19,我们可以看到7岁的安娜是如何实践分类的。在她图中那些熙熙攘攘的人们中,她分别用椭圆、三角形、圆形和矩形来代表他们的身体,摆好了的桌子供应着丰富的食物,尽管画中空间关系还很混乱。同时,安娜的画中还显示了皮亚杰所称的可逆性过程。"可逆性是指一种思维水平,运用这种思维,个体可以把任意一个单一的事件或想法与一个内部关联的完整系统之间进行比较,以对事件或想法进行从头到尾或从尾到头的构想(Maier, 1978)。"因此,可以把派对从构想阶段到实际举办阶段表现出来,这代表了具体运算思维中的一个重要发展。

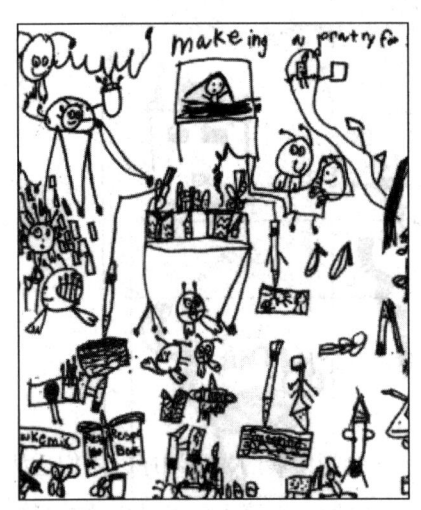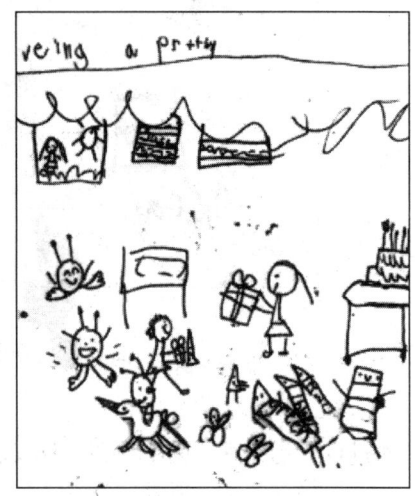

图 2.19　安娜的派对

儿童正是在这个阶段(8岁)才开始把物体放置在底线之上的,如此在相当程度上调整空间关系。"底线的绘画是具有普遍性的,它们可以被看做是儿童自然发展的重要部分,就像他们学会了跑和跳一样(Lowenfeld & Brittain, 1982)。"图 2.20 中,安娜没有画底线,但是她的空间安排已经更为有序了。这种分组,作为一种分类的过程,现在已经可以让我们比较相似和相异之处。在绘画风格上她对猫的图式基本没有变化,但通过色彩的使用,每只猫都被进行了不同的装扮(最左边的猫被画成白色的,因此图中几乎看不到它),家的画法则大体上都不相同(窗子的形状、楼梯、烟囱的位置)。

第二章 适应和整合

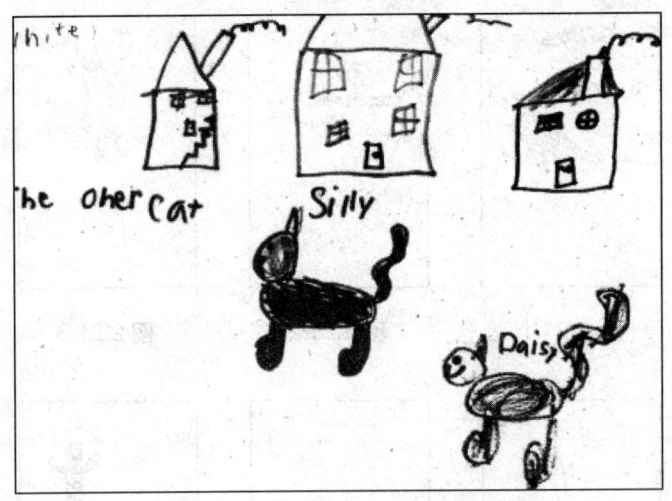

图 2.20 安娜开始分类

这种绘画的日趋复杂性和皮亚杰所说的平衡化相关联。平衡化包含了同化和顺应，通过这一过程，孩子已有的思维方式和新的经验之间得到协调。

最后，绘画从静态变成了动态的。这种思维的转变意味着较 6 个月前更加高级的平衡阶段。在安娜的例子中，她的逻辑能力从归纳变为演绎。于是，到 8 岁大时，在她的绘画中所体现的排列顺序的能力以及对时空的理解都将十分显著。

图 2.21 给出了这种能力发展的例子。安娜以故事书的风格表述了一个关于她的猫——丝莉的故事。原本的绘画被像书籍一样一张张叠在一起。值得注意的是，孩子直到青春期以前都是相信泛灵论的，比如，认为太阳是有生命的，而花朵中都有精灵和小仙子居住。所以，在图 2.21 中，丝莉睡在床上（像孩子一样），并且每天早上起床后要先穿衣服。

第一部分 防御机制和行为策略

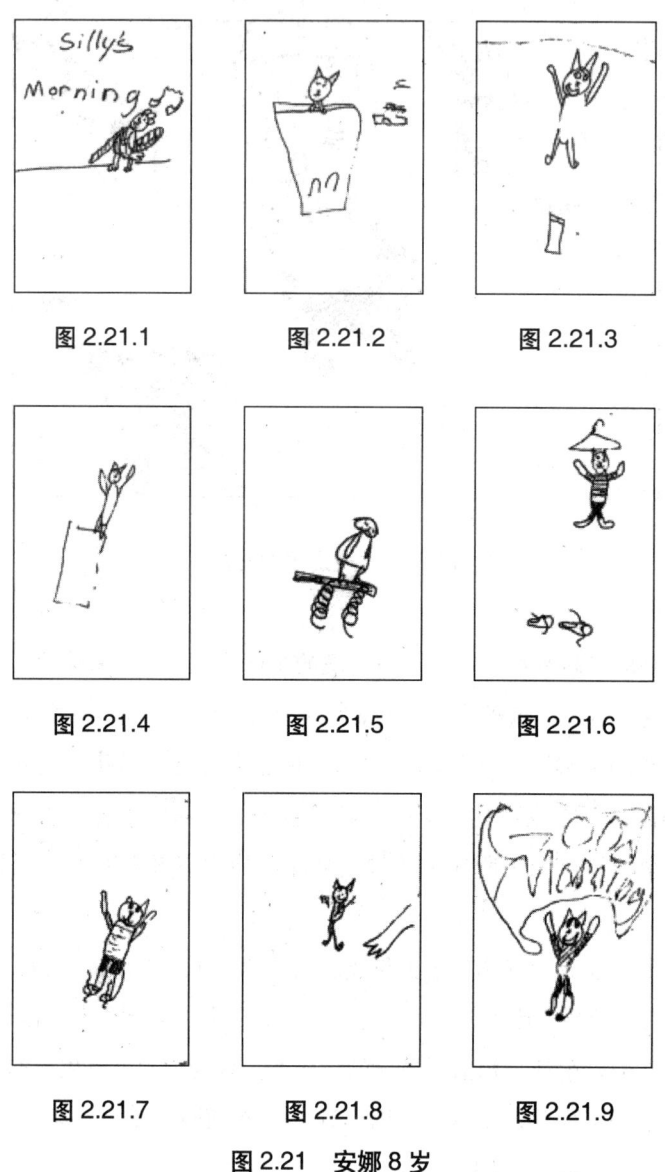

图 2.21　安娜 8 岁

图 2.21 先以小鸟唱歌开始，此时丝莉还没起床。图 2.21.1 描绘出安娜关于现实的智能发展（比如：可以看到丝莉盖着被子露出头部；它的脚也标示出来了，

但它们是被盖住的,就像现实的情况一样)。在图 2.21.2 和图 2.21.3 中,我们可以看到丝莉从床上出来,跳起来到空中;在安娜的绘画中这些被十分清晰地表达了出来,这显示出她的空间距离概念和空间知觉。在图 2.21.4 中,丝莉已经落到了床面上;因此,我们看到了一套没有障碍的连续动作。穿好衣服后(图 2.21.5,图 2.21.6 和图 2.21.7),丝莉准备好了要开始上午的活动(图 2.21.8)。

随着时间的发展,作为这一阶段标志的主观性将变得越来越少,取而代之的是对环境越发现实主义的评估,同时,伴随着这一现实主义的发展,儿童从自我中心的世界脱离出来。到了 9～10 岁的时候,儿童开始考虑到色彩和物体的关系。随着规则的越发重要,蓝色的树和粉色的猫将不再被儿童接受。

图 2.22 的作者是一位我称为周安的 9 岁半的孩子,画中物体与所使用的色彩完全相称。孩子"开始在他们的世界中寻找富有逻辑性的秩序,并和周围的事物建立起具体的关系"(Lowenfeld & Brittain,1982)。

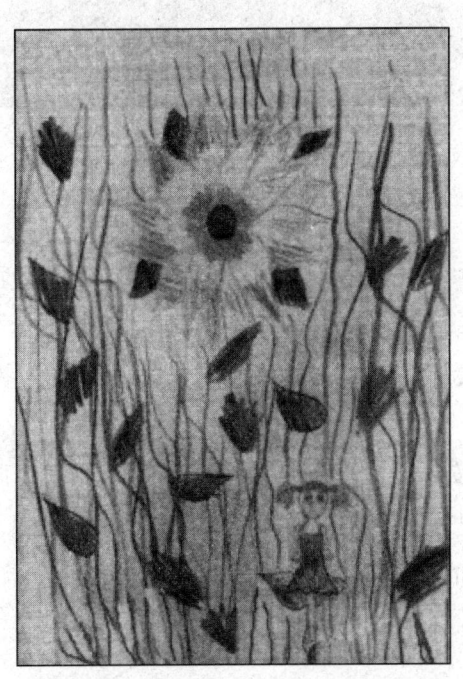

图 2.22 周安 9 岁半

图2.23的作者是一位10岁大的女孩。这幅画描绘的是当孩子的世界开始向家庭边界以外扩展时,他们开始需要一个符合逻辑的秩序。

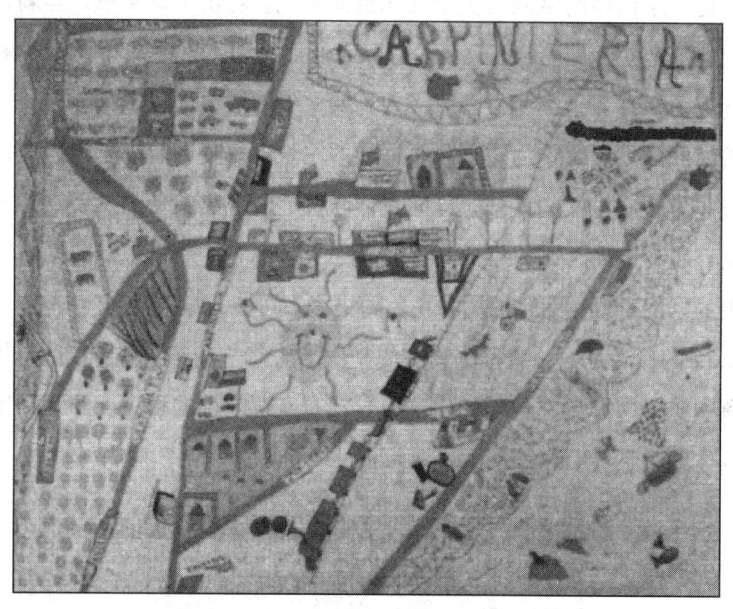

图2.23　卡平特里亚,加州

Lowenfeld和Brittain（1982）认为图2.23中所示的折叠式的绘画混合了平面图和立体图的风格。这种风格的绘画很少考虑到现实,而是专注于孩子所有表达的重要观点。不管怎样,这一阶段的绘画很快会让道给孩子对完整系统的探索以及智能化的实验。

图2.24中,周安（10岁）开始以现实主义的风格表达世界。因此,孩子发育时期的兴趣成了艺术作品的主题。对环境日益增长的意识,以及对现实主义的推力都标志着她认知上的成熟。

第二章 适应和整合

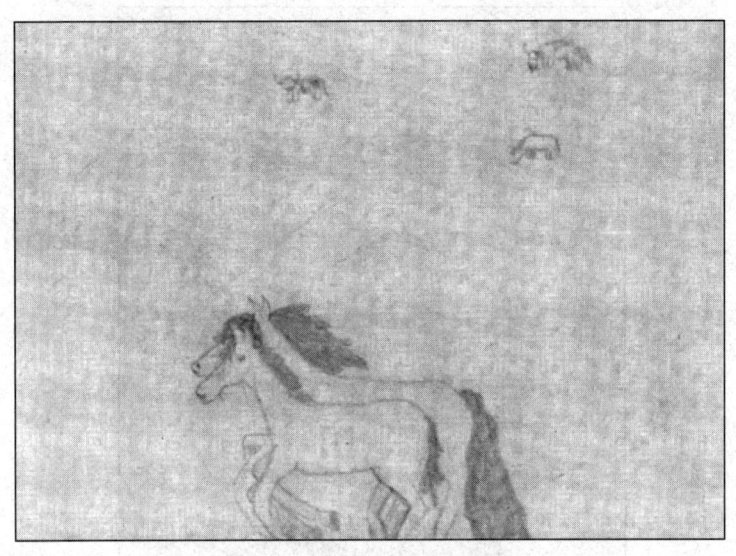

图 2.24　周安 10 岁

当孩子接近皮亚杰所说的形式运算阶段时，他们继续专注于他们所处的环境，就在这个时刻，他们开始更加关注细节，以及开始对细节有了更多的意识。此时他们的绘画开始具有了更多的细节，画中的衣服开始被细节所装饰，有了更细致的面部特征，以及强调身体的各个部分（比如：胸部、肌肉）。

图 2.25 中，又长大了 1 岁的周安把注意力集中在自我身上。她的人物画出现妖艳的姿态，更加注重面部特征、服饰和姿势。孩子强调环境中的自我，这预示孩子将要进入时常表示轻蔑的阶段，在此阶段，他们会围绕着对自身的探索提出没完没了的问题。

第一部分　防御机制和行为常模

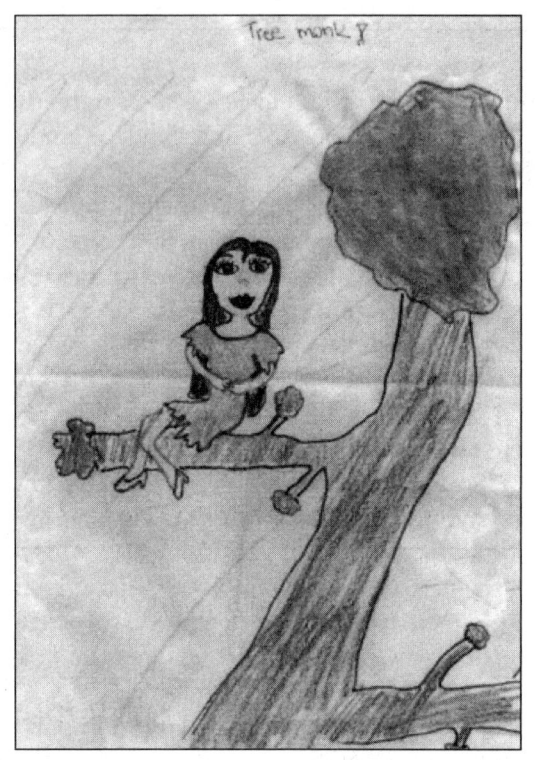

图 2.25　周安 10 岁 11 个月

在皮亚杰的最后一个阶段（形式运算阶段，11 到 15 岁）时，年轻人开始了对自我的探索。一个对一切都质疑的新阶段开始了："他们对自己的思想进行思考。他们进入了一个关于思想的世界；他们的道路从物体的世界（物理世界），发展到社会关系的世界（社会世界），最后到了包含多个观点的世界（观念的世界）（Maier，1978）。"

图 2.26 中，一名 14 岁的女孩写下了下面的问题（隐藏在黑色阴影下面）：

什么……

我会落得什么结果？

人生是什么？

第二章 适应和整合

我的朋友身上会发生什么事情?

谁……

我会和谁做朋友?

我会和谁结婚?

哪里……

我会死在哪里?

我会生活在哪里?

什么时候……

我什么时候会死?

我什么时候离开?

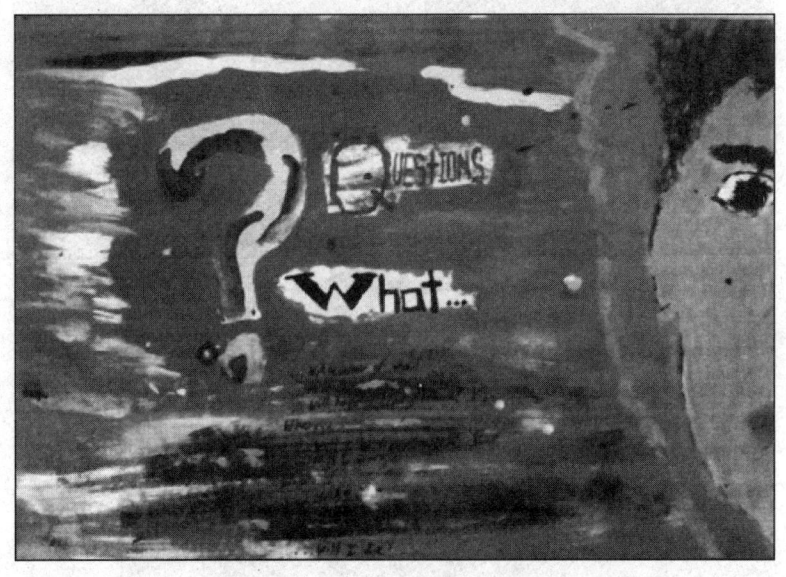

图 2.26　14 岁大孩子的问题

　　这一类的问题围绕着社会关系以及青春期孩子面对的困难,这些问题在他们的心目中非常重要。于是他们的绘画也越发关系到他们的感受、观念、想法和复杂的问题解决。也正是此时,个体通过复杂的思维获得平衡化,伴随此过程,他

第一部分 防御机制和行为常模

们越发展现出描绘三维空间的能力。

图 2.27 展示了一些青少年所画的三幅非常不同的绘画（分别使用了丙烯酸颜料、水彩和铅笔）。随着他们向智能成熟的稳步发展，这些绘画展示了他们的需求和愿望，同时，多种绘画媒介的使用也使得这种表达可以不被外部束缚而自由流动。

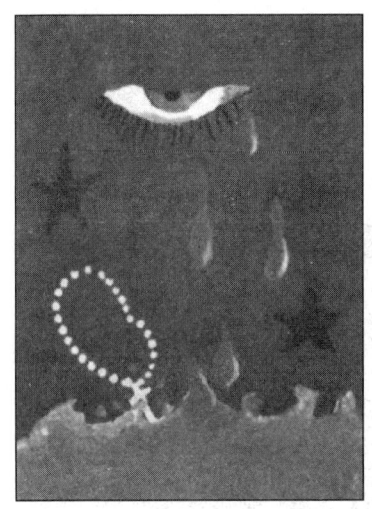
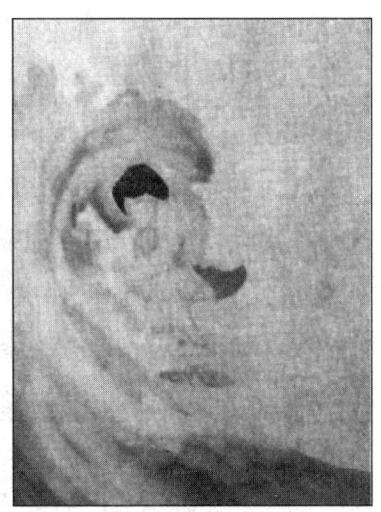
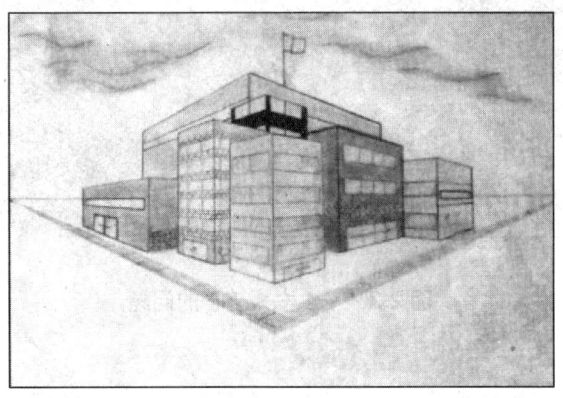

图 2.27 平衡

第二章 适应和整合

我们可以看到，皮亚杰认为学习是与成熟绑定在一起的；于是，对任务的理解就极其重要。在感知运动阶段，儿童学会对环境进行物理的操作，并变得越发具有任务的定向性。在前概念阶段，儿童开始使用象征符号的功能，把语言与表征性的交流结合到一起。到了4岁，进入了直觉思维阶段，孩子越发进行社会参与，对概念性思维也越发理解。在具体运算阶段，逻辑思维开始出现，孩子开始有能力对经验进行整理，同时开始意识到事物关系中固有的现实主义联系。孩子通常在这时停止绘画，而是更喜欢通过写作来表达自己的想法。最后，成长中的青少年进入了形式运算阶段，他们努力应对观念，并进行批判性的思考。皮亚杰把这一阶段看做是人类发展的最终阶段。

认知发展阶段也可以通过艺术作品的变化而明确地显示。到了12个月大时(感知运动阶段)，婴儿最初始的涂抹开始明显，一直到2岁大，越发增强的控制力开始让孩子可以运用更多种类的力度、线条和笔划。2~4岁（前概念阶段）时，孩子开始以物理的或感知运动的方式让绘画与所知的环境中的事物相联系。4~7岁（直觉思维阶段）时，孩子开始企图要描绘附属品、衣物、头发等其他细节。这一阶段之后，到了7~11岁（具体运算阶段），成长中的孩子开始使用重复的图式，很快绘画变得不再那么夸张，并在画物体时更加具有逻辑和现实性。在最后一个阶段，从11岁~11岁以上（形式运算阶段），随着青少年越发熟悉地掌握他们所使用的媒体，他们的艺术表达越发倾向于富有控制性和意图。

弗洛伊德

和皮亚杰不同，弗洛伊德把他的心理性欲发展阶段看做是相互重叠的，因此，在组织结构性上存在不足。他的理论基于这样的信念，即婴儿期养育的剥夺（特别是来自母系的养育）会导致神经症性的困难，这种困难会一直固着地延续到成年。"严格地讲，弗洛伊德并不是提出了人格发展的阶段，而是在追踪性能量的变迁，他设想出这种性能量，并把它命名为利比多，并相信这是所有人类行为中的驱力 (lidz, 1976)。"

第一部分 防御机制和行为常模

因此，如果个体通过了全部的五个阶段（口唇期、肛门期、生殖器期、潜伏期，生殖期），并没有固着在任何一个阶段之上，他就为其性驱力本能的对象选择（object-choices）找到了新的替代的对象性发泄（object-cathexes），由此而获得了性成熟。但是，弗洛伊德相信，一旦在某个阶段发生了固着，个体就会发展出与此阶段直接相联系的一系列特定的防御机制与行为。

弗洛伊德的第一阶段（口唇期）与婴儿期（从出生到12个月）相对应，这是一个以依赖为特征的阶段。婴儿忙于把东西放到嘴里，或咬或吸，这为他们提供了快感和某种被保护的感觉。但是，如果客体（奶瓶、乳头、食物、安抚品）与他们的嘴巴分离，则可能会导致受挫感，而这可能引发停滞的反应。"口腔至少有五种主要的功能模式：(1) 纳入，(2) 抓住，(3) 咬，(4) 吐出，(5) 关闭。每种模式都是一种原型或某种人格特质的原始模型（Hall，1954）。"在皮亚杰的认知模型中，婴儿到12个月的时候已经学会了适应环境；然而，在弗洛伊德的理论中，婴儿则面临着分离，他整合分离的方式会形成表征，而这一表征会伴随成长中的孩子的一生来发挥作用。

因此，弗洛伊德假设在早期发展阶段的口唇期，个体使用了合并（incorporation）；如果它不能够升华为成年人纳入知识、兴趣和行为的追求（获取），那么它就会变成挫折，此时成人就会纳入（牢牢抓住）事物，目的是为了要控制这些身边的事物（贪婪）。这种象征性的行为会在这个阶段之后继续延续，并与来访者行为中出现的、并持续发生的那些防御机制相联系。

因此，在口唇期，个体经常会利用投射来作为对依赖的防御。如果婴儿期的孩子发展出依赖的态度，而不是寻求协助，那么他们就会产生难以忍受的协助他人的需求或是为他人购买过于慷慨的礼物。同样的，依赖的需求会导致羞耻感，于是个体可能发展出反向形成，表现为拒绝依赖任何人（Hall，1954）。

口腔攻击性是发生在牙齿形成之后的行为，这会变成讽刺、语言的反驳和主导性的态度，总体来说，口唇期发展过程中所产生的焦虑不仅仅产生固着，还会让个体难以向下面的阶段过渡。

弗洛伊德的第二个阶段是肛门期，年龄范围大概是12个月~3岁。这一阶

第二章 适应和整合

段的特征是保留与释放，主要围绕着如厕训练和肠道功能。弗洛伊德（1963）把人生第一年的排便（排出）过程描述为快乐的、可以减轻紧张的活动。然而，到了人生的第二年，孩子必须决定是按照爱恋客体的要求把粪便排出，还是为了满足自体性欲的快感而保留粪便，如此他们的自我意愿发生了作用。假如如厕训练特别带有惩罚性，个体成年后就会通过不负责任和顽固的行为来反击权威的人物。同样的，惩罚性的如厕训练还会导致成年时期的反向形成，人格结构中会发展出一种过度的秩序，其中包括对物体的收集、掌控和牢牢把握。这种过度的控制行为会通过与节俭和吝啬相关的强迫性特征表现出来（如肛门滞留）。弗洛伊德（1963）进一步提到，在对钱的兴趣和通便之间有着确切的一致性。

> 无论原型的思维模式在哪里占主导或维持在哪里——在古老的文明中，在神话里，在童话中，在迷信里，在无意识的思维或梦中，以及在神经症中——金钱都与粪便有最近的关系。我们知道魔鬼给予情人的金钱是如何在其离开之后就变成了粪便的，而这一魔鬼毫无疑问不是别的东西，而就是无意识的本能力量……金钱是人类所知的最珍贵，同时也是最无用的东西，被人类以"抛弃之物"的形式而拒绝，可能正是因为这样的对比，才会导致黄金和粪土之间的认同。

弗洛伊德把英国童话故事《杰克与魔豆》中生金蛋的鹅比作是与通便相联系的寻宝过程。事实上，童话（在这一章后面的部分会进一步讨论）关系着成熟和发展的基本需要。于是，整个《杰克与魔豆》的故事所说的是一个男孩在到达青春期的过程中的成长以及向前期发展阶段的回归，而下金蛋的鹅可以被看做仅仅是一个发展阶段。

在生殖器期，获得快感的活动从肛门性欲区域转换到了生殖器（阴茎或阴蒂）。孩子也正是在这一时期开始展现对异性父母的性渴求。弗洛伊德把男孩的这种变化——从对父亲的认同转变为以他为敌，同时发生了对母亲的性愿望——称为俄狄浦斯情结。女孩也面临同样的状况，她想要占有父亲，同时和母亲决裂，这被

第一部分 防御机制和行为常模

称为厄勒克特拉情结。在此我附上了我写给父亲的一封信作为一个例子,我觉得这可以用来说明弗洛伊德的厄勒克特拉情结。我父母深情地收藏着它,并常在家庭聚会等时刻把它从秘密的收藏处找出来。他们有非常刻薄的幽默感。

然而,这种涌出的对异性父母的性感受本身会引发焦虑和恐惧(阉割情结),因此它们迅速被遭送到了无意识,并被压抑在那里。之后,孩子必须要认同丧失了的爱恋客体或是认同自己的情敌。另外,"超我作为主观自我的道德中介,也本身具有克服恋母情结的过程(Freud, 1959)。"

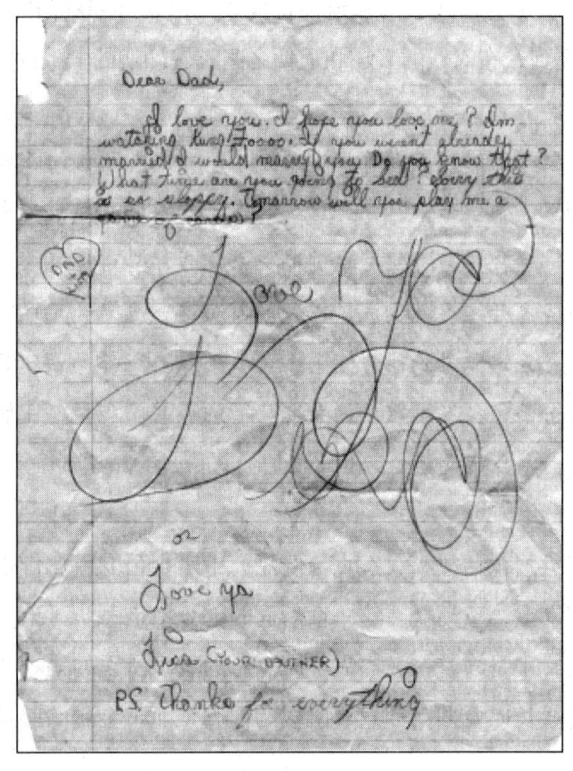

图 2.28 厄勒克特拉情结

(信的内容:亲爱的爸爸,我爱你。我希望你也爱我。我正在看电视。如果不是你已经结婚了,我就会嫁给你。你知道吗?你几点上床?抱歉这很伤感。明天你能和我玩卡片游戏吗?爱你,爸爸。你的女儿丽莎。另外,谢谢你给与我的一切。)

第二章 适应和整合

Lidz（1970）写道："'俄狄浦斯转变'被认为是人格发展的核心事件，并且对于日后所有的人际关系模式都是至关重要的。"于是，如果我们把前期的发展阶段（口唇期与肛门期）与生殖器期进行比较，我们可以说，个体从自我中心的和指向内部的进程转向了外部的表现，其顶峰是两性的联合（生殖期）。

弗洛伊德的潜伏期阶段是5～12岁，这一阶段的特征是为了避免自我满足的诱惑而采取升华的活动。青春期前期的儿童"倾向于依附于活动之中（晚些时候这些行为几乎是自动地被执行），包括睡觉，清洗，四处走动；同时他们倾向于反复做这些事情以浪费时间"（Freud，1959）。此时性兴趣处于潜伏状态，同时自我当中升起了羞耻、反感、顾虑等感受。除了压抑和升华以外，反向形成也被使用。

让我们再回头讨论转换（图1.9），这位来访者在潜伏期中期遭受了性骚扰，然而她压抑了性创伤的经验，直到它们不仅仅被掩盖起来，而是通过反向形成被表达出来。通过在外部表现为完美，她难以忍受的羞耻感以及自己被"损坏了"的信念被以与其相反的方式表达出来。这一直持续到她的青春期，直到通过创作艺术作品，她的无意识才最终变为意识。

青春期时，随着生理化学和腺体分泌的变化，潜伏期结束了，一个关于社会化和同辈群体、以及对爱情感兴趣（此时终于可以获得生理的满足）的阶段开始了。这是关于成年人的任务和责任的时期，也是一个会一直延续到个体衰老的阶段。此外，正如Hall（1954）指出的："替代、升华以及其他性前期情感灌注的转化都会成为一部分永久的个性结构。"

于是，弗洛伊德及其心理性欲阶段追踪了在早期发展阶段中存在的固着以及成人神经症的根源，而皮亚杰则通过认知发展概述了适应性的功能。这是两个非常不同的取向，值得注意的是二者各自分别代表了人类成熟的两极（适应与适应不良），而二者合在一起则提供了丰富的评估性信息。而如果我们把这种知识运用到艺术媒体之中，我们就可以获得非常精确的关于来访者发展水平的描绘。

举例来说，个体对媒体的选择以及使用方法会提供多重的线索。如果来访者"退行"地使用湿土（如：涂抹它，或在提到泥土的时候表现得非常不喜欢），那么他可能处于肛门期的发展阶段。相反，仅仅选择使用铅笔，其他什么都不用，则可能显示个体需要通过可控制的媒介来获得一种安全感（肛门期的秩序期）。当个体到达了潜伏期，并开始通过秩序（基于收集）来升华他们的性欲时，他们创作的形象中常包含一系列的物品（如：武器、船、飞机、花、心）。然而，如果青少年或成人仍继续这样的绘画风格（在一张纸上画很多的物品），并与常模相去甚远，那么可能他们退行到了潜伏期的阶段。带有暴力风格的图 2.29 便是这种固着的例子。

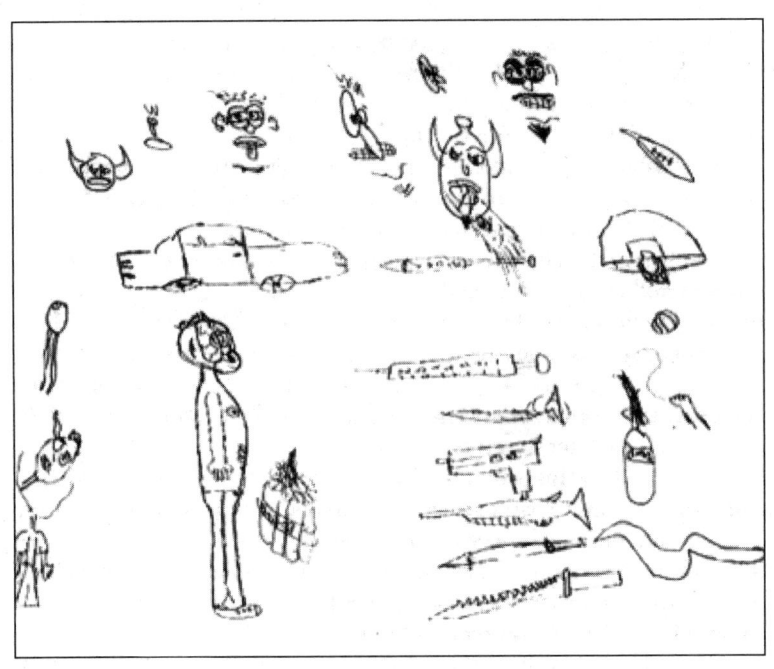

图 2.29　虚假的平静阶段

最后，通过词语和行为来补偿其焦虑感的个体都会变得无助，直到他们使用艺术的媒介。艺术不使用言语；它是一种让无意识心灵说出真情的非言语的沟通途径。

第二章 适应和整合

埃里克森

埃里克森以其大量著作中谈到的健康自我而著称,并以健康自我的概念遍及其心理社会人格发展理论。埃里克森年轻时曾在维也纳的美国实验学校教艺术。这所学校的孩子的父母都是来维也纳加入弗洛伊德精神分析训练的。埃里克森因此经历而遇到安娜·弗洛伊德,并很快开始了精神分析训练以及接受个人分析(Maier,1978)。最终,"心理性欲发展理论中的利比多阶段被他转变为自我发展的心理社会阶段(Maier)。"这一理论的前提是,个体必须应对在每个阶段(总共有八个阶段,常被称为是"从子宫到坟墓的跨度")中存在的冲突,以便为未来一步的发展和整合做好准备。埃里克森的每一个阶段都与一个分歧密切关联,这一分歧包含积极或消极的结果,而正是社会帮助了个体满足他的需求,以及通过提供行为规范来帮助他们克服这一分歧中的挣扎,最终为个体带来所渴望获得的统合了的身份认同。

埃里克森为儿童期划分了五个阶段(这与弗洛伊德的心理性欲发展阶段一致),剩下的三个阶段属于成年时期(于是他扩展和延伸了弗洛伊德的心理性欲阶段)。埃里克森对前面五个阶段给予很大的重视,因为他相信人生早期阶段是人格发展的基础。他的第一个阶段为信任对不信任,跨度为从出生到1岁,这相当于弗洛伊德和皮亚杰的第一个阶段。孩子完全依赖照顾者,通过抓握和吮吸来吸收(通过口腔)周围环境中的客体,一直到他们发展出适应性的行为以及进行实验。婴儿不仅仅对其内部的世界还对其外部的世界进行实验,正是经由这种实验(通过一致性而获得),信任才得以浮现(即在内部也在外部)。

人生的第二年在埃里克森的阶段中被命名为自主对羞愧和疑虑,在这一阶段孩子的肌肉组织得到了发展,实验和探索成为了标准的行为。埃里克森提到了与弗洛伊德的肛门期阶段相同的概念:保持和释放。不过,在埃里克森的理论中,如厕训练(自我控制)只是孩子迅速发展的自主性的一个例子,另外,父母过度控制会导致羞耻和疑虑的结果。

第一部分 防御机制和行为常模

随着孩子向他所处的环境伸展以及符号表现的发展,艺术和游戏所显现的就不仅仅是自我控制感,同时还带有了局限感。图2.30由一位2岁大的孩子所画(历时2周),绘画几乎没有受到她父母的干扰,这幅画展示了孩子如何有能力从开始的轻松释放(上面的画)到后面最终适应了(下面的画)厚重的蛋彩画法*;图2.31显示了她保持的能力。在图2.30中,她的绘画中叠加成一种色彩,污迹斑斑的蓝色;而通过持续的尝试,(下面的图)黄色和红色开始在蓝色笔画下层向外窥视。

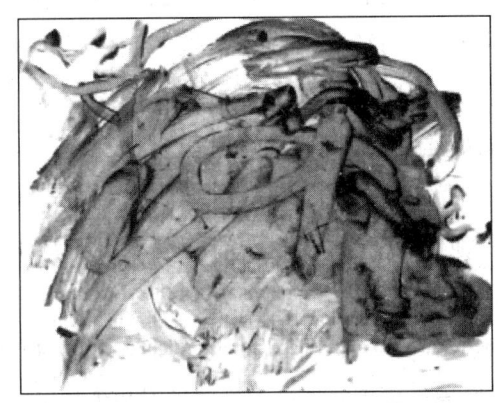

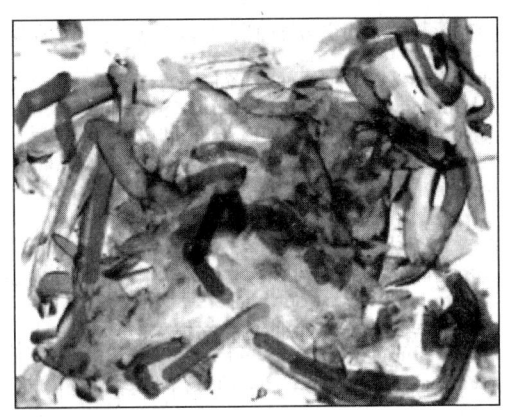

图2.30 释放与适应

* 蛋彩画法是一种用蛋白或胶水调和颜料的画法。——译者注

70

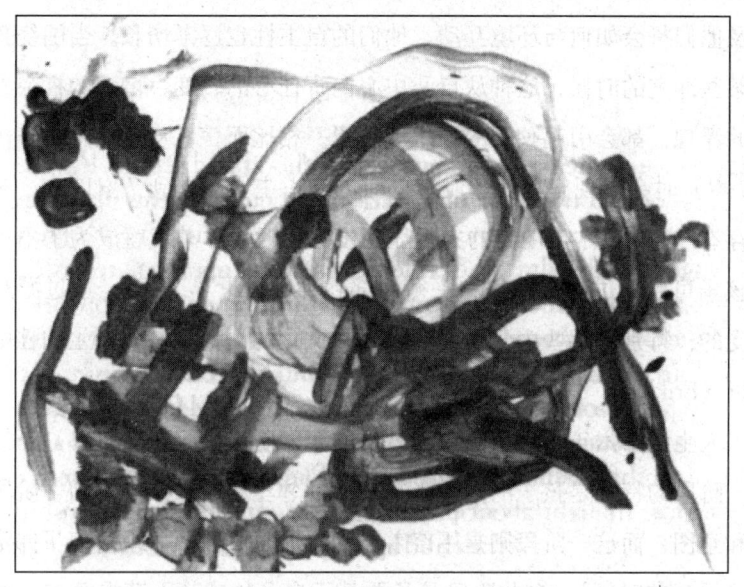

图 2.31 保持

一个月后（图 2.31），她的色彩变得突出；图像醒目，形状和界限都建立了起来。

据埃里克森所说（1963）：

> 因此，这一阶段对于爱与恨的比例、合作与固执的比例以及自我表达的自由和压抑的比例起到了决定性的作用。在不失自尊的前提下具有的自我控制感，生成的是一种持续的善意和骄傲感，而在自我控制的丧失以及外部的过度控制之下，生成的是一种持续的疑虑和羞耻倾向。

在人生第三年结尾的时候（主动对内疚），孩子的基本家庭开始起到了重要作用。在这一阶段孩子开始效仿他们的父母，这一过程与弗洛伊德的俄狄浦斯冲突稍有类似。但埃里克森相信这一过程更倾向于是和控制性父母之间的权力之争而非弗洛伊德所假设的关于性欲的斗争。于是,随着儿童探索自己将会是怎样的人,以及他们将会如何与环境互动,他们的自主性也逐渐增长。当围绕孩子的行为产生某些冲突的时候,这种从自我中心向责任心的转变、增多的社会参与、还有超我的浮现,都会引起孩子的内疚和恐惧。相比而言,皮亚杰觉得孩子在这一年龄(3岁)时会展现出羞愧和耻辱,而内疚占主导则要到7岁以上。不过两位理论家存有一个共识:当冲突的力量显现出来的时候,游戏就成为了不可替代的工具,孩子可以通过它来掌控和平衡内部和外部的世界。"孩子通过游戏来补偿他们经受的、特别是那些由于受到了技术和文化的语言限制而产生的挫败、痛苦以及挫折(Erikson,1940)。"

到了人生的第六年,埃里克森模型中的第四阶段(勤奋对自卑)开始显现出来。这一阶段的特征是孩子的关系半径开始向邻里和学校扩展。前一阶段的基础是方向和意图,而这一阶段则是围绕着能力。这一阶段紧密地对应了弗洛伊德的潜伏期(平静的时期),在此阶段孩子要基于自己的成就而获得赞赏、尊重以及情感,这些最终要以他的能力为基础,如果情况相反,那么他们就会遭受持续的自卑感(Lidz,1976)。因此,对于自我掌控力的发展来说,最重要的是有能力并且高效地完成任务。但是,如果孩子觉得能力不足,那么这一阶段的发展就会被拉向低产和懒惰行为的一边。和皮亚杰的具体运算阶段(对于物理客体及其关系的逻辑思考)类似,埃里克森的第四阶段认为孩子会把他的思维和能量运用到新技术和任务之上。"他可以变成高效能情境中的一个急切而专注的组件,为了完成任务而创造一个高效的情境成为了一个目标,这逐步取代了对游戏的希望和兴致(Erikson,1963)。"

随着青春期的临近,孩子进入了第五阶段——同一性对角色混乱,可以很简单地把这一阶段定义为"成为还是不成为"。在这一阶段个体开始了对自我的探索,也正是在此时,青少年在开始企图要形成统一的身份同一性。如果我们回头看图2.26,我们可以看到这名14岁的孩子正在通过艺术作品和写下的文字来探索年轻人关于"我将成为谁"的内心斗争。埃里克森认为第五阶段(同一性对角色混乱)是前面四个阶段联合起来要达到的,目标是自我同一性和技能的掌握。同时,和他所提出的所有阶段一样,此阶段也存在冲突:如果青少年不能获得能力、意志和自我控制感,那么当需要经常性地面对同伴群体和领导模式时,他就会难以应对持续的挫折感。个体在此时感受到迷失和孤立,他们可能会转向反社会的行为、思维和态度,以便把守住任何一种身份,无论这一身份多么的功能异常。正是这一发展中的身份认同常常给父母和治疗师带来最大的困难,因为父母通常不知道该如何处理这个问题,而治疗师常忽视它的重要性,特别是在面对成年人群体的时候。个体的身份认同会一直持续到成年期:对它的探索没有屏障,反而是你总可以在个体的内部找寻到它。因此,如果某个身份认同是包含有上瘾、犯罪和依赖性的心理疾病结构,那么就可以把这个问题带入治疗。它会以多种方式被投射、移情以及通过游戏来表达。在我治疗的那些住院病人中,他们中很少有人有稳定的工作、驾驶执照或身份证、高中学历或是大学教育水平、可靠的支持系统、甚至是家庭:于是,他们的身份认同与机构化(institutionalization)联系在了一起。图 2.32 给出了这样的例子,两幅图是在小组中完成的,作者是长期在收容机构中的成年人。

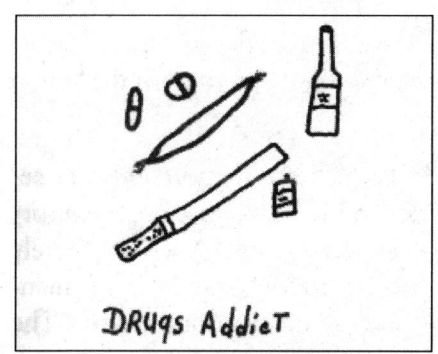 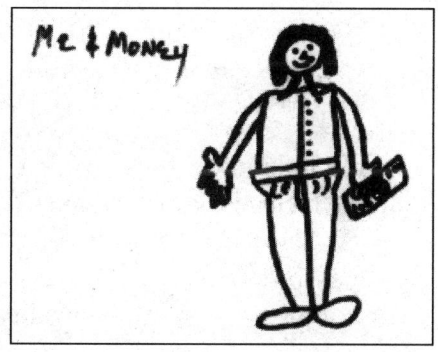

图 2.32 你是谁?

绘画的指令是"你是谁",这一指令反复给出 7 次,病人随着每次指令一层接一层地进行自我表露。左边的绘画(图 2.32)是一位组员的第一张绘画,非常直率地表现了在他心灵的眼睛中自我的身份。小组中另一位因出售和持有毒品而接受治疗的成员在他的第一幅画（图2.32右边）中把自己描绘成拿着存款的人。作为第一幅图，两幅画都没有失误，而是无意识的看法。一般认为第一幅图与绘画者的自我概念和身份认同有关（Machover，1949）。青春期时未能控制好的同一性混乱会持续斗争，这导致了这两个病人，以及这一群体此时所经历的同一性混乱更加复杂。

埃里克森的第六个阶段是亲密对孤立，这一阶段与前一阶段紧密联系，因为，如果青少年不能真正获得同一性，那么在面向与他人亲密的时候就会遇到极大的困难。其中最大的一个障碍就是在难以在与他人建立联合的伙伴关系时保持自身的身份认同。一位年轻男子得到了与图2.32相同的绘画指令"你是谁"，在回答这个问题时，他在7幅图中画了4幅有关异性的图。

图2.33的作者在街上遇到的陌生女性，他对她求爱遭到轻蔑的拒绝，他殴打了她并因而被监禁。这些绘画可以从多个角度进行解释；但为了这一章的讨论，我们可以说这表现了他需要伴侣，同时他具有一种对身份分享的痴迷。埃里克森用以下的话（1963）解释了这一阶段的不利方面：

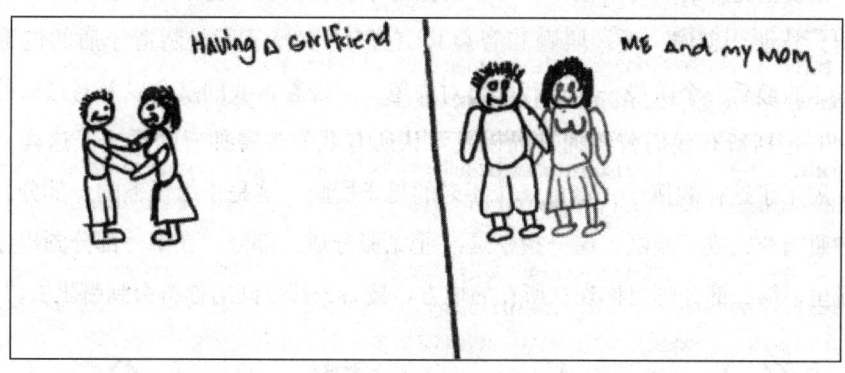
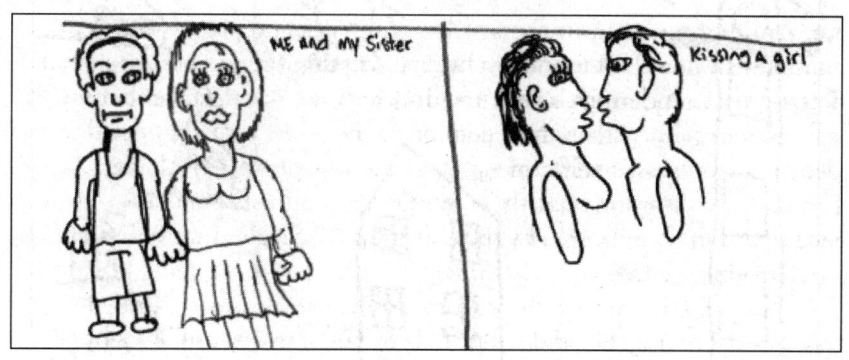

图 2.33 一名年轻的成年人回答"你是谁"

亲密的对立面是疏离:准备好要进行孤立,同时,如果必要,毁灭那些在本质上对自身构成危险的人、或是那些把"地盘"侵占到个体亲密关系范围的人或势力……这一阶段的危险是,个体在同一个人身上体验和发生了亲密、竞争以及斗争的关系。

随着个体进入中年,生产和照料成为了焦点。埃里克森把他的倒数第二个阶段命名为繁殖对停滞。值得注意的是,繁殖不仅仅包括生育,还很大程度上体现于在价值、道德、教育和慈爱的鼓舞之下对社会的照顾和关心。这一阶段的困难在于停滞,它让成人产生全方位的自我爱恋,并把个体从社会中脱离。

第一部分 防御机制和行为常模

在埃里克森的所有阶段中,每一阶段都不仅仅依赖于基本的美德(希望、意志力、技能、忠诚、爱、照顾和智慧),它们还依赖于那些制造矛盾的内部冲突。他的最后一个阶段——自我完整对失望,围绕着自我的整合以及对过去的接纳——包括所有我们曾经拥有的以及承认所有我们未曾拥有的过去。这样,图2.34展示了这样的例子,这由一位年老的男子所画,这是小组任务的一部分。病人按照指令完成了绘画,这一指令是:"把纸张分成三部分,在第一部分画出你来自哪里,第二部分画出你现在所在的地方,最后一部分画出你将会到哪里去。"

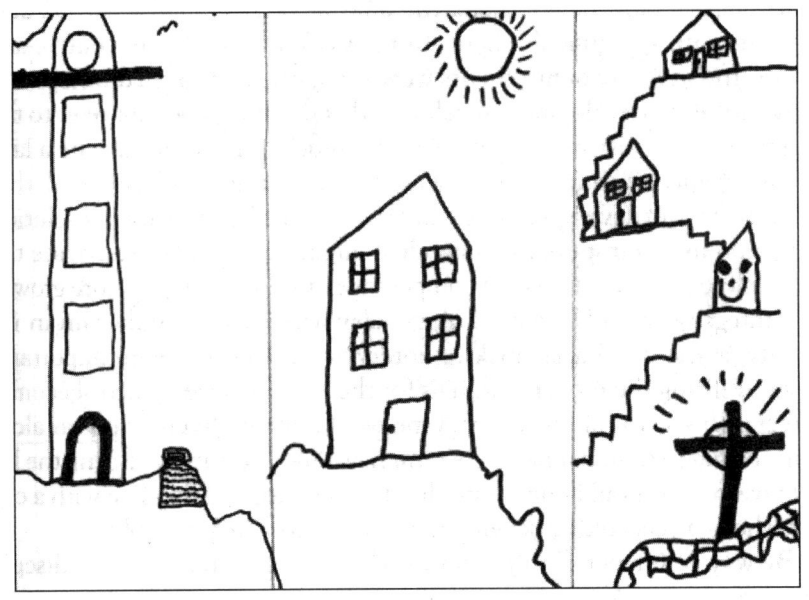

图 2.34 我从哪里来

这位病人的特点是只使用一种颜色(黑色),同时他倾向于画环境多过画人物。病人说第一部分画的是他记忆中自己还是孩子的时候的家庭。第二部分所画的是医院,反映的是病人在其他多个心理医院的经历。注意中间的绘画看起来多么像是一个尺寸过大的家庭,上面还有闪耀的太阳;这位病人从中年开始就因为这种或那种问题而住院治疗,因此,对他而言,禁闭的感受的确正如家庭的感觉。

第二章 适应和整合

最后一部分描绘的是他所希望被分配到的护理之家,他用十字架描绘了通过死亡而获得的"平静"。在描述的最后他说:"从来没有任何好的事情发生在我身上",这让我们想起埃里克森所说的"绝望所表达的是所剩的时间不多,再没有时间去尝试新的生活了,没有时间去尝试别的整合的途径了"(1963)。

在最后的分析中,埃里克森——别忘了,他所接受的是精神分析的训练——从支持性的社会环境的角度来描绘自我的发展,在这一环境中,个体最终必须面对危机和冲突。他以对立的两极的方式来描述这些危机,而这些对立需要整合。他最基本的优点在于乐观主义的展望,这在弗洛伊德的心理性欲阶段中毫无疑问是缺少的,在埃里克森的理论中,年轻人可以在青春期之后很长的时间里仍继续向成熟发展。如果要应用全部三个人的理论(皮亚杰、弗洛伊德、埃里克森),无论它们多么不同,还是可以获得一个条理清楚的关于人格构成的理解。因为,尽管埃里克森在后期不再考虑俄狄浦斯冲突,皮亚杰把两极的矛盾看做是暂时的平衡过程,而弗洛伊德把他的理论基于婴儿期的养育缺乏导致神经症的信念,但是每位理论家都提供了对于治疗有特殊意义的分类,同时提供了关于人格的适应与适应不良的情况。

为了让这种比较更容易理解,表 2.3 不仅仅浓缩了我们提到的理论,还探究了不同年龄和发展阶段的孩子在艺术活动中的常模行为、喜欢的媒介以及治疗用的材料。

第一部分 评估与整合行为预算

表 2.3 行为常模

年龄	皮亚杰阶段	艺术作品	媒介	弗洛伊德阶段	治疗材料	埃里克森阶段
出生到1个月 1—4个月 4—8个月	感知运动：抓握和吮吸，把物体放入口中，重复适应性的行为和试验	开始涂抹；模糊的线条		口唇期：口腔快感；口腔攻击性 防御机制：合并，投射，内射	有奶瓶的娃娃，玩具电话	基本信任对基本不信任：社会信任，舒适，一致性，应对冲动，希望与绝望
8—12个月	观看事件		蜡笔			
12—18个月 18—24个月	构成心理连接	潦草的粗线条 更具控制性	大蜡笔	肛门期：有秩序的，吝啬的，顽固的 防御机制：反向形成	湿的泥土，手指画，玩具车，土兵，小模型，娃娃房子，娃娃，纸娃娃，木偶，自然故事，动物故事，积木	自主对羞耻和怀疑：自我中心行为，意愿的坚决主张，自我控制
2—3岁 3岁	前概念：保持心理表征，象征性，语言发展，象征仪式的游戏	简单的形状，无计划地使用色彩，蝌蚪人	大蜡笔/铅笔，浓彩笔，黏土	生殖器期：俄狄浦斯情结，厄勒克特拉情结 防御机制：投射，认同，压抑		
4岁	直觉思维：解决复杂的问题，更多的社会参与，羞愧和羞耻占主导 防御机制：理智化	能画方框，图像普遍化，图像是静止的 图像是动态的，具有逻辑性的，完整的，有先后顺序，能画菱形	浓颜料，任何尺寸的蜡笔，铅笔，记号笔，拼贴材料，湿的可塑黏土		以上所有材料以及童话，寓言，明确规则的游戏，乐高玩具模型	主动对内疚：自我中心行为削弱，良知的出现（超我）；游戏变得更加重要，有反向性和目的性
5岁 6—7岁				潜伏期：性欲处于蛰伏状态 防御机制：压抑，升华，反向形成		

续表

年龄	皮亚杰阶段	艺术作品	媒介	弗洛伊德阶段	治疗材料	埃里克森阶段
7—11岁	具体运算：逻辑思维，现实主义，重视自主权，内疚感变得重要	绘画变得有一致性，能够画三角形，出现了底线，色彩使用的现实性以及空间关系的表达	所有以上提到的媒体以及水粉蜡笔，手工艺项目，水彩，木炭，墨汁，纸浆	潜伏期：防御机制：取消，小团体化，隔离，认同	以上所有材料，可收集的物料，邮票，棒球卡，塑料模型，娃娃，玻璃珠，盒子，石头（在早期是随意的，后期是有组织的）	勤奋对自卑：通过生产力获得认可，自我掌控的感觉，对限制的接纳
11—15岁	形式运算：对自我的探索，复杂的思维，批判性的思维	透视性的提供，对过去、现在、未来的探索，三维空间的探索	任何可以获得的材料	生殖期：性本能与成熟的性欲联系到一起，成年人的责任心 防御机制：替代，升华	以上所有材料（四岁以上），神话和传说，寓言，经典历史故事，文学，显微镜，望远镜，科学活动，手工爱好	同一性对角色混乱：寻找自我，希望以及失去自我的恐惧
青年						亲密对孤立：对他人的爱与依附，竞争与合作
中年						繁殖对停滞：生产力对照顾
晚年			大记号笔/铅笔，浓颜料			自我完整对失望：谴责与智慧

第一部分 防御机制和行为常模

治疗师在对有困难的来访者采取艺术治疗时不可忽视表2.3中的信息。在我对孩子、年轻人以及成年人的工作中,大多数我的来访者都存在发展的延迟。但是,在这种情况下,发展的延迟不意味着广泛性发展障碍的诊断或是智能的不足。而是只意味着三位理论家所假设的:即在每个发展阶段都必须找到冲突的解决之道,因为如果没有解决之道,就会发生固着,个体就会没有任何的能力或技术在环境中航行,于是未来的发展与整合就会受到妨碍。随着孩子逐渐长大,所有的延迟都会越加严重,而介入也就越发显得重要。于是在不同阶段选择恰当的媒介对治疗的成功来说十分必要。没有人会在介入酗酒的来访者时建议他们通过拜访当地的酒馆来建立新的人际关系,也没有人会对一名5岁的孩子或是在对以5岁孩子的发展水平做出反应的个体使用埃德加·爱伦·坡(Edgar Allan Poe)的故事进行治疗。

为了做出进一步的说明,下面四个部分将会讨论童话、神话以及文学作品的使用;收集的使用以及合适的媒介的使用。

曾经如此、曾经如此,然而,曾经并非如此

我们必须记住,个体按照时间计算的年龄和他的发展年龄可以有非常大的差异。于是,艺术治疗的使用,以及它所重视的象征、自由表达和言语与非言语沟通成分,这些都使它十分适合为所有的发展阶段提供解决问题的途径。另外,童话的使用帮助发展中的人格向世界延伸,帮助病人理解他们的感受并因此使他们脱离过去自我中心的思维风格,这一风格曾经一度是他们世界的特征。如果你回想埃里克森主动对内疚阶段,孩子在4岁时从自我中心的思考转向了有指向和有意图的思考。但是这一人格的发展仍然是不完善的,因为孩子倾向于根据行为之后的奖赏和惩罚来定义好与坏而不是根据行为违反规则的程度。这是由于批判性思考以及超我发展的缺乏,这些功能在4岁大时还没有发生。

于是,埃德加·爱伦·坡故事的使用,或是任何其他涉及逼真人物(相对比的是模糊的人物)的经典文学作品的使用,都不会让孩子(18个月到潜伏期)进

第二章 适应和整合

入到想象的世界,而是使他们束缚在现实中,并吓坏他们。而童话故事的人物,尽管被定义为典型人物,却完全不是平常的人物。他们住在城堡里,和动物说话,而动物也友善地回应他们;他们没有平常的名字,而是以他们在家庭或社会中的角色来称呼(如:继母、最小的孩子、父亲、猎人等)。童话故事常把最小的或"最简单"的孩子描述为英雄,他们最终战胜了奇怪的事物并在其他人失败的地方获得了成功。这些故事常关注孩子对父母和同胞关系的恐惧。这些斗争要么是孩子所熟悉的,要么就是和家庭的斗争等同的。于是,童话故事、寓言以及自然故事是孩子处于第 2 阶段时惯常使用的故事,正如孩子在 18 个月～3 岁大时,当心理连接开始形成并且语言得到了发展之时,押韵的童谣是他们阅读和想要听的惯常故事一样。

不幸的是,很多父母认为过去的童话故事,特别是格林兄弟的童话,对于小孩子来说太具攻击性。他们以成年人视角看待童话,而忘记了对于孩子来说,幻想是潜伏期的自我结构所制造的产品。他们玩玩具,而当没有玩具的时候,盒子被当作城堡,动物标本成为了贵族的坐骑。而如果没有这些,那么个体就通过想象来让空杯子里注满茶水,让空手握上宝剑。4 岁的孩子害怕黑暗、妖精和鬼怪。到 8 岁时,随着独立性的发展,他们开始害怕自己的弱小或是孤独。到了 9 岁,孩子开始渴望打破父母的控制,想要成为电影明星或是成功的运动员。唉,然后,到了 12 岁,想象就被遗弃了,象征丧失了,现实插了进来,个体进入了青春期(Sarnoff, 1974)。在所有这些阶段中,都包含有一些诗歌、童话、神话、传说以及文学作品,它们以隐蔽的形式来表达那些满载情感的前潜伏期的记忆。

正因为如此,我们才不应该对童话进行解释;来访者不需要讨论就可以理解它们对内心的意义。正如孩子可以在没有家庭保护的情况下走入世界一样——去学校,去过夜的派对以及其他类似的活动——童话故事不仅仅描述孤独的感觉,它还教导个体在战胜怪物和获取财富及爱情时所需的独立和自主。出于同样的原理,插图对于讲故事来说是障碍多于辅助。在讲故事的时候想象本身已经构造了图像,而艺术家的绘图只会成为干扰。假如父母、治疗师或老师有着难以忍受地想要对故事进行讨论的倾向时,那么他也要先让来访者把自己对故事的想象画出

第一部分 防御机制和行为常模

来。治疗师可以询问这些人物看起来如何并注意他们的描述中有什么变化的地方。这种非指导性的讨论可以带来很多的信息。任何读过这些故事的人都可以证明,很显然孩子会和故事中的人物建立联系,于是他们一再地要求听这些故事。父母无论如何提示都不能改变他们的意愿。此时,童话故事的简单、直接、勇气和价值突显出来。故事中的人物和事件不仅仅表现了内在的冲突,还消除了对未来的疑虑以及给未来以希望。

当我们审视孩子或发展延迟的成人的发展性需求时,考虑个体当前所具有的发展阶段十分重要。正如前面所讲,所讲的故事超出或不及个体的需要时将会导致糟糕的结果。因此,使用故事、传说、寓言时要量身定制,以便适应不断变化的需求和态度。比如童谣对于开始发展言语的孩子(皮亚杰的感知运动和前概念阶段)来说十分合适,他们会很喜欢这种象征性的和重复性的循环,并在其中学习。但是,对于一个正在学习处理复杂问题,以及正致力于社会参与的初期阶段的人来说(皮亚杰的直觉思维阶段和具体运算的早期阶段),幼教的童谣则会显得孩子气。

在我列举一些更著名的童话之前,先对以下问题进行概述很重要。首先,那些最能够触及孩子以及成人的发展需求的故事是那些没有被冲淡的故事。故事必须忠于其来源,并没有进行过浓缩。卡洛·科洛迪的"匹诺曹历险记"(*The Adventures of Pinocchio*)就是一个例子,它在后期被改编成名为"匹诺曹"的动画片和书。这一由迪士尼公司重述的版本虽然广受观众喜爱,但是故事却不是被删减了就是被淡化了。于是,内在的冲突失去了它的重要意义。这一版本与原版有太大的差异,以至于我只能推荐读者自己去比较两个版本的差异(特别是开头和结尾),从而理解通过原版可以获得什么发展的经验,而在后面重述的版本中又失去了什么发展的经验。

第二个问题是关于格林兄弟的。他们最初的意愿并不是要出版给孩子们看的故事集,而是为了科学的目的而记录一套德国的传说。但随着时间的行进,他们原本的标题《家庭故事》被编辑们改为《童话》(Untermeyer & Untermeyer, 1962)。这些故事被许多人一再重复讲述,它们被人们缩短、改变,但是仍然能

第二章 适应和整合

够找到与原版最接近的版本。

最后，在童话、神话、传说和寓言之间有着明显的区别。用弗洛伊德的术语说，童话描述了自我的统合，它让本我的愿望得到了升华。寓言比童话更加具有道德性，并指向了超我的发展及问题的解决。而神话让读者直接面对相互冲突的内在倾向，它们对于建构超我是有益的。但是，它们悲观主义的特性却无法让人格受益。在我们考虑对不同治疗材料的使用时(表2.3)，这些区别也是需要考虑的必要部分。

在我们讨论所选的故事之前，重要的是临床医生要理解，当我们想要通过读一个童话来帮助发展的时候，应选择来自于格林兄弟的故事原版，因为这些故事的其他版本都被过度地凝缩了，以至于象征、挣扎和困难都被忽视了。然而，这挣扎需要被保留，因为如果没有了众多意料之外的、且常常是必要的障碍，又有谁会为了成功而使出必要的持久的努力呢？

当你提到表2.3中所标识的"治疗材料"时，你会发现在第18个月时建议的故事为童谣和自然故事。选择这些是因为要考虑到发展中的孩子对其周围环境的意识水平，以及适应他们在理解语言早期所面临的挣扎。于是，苏斯博士的童谣可以通过重复及幽默来保持住孩子的幻想。当成长中的孩子开始关注千变万化的世界，同时开始渴求以及经常去要求对世界的解释时，自然故事（2岁以上）开始受到欢迎。这些教导性的故事让孩子的内在生命变得深远而广阔，它们唤醒了惊奇的感觉，并且为道德推力提供了基础。一个特别有效的故事叫做"玛莎祖母"(*Grandmother Marta*)（Souby，1990），讲的是关于两个女孩的故事。年长的那个（是一个富有的女人唯一的亲生女儿）孩子被宠坏了，年轻的那个女孩是她们的女仆。当女仆从井里面取水时，她遇到了正在窃窃私语的十二月神灵，因为她心地纯净友爱，玛莎祖母赐福于她。于是，每当这小女孩说话的时候，都会有金币从她口中掉出来。富女人看到了之后，就把独生女派去，也想获得同样的祝福，但是，由于这年长的女孩子心地满是邪恶，那些季节之神灵们给予她的"祝福"是，每当她说话，嘴里就会掉出蛇和蜥蜴。当富女人得知自己女儿的遭遇之后，她就把女佣赶走了，而女佣也正好在这时找到了爱情，并嫁给了一个王子。

第一部分　防御机制和行为常模

这一自然故事的在道德上指向的是爱和亲密：年长的孩子（及其母亲）对他人的温暖和爱意不敏感，这引发的只有孤立和痛苦（参见埃里克森亲密对孤立阶段），而那些敞开心扉的个体则可以寻找到财富和亲密。有什么孩子不会在想象中进入故事的角色并且把握住其中关于人类经验的基本真理呢？如此，所有好的故事都可以为我们的成长提供原料。我们还可以继续讨论格林兄弟所记载的一个故事"汉斯和格莱泰"（Untermeyer & Untermeyer，1962），这一故事围绕着分离的焦虑，叙述的是孩子想要继续紧握住父母的极度渴望。这一故事对于需要独立和自主的人来说很有效。读者可能还记得，故事中，两个孩子被父母带入森林（因为家里没有食物而被遗弃），但是由于汉斯的聪明才智他们找到了回家的路（他用小石子在路上做了记号）。不久，食物又不够了，孩子们又被送到了黑森林的最深处（未知的世界）；但是，这一次孩子们没有做出很好的计划，因为汉斯这次没有拿石子做回家路线的记号（使用了否定和退行），而是用了面包屑。鸟儿把面包屑都吃掉了，孩子没办法再次回到家中，他们仍维持在退行的状态，并把姜饼屋吃了（早期的口唇期阶段和贪婪）。开始，他们把房子里住着的女人当作是让人喜爱的母亲人物，但很快，她为了施巫术而像他们的父母一样捉弄和欺骗他们。于是很显然，持续的退行和否认必须要由才智和成熟所替代。结果，格莱特骗过了女巫，解救了汉斯，并获得了女巫的珠宝。孩子们用他们新获得的智慧回到了家中，他们战胜了邪恶的世界，不再是家庭的负担。

于是，这个故事所讲的是对口腔焦虑的处理，对渴求的升华，利用智慧而不是单凭主观愿望的空想，主动，以及与他人的合作——所有这些都是在做出的准备，让他们能够在新获得的成熟中幸福生活（Bettelheim，1977）。

我将提到的最后一个故事是"灰姑娘"。这一故事影响的是6～10岁的孩子，所讲的是兄弟姐妹竞争中的主要内容：痛苦和希望。假如我们通过埃里克森心理发展阶段来分析这个故事，那么我们就可以看到灰姑娘通过与她生母——好母亲的经验建立了信任的阶段。在她生母死后，温柔虔诚的她接受了自己在家庭中作为被欺负的仆人的新角色（通过自我控制和意志力量获得自主）。当她父亲因事离开时，她要求他回家时带回触碰他帽子的第一条嫩枝，他带回了榛木的枝条（象

第二章 适应和整合

征着保护自身免受邪恶和蛇的侵害），灰姑娘把它种在了母亲的坟墓上，用自己的眼泪和情感来培育它（主动，目标与意志）。榛木变成了一棵美丽的树，灰姑娘每天去看它三次，它很快成为了白鸽（象征率直与纯净）的家，鸽子满足了她诚挚的愿望。很快，有一个舞会宣布要举行，年轻的女仆决定要去参加，但为了要去参加舞会，她必须要完成许多繁重的工作（有条理和技能的有组织的劳动）。在舞会上（活动范围扩大到更大的社会），王子注意到了她，而且只关注了她一个人。第二次和第三次的舞会，王子等待着她回来，而每一次，都在他还不知道她的住处以及她是谁的时候，灰姑娘就逃离了舞会。在第三次的时候，王子找到了她的鞋子，之后，他迅速地去寻找鞋的主人。在灰姑娘家中，她继母的女儿为了要骗王子自己是鞋的主人，削去一个脚趾和一片脚后跟，以便穿得下鞋子；然而，两只栖息在美丽的树上的鸽子透露了这个诡计。最后，王子不顾继母的恳求，坚持见灰姑娘来做最后的尝试。于是，灰姑娘本人（一致性）被接纳，他不顾她的外表，接受她成为他真正的新娘，他们结婚了（亲密），而继母的女儿们却因为她们的欺骗与邪恶而被鸽子啄瞎了眼睛（象征她们由于自身的情感和仇恨而盲目度过一生）。

这里每个故事都可以从多个水平进行讨论。从"汉斯和格莱泰"故事中那个显露出软弱的意志力和自私的渴望（羞耻与疑惑）的父亲，到"灰姑娘"中继母所受的痛苦，均是分析的角度，这些故事依赖它们意义的层面，这样孩子就可以通过它们自己找到答案，用以解决内在的冲突。但是，我们仍然要继续重复的是，成人和孩子在看待故事中的暴力成分时，视角是不同的。当继母的女儿的眼睛被鸽子啄出来时，大人看到的是过度的惩罚，而使用夸张思维的孩子则认为，受到惩罚的人必然是做了很可怕的事情才会受到这样的惩罚，于是他们才可以通过观察别人来获得无意识的学习。

相反，神话和寓言则是通过表现孩子永远也无法赶上的超人的成就来处理困难。不同的是，青少年孩子需要的是一些可以给予自身奖励，提供乐观的态度，以及一个统一的人格的象征。因此，对于度过了潜伏期的孩子（11岁及以上），神话变得重要。随着形式运算阶段的到来，他们所探求的是关于自我的找寻；他们活动的范围扩展到更大的世界,用批判的眼睛看待周围的环境。我们会希望他们内在存有对未来发展的积极展望。这是超我发展的时期,这一时期,神话、历史故事和经典文学开始具有了生气。那些简单的名字或按照称谓的命名(继母,父亲,猎户)等不复存在了;取而代之的是神话所讲述的特殊的人物,他们有着特殊的名字和家庭历史,于是,童话故事的不变模式被放弃了。

表 2.4 帮助发展的故事

主题	建议的故事
愤怒的情感	刺猬汉斯,七只乌鸦,吉尔伽美什史诗
放弃依赖性的依恋	小红帽,汉斯和格莱特
小成就产生的惊讶	靴子里的猫,金鹅
人格整合的达成	女王蜂,三种语言,三片羽毛,孪生兄弟,一千零一夜,匹诺曹,吉尔伽美什史诗
自主性	放鹅姑娘,杰克与魔豆
潦倒落魄	灰姑娘,丑小鸭
问题解决	勇敢的小裁缝,珀尔修斯
自负	皇帝的新衣,回声与水仙花

于是,作为治疗计划的一部分,治疗师不可以忽视故事在治疗时间中的使用。假如你已经正确地对发展阶段做出评估,那么来访者就会对那些永恒的、能够温柔地与内在挣扎谈话的故事着迷(无论年龄如何)。我喜欢通过选择那些适合来访者需求的故事来利用童话、神话及传说中的隐喻。我一次又一次地在读故事的时候停顿下来,指导参与者或是小组成员把他们所看到的画出来。把主角(主要的人物)、家庭成员、有帮助的或和善的人物、敌人(邪恶的人物或障碍)以及故事的结局(每个故事的最后一段)画出来很重要。另外,故事的转化(重复的语句,旅程或探索)以及主角和敌人之间的任何互动都是绘画的好主题。这一技术可以对任何能促进来访者进步的故事使用,也可以使用任何的媒介(如:黏土,

第二章 适应和整合

水彩，立体的盒子，手工材料）。

总之，故事是艺术的作品。无论是寓言、神话或童话，这些故事都可以触碰到灵魂，并和我们的无意识思想、需要和渴求说话。它们提供了新的观念，通过它们可以获得一条成长之路。

在表 2.4 中列出了帮助发展的故事的例子。

另外，表 2.5 提供的是靠集体知识来帮助发展的神话的例子。

表 2.5 帮助发展的神话

关注的内容	神话
不自私，敬意	普罗米修斯
通奸，家庭技能失调	宙斯与赫拉，爱神阿佛洛狄忒与火神赫淮斯托斯
哀伤，受苦，丧失	农神得墨忒耳，酒神狄俄尼索斯
浪漫与爱情	维纳斯和阿多尼斯，皮拉摩斯与提斯柏，奥菲斯
报仇，欺骗	潘多拉的宝盒
野心带来毁灭	杰森，忒修斯
傲慢引发灾难	米诺斯
为个人的荣耀和声誉而战	阿奇里斯
自我内部的战斗	荷马史诗，亚瑟王
探索中的英雄	吉尔伽美什史诗，悉达多
和怪物、野兽战斗	贝奥武夫，伯洛尔芬，赫尔格里士，珀尔修斯

收 集

随着孩子逐渐步入皮亚杰的具体运算阶段，收集物品开始变得重要。在表 2.3 中，我们可以看到，孩子到了差不多 7 岁时开始不仅仅对周围事物感兴趣，而且还想要获得它们。于是，他们开始收集物品，这些随意收集的杂物最后被摆放在

第一部分 防御机制和行为常模

一个口袋里、抽屉里或是房间的地板上。孩子一直到了 10 岁，收集才会变得更为重要。但此时，这些被当作珍藏的物品仍然没有被分类，也没有做出要展示它们的准备：10 岁的孩子只是不断地想要得到，而不注重选择。然而，随着孩子人际技巧的提高（11 岁），物品交换变成了中心，同时选择性的需要也变得重要。到了 12 岁，收集开始变得更有意义，孩子常花时间来谈论并观看他们的收获物。一旦到了 13 岁，孩子便不再迷恋收集（Gesell, Ilg, & Ames, 1956）。

对于每一位治疗师来说，了解并理解这些发展阶段都十分重要，因为它们是很有效的干预工具。收集的动力来自于潜伏期中期及晚期（大约 8~12 岁）的心理结构，而这一结构的损伤则可能在个体任何年龄段再以各种伪装出现。比如，一些来访者冲动、具破坏性、喜欢打架，同时完全没有体现出存在任何约束的机制，这些来访者所表现的不仅仅是过度兴奋，同时还表现了这一必要的发展阶段所受的损伤。这一时刻，可以引导来访者谈论处于创伤根部的问题的交流性的治疗，可以超越个体的能力，同时它不仅可以显露出治疗的阻抗，还可以显露出发展阶段的固着。有一个简单的方法来辨认来访者（任何年龄）是否由于象征功能的失效而无法顺利度过潜伏期，那就是让他们讲述自己喜欢的电影、书或电视节目中的情结。假如来访者成功驶出了潜伏期，那么他们就会讨论所选择的媒体节目中那些人际的细节。然而，假如来访者讲述的是情结中激动的事情、声响或是关于最高权利的战斗，那么就一定存在损伤（Sarnoff, 1987）。这时，收集变得重要。把事物集到一起的行动不仅仅有益于约束力的增加，它还是一种促进分享的隐喻（见埃里克森一致性对角色混乱阶段）。一旦治疗师明确了有困难的来访者的发展阶段，就可以根据表 2.3 中的列表来选择治疗材料。假如治疗师精通不同种类的收集以及它们相对应的年龄，那么他们就可以在办公室中储备各种物件，这不仅仅是为了激起来访者的兴趣，还可以帮助来访者进步。

所以，最好手头上保存一些连环画、交换卡片、娃娃、小模型、贴纸、玻璃珠或盒子可以让来访者组合、安排和归类。塑料模型也可以替代收集来达到同样的目的。但是，调整模型的类型很重要。在潜伏期早期的来访者不适合于完成一个关于想象事物的模型。应该给这样的来访者基于现实的事物的模型（汽车、飞机、轮船等等），以便帮助他们进入潜伏期晚期（青春期早期）。如果空间不允许，那么治疗师可以布置一些与分类和组织需求相关的家庭作业。

可以看一下下面这个例子，这是一位严重损伤的成年男性精神分裂患者，有偷窃、囤积的倾向，会把很多卷卫生纸冲下马桶，他在一次小组治疗中完成了图2.35。

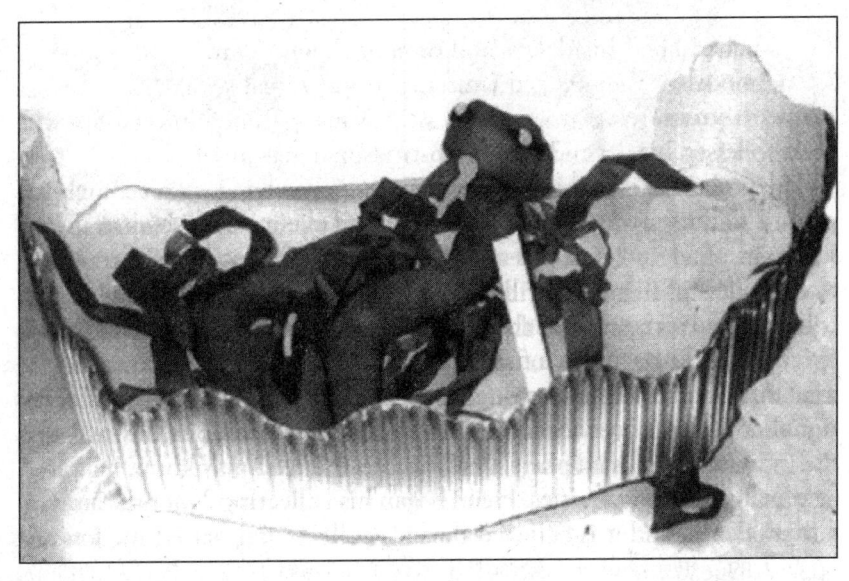

图 2.35　蛇

当讨论到蛇的时候，他说："我选择蛇是因为它们喜欢偷窃和吃东西。我也有个爱好——偷窃。"这一口头的陈述与他对厕所的倾向相呼应，二者一起指出了他精神不稳定的肛门期发展阶段（保留与占有）。

而当这位病人稳定的时候，他的艺术以及他妄想的系统都集中在超级英雄和部队服役之上。图2.36是这位病人的一幅绘画的例子，来自于使用8CRT（八张卡片重复绘画测试）进行评估的一次艺术治疗。

第一部分 防御机制和行为策略

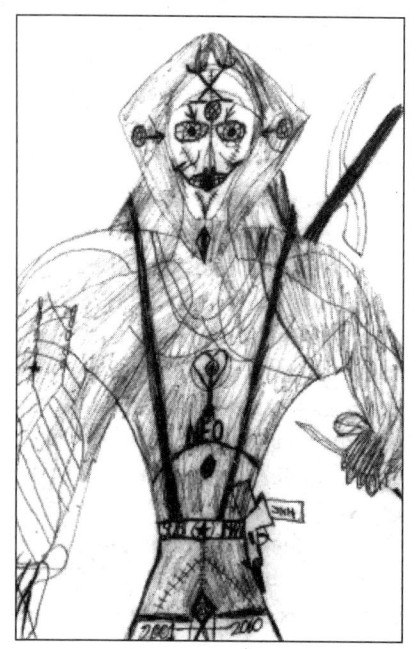 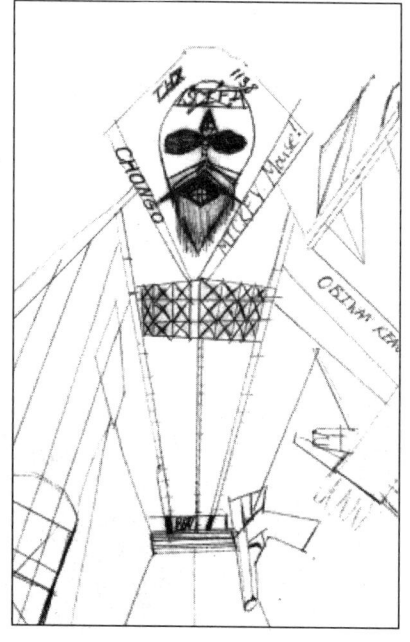

图 2.36 超级英雄

在病人的妄想系统以外，绘画中还体现了所收藏的武器，极详尽的细节，关注的是行动而不是互动，这些都说明存在潜伏期顺应的失败。鉴于来访者在药物治疗之下处于稳定的状态，现在是时候开始展开针对他的发展延迟以及提高自主性的治疗计划了。于是，我们开始使用塑料模型（在个体治疗最开始时使用），这可以为他提供具有结构性的游戏，之后，他被分配到同龄人组成的小组中，以减轻他对机构中职员们的依赖。

收集、组织和分类的过程对于成长中的个体或是发展延迟的来访者来说都十分重要，因为它可以引导个体进入接下来的青春期。在关于收集的内容的最后，我想说，大部分读者在生活中都认识一些热情的收集者，于是这证明，收集不仅仅是孩子气的活动。相反，它可以提供关于力量的基本感觉。拥有"全部"的某类物品，以及有能力以自己愿意的任何风格去管理和组织，这些为个体提供了一

第二章　适应和整合

个特殊的空间。弗洛伊德的追随者可能知道，他是一位热情的古董收集者。弗洛伊德在他父亲去世后两个月开始收集，从某种程度上来说，他的收集减轻了那些让他难以承受的丧失和哀伤感。在他生命结束的时候，这些模型雕塑排列在他的书桌上，像是听众一般（Gamwell & Wells, 1989），提供了一种非常需要的安慰和平静感，和潜伏期中所发生的一样。

总　结

我们曾以一系列的问题来开始这一章：来访者当前的困难是由于人格功能的问题吗？是发展的延迟吗？是发展过程的障碍吗？是正常的回归式的发展模式吗？是不断变化的身份造成的吗？是发展的固着吗？依赖的反应？还是退行？

在这一章结束的时候，我们必须要说明，这些问题的答案最应该取决于来访者自己，因为人格的功能并不依赖于某一个理论、某一个信仰或某一种治疗的介入。作为人类，我们是复杂的生物，因为我们不再是10年前的自己，10年后我们的生活也不会没有改变。于是，关于发展常模的基本认识可以帮助治疗师洞悉那些会在人生任何时期围攻来访者的复杂问题。这本书仅仅提到了众多研究者中的三位理论家，因为他们的模型对于有困难的来访者的评估是有用的。最后，治疗师需要寻找那些需要被控制的反复出现的行为。来访者生活故事中反复出现的行为；他们在治疗之外的行为；他们的自我概念、恐惧和防御；当然还有他们艺术作品中固有的象征，这些被我称为象征性的丰富观点。

我们可以回顾图2.35和图2.36，以此为例来说明我们该如何应用这些信息。这是一位退行性精神分裂的病人，他有偷窃的倾向，会把很多卷纸冲下马桶，还把找到的物件囤积起来。所有这些信息都是由职员们提供的，这些习惯肯定在来访者生活的宿舍中会引起争执。

因此，如果我们看表2.3，即使在和来访者交谈之前，我们也可以假设他固着在了肛门期的发展阶段，这一阶段对应了皮亚杰的象征性游戏阶段以及埃里克森的自主对羞耻和疑虑的阶段。对这一看法的坚持还与表2.2有关，表2.2显示，

第一部分 防御机制和行为常模

来访者肛门期（2.5岁）的表现和11岁时的表现十分相似，此时，孩子在努力应对掌控感以及自身局限性时，行为开始恶化。当我和这位来访者见面时，他画了一条蛇（图2.35）并说："我选择了蛇因为它们喜欢偷窃和吃东西。我也有个爱好——偷窃。"这一口头的叙述（尽管听起来似乎有些口腔并入需要的味道）结合他在厕所方面的倾向性让我相信，除了在肛门期的固着以外，他囤积的习惯很可能是与他收集的需求结合在一起的。这一假设还与11岁（正如表2.2所指出的）的特征一致；但是，这一来访者的收集是无组织的，主要是专注在数量的积累之上。于是，在制定治疗计划的时候，把他定位在11岁很重要（例如提高他的选择性）。

Arieti（1955）列出了精神分裂症发展的四个阶段。在第三阶段，他不仅仅讨论了囤积的问题，还指出存在症状的缺失，此时病人学会了隐藏他的幻想和妄想，如果仅仅在表面上如此就好了。他说：

> 精神分裂症患者看起来是通过囤积来实现占有的；他所收集的物品没有固有的价值，它们的价值仅仅在于它们可以被病人所占有。病人看起来就像是有一种纳入它们的渴望，让它们成为自己的一部分……另外，这一倾向性是后期精神分裂性退行的一个非特异性的表现。

在图2.36中，我从八幅图中挑出了两幅，来显示病人持续的收集需求（比如：典型的特征是细节和武器的增多）。此时，病人在越发明显地"令人惊愕"地收藏和占有。我们再来看表2.3，这位退行的来访者至少相当于皮亚杰的直觉思维时期（5～7岁），这一年龄的个体还无法接受延迟的满足，因为害怕永远不会再获得满足的机会（于是偷窃）。当制定治疗计划的时候，所选择的发展阶段应符合来访者的水平并稍微比他的发展水平高出一点，以鼓励进一步的发展性成长。于是，对于这位来访者，治疗师选择了6～12岁：潜伏期阶段（弗洛伊德），具体运算（皮亚杰）和勤奋对自卑（埃里克森）。如表2.3所示，最合适的治疗材料全都指向收集和组织，于是为来访者提供了他所选择的材料（塑料模型）。

第二章 适应和整合

最重要的是来访者和其他人一起完成治疗计划（以便提高社会参与和活动性），同时治疗师要坚持及时地做出表态（从而回避来访者总觉得只有一次机会以及增进信任）。但是，我们并不仅仅是为来访者提供一系列的模型：他必须要通过一个象征性的经济模型来赚得它们，并且在他的思维中还要考虑到预算。因此，当他作为固着的部分想要"纳入"，以及他要占有的需要想要去收集的时候，他就要按照预设的精进的以及生产性的方式来收集和占有。

最后，当应用这一章所列出的步骤时，治疗师的治疗计划可以不仅仅依据关于来访者的知识（他们的需求、恐惧和防御），还可以依据广泛的研究者、治疗师和理论家们的已有文献所提供的知识。这一过程也不仅仅是一成不变的，也可以允许聚焦于某个问题的治疗介入。

最后，皮亚杰相信个体必须能够征服每一时期所发生的冲突，才能够为接下来的成长和整合做好准备。"因此，人类发展（人类的学习）既不是完全社会的，也不是完全内在成熟的；发展是从个体自己的经验和他们的生活模式中演变而来的（Maier，1978）。"

正是这一生活模式为我们提供了自我概念、身份、能力和价值。

第二部分

解读线条画

第三章

对艺术的诠释

如果我们相信经历决定了自我概念,而这一自我概念又决定了我们的成长和完整性,那么治疗师该如何开发这一与自我有关的感觉呢?它就犹如空气一般,无所不在地存在于我们内部,随着时间推移时而变好,时而变坏,它包含了我们的焦虑、快乐、责任、乐趣和恐惧。

我们该如何才能冲破那保护我们免受心灵痛苦的坚实防御,并让观念的原貌得以显现呢?

答案是通过艺术。

艺术不会审查和扭曲。相反,它允许自由的释放。在艺术使用的过程中,人们放弃了用一生小心发展而来的伪装性语言,在艺术的空间里,心灵被投射到白纸上——这不仅仅是个体自我概念的反映,还是个体对他人的概念的反映。我们看到的是我们自己对自身及环境的投射,这是来自于我们自身的视角所看到的,它不会受到来自外部的主观材料影响。这就是艺术的力量。

投射测验长期受到各种诽谤,我们会在这一章的后面回顾相关的文献。但是,

第二部分 解读线条画

我相信尽管艺术的无意识本质的确让与之相关的研究变得困难，但是却不能说这些研究是完全不可能进行的。

于是，我们这一章将专注于关于人格分析的投射方法，并重点介绍三种技术：画人测验（DAP）、房—树—人测验（H-T-P）及8张卡片重复绘画测验（8CRT）。我选择前两种方法是因为它们在艺术投射测验中最常用。我选择8CRT是因为在我自己对有困难的来访者的工作中，这一测验工具对于人格失调的评估被证明是必不可少的。

艺术投射测验的历史可以追溯到Florence Goodenough所写的《绘画智力测验》（*Measurement of Intelligence*）（1926）。Goodenough这一开创性的作品关注的是用人物画进行智力（IQ）的测量。然而，随着时间的推移，"人们发现，经过对个体绘画的仔细研究，常发现一些和主体智力水平不相关的、丰富的临床材料（Machover，1949）。"在这一发现之后，画人测验技术（DAP）就被发展为一种基础的技术，它把人物身体看做是自我表现的媒介，于是可以作为人格的分析。Machover曾写到："在很大部分的来访者中，确实可以用绘画对主体的情感、性心理成熟、他的焦虑、自责、敌意以及许多其他的特质进行准确的判断。"

在20世纪40年代的中后期，John Buck把房和树加入了已有的DAP测验，并把它称为房—树—人（HTP）测验。他加入这些项目是出于三个原因：(1) 这些项目即使对于很小的孩子都是熟悉的；(2) 他发现这些项目作为绘画的客体比其他所可能选择的项目更容易被各年龄的主体接受；(3) 它们比其他绘画项目更可以激发率直和自由的言语表达（Buck，1948）。

Buck相信他的方法可以对个体的绘画进行既定量又定性的分析。在Buck发表HTP测验之后的几年，Leopold Caligor发展了8CRT测验，他希望可以通过使用连续的绘画（内容）来达到量化的分析，而不是仅仅依靠细节来进行评估。最终的8CRT包含了"8幅相关联的绘画，每一幅都是由前面的一幅直接发展而来的。（使用了透明的纸张，这样被试在基于前一幅图作画时就可以同时也看到之前所画的图。）这样就可以在连续的绘画中看到变化"（Caligor,1953）。可惜的是，这一艺术测验从来没有流行起来；相反，它让路给了其他的投射测验。

第三章 对艺术的诠释

还有其他的艺术测验，包括动态家庭绘画（Burns & Kaufman，1972b）把行动加入了家庭绘画之中，尽管我们这本书里没有全面的介绍。随后，Burns（1987）也把动态成分扩展到房—树—人测验之中，并最终于20世纪80年代末制造了动态—房—树—人测验。

尽管我们已经描述到的技术使用了不同的绘画指令和诠释方法，但它们都有一个很重要的共同之处：它们都是对一套普遍的象征和隐喻系统进行的解释。当我们从言语和非言语的层面对这些意象进行诠释时，它们就把治疗师引向了直觉的功能。

然而，这一直觉的功能却让那些想要通过严格遵守正式的评分系统来实现艺术人格分析的研究者迷惑。从20世纪50年代末到今天，仍然一直存在着无数的批评，这些批评不仅仅指向投射性绘画，还指向罗夏墨迹测验和主题统觉测验，这里只举少数例子（Seitz，2002）。

在《投射技术手册》（*The Clinical Application of Projective Drawings*）中，Clifford Swensen（1965）列出了许多关于Machover的DAP技术的有效性检验的研究。通过对这些测验的回顾，他发现，没有足够的证据说明DAP可以作为单独使用的测验在临床上使用，它需要伴随其他诊断方式，作为一套诊断工具的一部分来使用。Swensen的文献综述中发现了关于效度和信度的缺乏，这并不让人吃惊，正如他接下来提到的：

> 读者必须清楚，这篇文章所回顾的研究中，只有很少的研究是专门被设计来检验Machover的特定假设的。比起那些意图要评估个人化的DAP笔迹的意义的研究，评估关于DAP的笔迹模式的意义的研究要更有前途。

Swensen找到的一个有研究前途的测验是8CRT。这一测验是被设计来对个体伪装的人格层面进行揭示的，Caligor对此进行了三项研究：第一项在1951年，用以确定个体关于自身男性化和女性化认同的无意识观念，结果与主题统觉测验

第二部分 解读线条画

和明尼苏达多相人格测验（MMPI）进行了比较。1952年，他进行了用8CRT来检测偏执倾向的研究探索，在之后一年，他又创造了一个多项检查列表，希望藉此来发展一个用于他的8CRT评估的更为客观和量化的方法（Caligor, 1952）。然而，我们知道，Caligor的8CRT被忘却了，仅有这一技术的创始人自己对它进行了研究。

在Hammer所写的《投射绘画的临床应用》（*The Clinical Application of Projective Drawings*）（1958）整本书中，他回顾了许多艺术投射测验的大量研究，同时他总结了那些想要使这些测验有效的研究者所面临的困难，内容如下：

> 投射性的数据是多种变量的产物。在传统的科学研究中，一个变量要被分离出来并进行探索。这在投射测验中本质上是不可能的，因为投射测验中的反应具有许多可能的来源。这些反应不仅仅与感知有关，即使是这一感知也受到多种变量的作用，还与反应的过程也有关联。

不久前，Zoltan Vass（2002）发展了一种由计算机协助的筛查程序，用于动态家庭绘画（KFD）投射测验。这一方法使用了计算机的运算来评估外形和结构性的图画特征。Vass这样说：

> 从形态—结构化的观点来看，这一研究中所描述的方法符合最为严格的方法上的要求（比如：Swensen, 1957, 1968, 1977; Roback, 1968; Kahill, 1984），这些至今都是投射绘画中最关键的地方。作为一种解决问题的、新的、特别的方法，它受到了积极的评论。

最后，大部分应用于艺术投射测验的正式研究要么就是依赖于常规的评分技术，忽视被试自己的言语解释以及在测验过程中的言语表现；要么这些研究就是专注于验证与某些人格指标相关的假设。前者坚持严格的评分技术，其数据结果显示缺乏信度和效度的支持。后者选择了与人格、病理学以及自我意象（只举少数例子）相关的主题进行了探索，这些研究具有单一的风格，其数据得到了支持（Hammer，1958）。

于是，我们必须使用综合的方法来进行解释，其中应包含以下成分：标准化的设备和指导语，绘画评估要考虑到发展性的问题；结构和形态方面的解释；对象征的翻译以及象征性的丰富印象；被试对艺术作品的自由联想；以及在临床面谈时收集到的信息。正如 DiLeo（1983）所说的："绘画是个人化的表达，所以它的意义也是个人化的意义。"所以，要把被试基于自身对作品的理解而做出的说明和普遍象征意义的解释结合起来，分析才会取得最佳的效果。

一幅画胜过千言万语

在我们准备要进入这一章所介绍的三种投射技术之前，重要的是，我们要知道投射测验的核心是投射的过程。如果没有这个核心的信念，没有投射测验可以经得起批判。

Laughlin（1970）这样定义投射："投射是一种自我防御，或是一种在意识外部以及超出意识而运作的心理机制，通过这一机制，被意识所否认的那些自我层面被拒绝或否认，并被投掷到外部，转嫁给他人。"然而，正是这些内在的想法，这些难以忍受的愿望和感受赋予了外部的表现。总之，投射提供了保护。

此外，我还想介绍另一个概念——象征性的丰富映象。在《日常生活中的心理病理学》（*The Psychopathology of Everyday Life*）中，弗洛伊德（1972）讨论了记忆和遗忘的现象，特别强调了被遗忘的材料和口误。他不相信这些现象的出现是偶然的；相反，他认为这些现象揭示了个体内在的冲突。同样的，象征性的丰富映象，可以根据特定符号和隐喻在艺术作品中的重复性模式来识别，它们充满了意义，同时，当被整体应用的时候，可以为治疗师指出心灵中小心隐藏着的感受。

当治疗师将象征性的丰富映象和投射测验结合在一起使用时，他们就可以形成一个关于来访者的感受、态度和自我概念的清晰画面，这一画面可以为曾经的

第二部分 解读线条画

阴影带来光明。这样，那些曾经以强迫的方式重复，却仍无法获得掌控的压抑的材料，通过投射艺术测验得到了安全的、无意识的表达。Whitmont（1969）恰当地提出："作为……典型的人类特质的群聚，任何个体所压抑或缺乏的对个体发展至关重要的方面，都会或早或晚地让自己被感受到。"

在引言和第一章中的任何一幅图画都是压抑性重复的例子。这让读者有机会发现我们多么频繁地重复那些对我们重要的东西。无论是通过语言——以要求、评论和疑问的方式来传达——还是通过表达性治疗的使用来传达，问题都不在于象征是否存在，而是在于我们是否倾听。

对于任何表达性治疗来说，纯粹的理论都无法替代应用上的熟练。正因如此，我在引言中让读者完成了两幅绘画，并在纸上回答一系列的问题。如果完成了绘画的指引，请把你的绘画拿出来。如果你没有做，那么或者现在来完成，或者使用我接下来提供的图画来作为指导。

我在序言中所布置的作业是 DAP 投射测验的一个自由改变的版本。Goodenough（1926）最早设计的、最原版的测验形式是和智力有关的测验，绘画中附加的和遗漏的部分都联系着"分数"。解释者通过计算这些分数来估计智商。Machover（1949）扩展了这个测验，她想要把它变成人格的分析方法。因此，在要求来访者画完第一幅的人物绘画，并再画一个异性的人物之后，她还让来访者回答一系列的 48 个问题。这些问题是设计来"引导出来访者对自己和他人的态度"的（Machover）。它们包括一些温和的问题范围（"他们在做什么？""他们的年龄？"）到一些隐私的问题（"他们多久手淫一次？""他们第一次性经验是在什么时候？"）。

我所使用的方式中常常把 48 个问题替换为这样的指导语："和我谈谈这个人物"，或是使用这样的提问："在画画的时候你在想什么？"尽管我的方法更加简短，但我仍发现它和 Machover 以及其他人的方式之间在形态和结构方面的解释是存在一定的一致性的。

为了便于解释，我把绘画测验分成了三个方面：（1）结构和量化分析，这些是绘画的设计方面（如：尺寸、布局、线条特征、阴影、色彩和整体印象）；（2）形

第三章 对艺术的诠释

态和定性分析，这联系的是在文献和研究中提到的象征和隐喻的识别；(3) 在绘画完成后来访者或被试根据要求所作的自由联想和言语陈述。

从结构的角度分析，你需要记录以下信息（在附录 A 中有详细解释）：

1. 绘画的尺寸
2. 布局
3. 细节或强化
4. 线条特征
5. 阴影的描绘
6. 色彩的使用（假如不是只给了来访者一个色彩）
7. 整体印象（从观看者的角度）

图 3.1 为我们提供了一个关于重要的量化细节的便捷参考。你会发现图 3.1 被分成了三个部分：尺寸、布局和阴影。当评估绘画时，我们应该先进行结构角度的分析。这会让治疗师看到来访者与其环境关系的概貌。此外，无论使用了什么投射测验，绘画的结构方面和对应的解释方式都是共通的。

图 3.1 中，上面的绘画（由一个人完成的两幅 DAP 测验）表现的不仅仅是尺寸，还有纸张的切割（绘画项目的一部分被"切割"掉了，或是超出了纸张的范围）。Hammer（1958）曾表示，完整的人物绘画平均起来"大约 18 厘米长，或是占可用纸张的三分之二"。在这里的例子中，所画的男性（Marley）被纸张切割了一部分，而假如我们仍然度量他剩下部分的身长，大概可以测到 30 厘米的长度，而所画的女性（Sharna）则是 18 厘米长。假如我们像 Hammer 一样，认为绘画的尺寸与来访者和其环境的关系有关，那么这种尺寸上的明显差异则显示环境中的进攻感和扩张感（男性），外加对女性的奉承或谴责。然而，这幅画中还包括男性的腿和脚的切割，这表达了"在环境中无法变动的无助感"（Buck, 1948），于是，从纯粹结构的角度来看，此处的进攻感提示存在男性化方面的无能。

第二部分 解读线条画

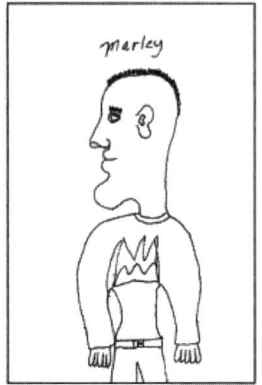
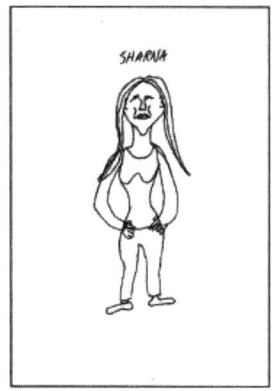
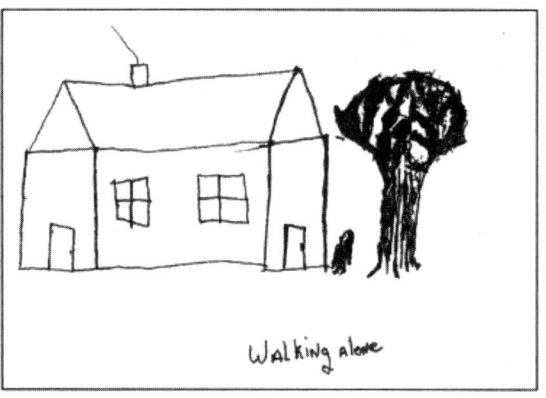
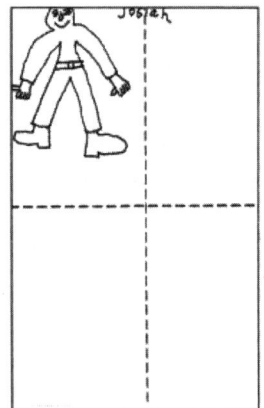
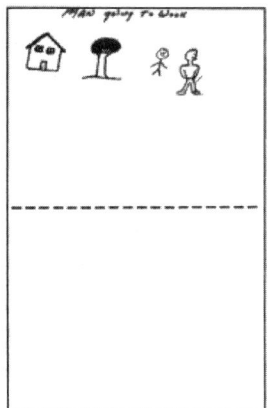

图 3.1 从结构的角度分析

第三章 对艺术的诠释

中间的图中，来访者把进攻性的色彩使用和一种不健康的模式性的阴影使用结合在了一起。在他的 HTP 绘画的每一个特定部分（树皮，树冠，人物的身体）中，他都用这种风格来处理，因此，我们可以诠释说这已经侵害到了来访者自身的每个方面。Machover（1949）曾说，模式化了的或程式化了的阴影画法"其作用是进行理智化，以降低特定领域的冲突所带来的打击"。因此，把对笔迹的结构分析和形态评价结合可以帮助治疗师进一步明确来访者与环境的关系，以及来访者的人格构成／整合。

图 3.1 底端的绘画分别由两名不同的个体完成。左边的是 DAP 测验的半部分，右边的是一幅完整的 HTP。此处加入了虚线，用以把纸张在水平和垂直方向进行了划分（在 DAP 中），或是在 HTP 的水平方向进行了区分，以便对布局进行讨论。让我们先来看左下角的图，人物被布置在纸张的左上角（来访者所画的女性也在这个位置，这里没有把图给出）。这种布局常在小学生那里出现，而到了 8 年级时，图画才倾向于向纸张中心移动（Hammer, 1958）。Buck（1966）曾把这一区域称为"敌对的象限"或"未曾达到"，这是源于他发现，这一布局常被恶化的精神病个体或未曾达到概念成熟的高发展水平的个体使用。此外，他强调人物绘画的水平布局的重要性，他发现，人物越是置于观察者的左边，来访者越是关注过去和自己。而人物越处于绘画的右侧，则意味来访者具有对未来的控制性的过度关注。

图 3.1 右下角的是一幅完整的 HTP 测验。这里的 HTP 的使用方法和 Buck 原本的设计不同（我要求在一张纸上画出所有的项目，而他则要求把三个项目分别画在不同纸上），但布局的解释仍然是相对应的。在这幅画中，各项目被安排在同一平面上，这并不少见，然而，它们却处于距离纸张中间相对较高的位置上。

> 绘画布局距离纸张中线以上越远，越可能是以下状况：(1) 来访者觉得自己过度地在追求难以达到的目标；(2) 来访者倾向于通过理智化或是幻想，而不是在现实中获得满足（Buck, 1966）。

第二部分　解读线条画

值得注意的是，这位来访者的房子画在了"敌对的象限"。于是，治疗师必须要从水平和垂直的布局来对绘画进行解释。

最后，我们必须要谈谈结构分析中的线条特征。一般来说，大多数人使用自由流畅的、控制性的笔画，平均长度0.6～2.0厘米（Caligor，1957）。任何与此有差异的线条类型都"显示功能性的人格失调或是中央神经系统的紊乱"（Buck，1966）。

附录A可以作为指南使用；它由多个来源的资料汇编而成（Buck，1948，1966；Caligor，1957；DiLeo，1983；Gilbert，1980；Hammer，1958；Knoff & Prout，1985；Machover，1949；Matthews，1986；Payne，1948），包括艺术治疗文献、调查研究以及与所选出的投射测验相关的指导手册。我以简短和压缩的形式提供这些信息，来给治疗师提供一个与人格区别有关的定量分析方法，以及帮助治疗师对我们这章提到的三种艺术投射测验进行解释。

画人测验（DAP）案例

完成了DAP的读者可以使用那些完成的绘画。其余的读者应该使用图3.2，这幅图由一位在心理健康领域工作的"健康的"女性完成。如果你是在开始读这本书的时候完成了这些绘画的，那么你可能没有做任何自由联想，但在面对来访者的时候自由联想是极为重要的。当我们按照要求完成一个新的任务时，我们完成这一任务所使用的方式很大程度上反映了我们处理环境中任何新颖的和未知的事物的方式，正是来访者自发的陈述为我们提供了一瞥他们的自我力量的机会。

此外，在我们报告的案例中，你可能会注意到在每一个选定的结构和形态方面的背后都有一些相应的回应方式。这些可以在附录A和附录B中找到。一旦完成了所有的这些分析（结构、形态、语言），一幅明确的图画就会浮现出来。

第三章 对艺术的诠释

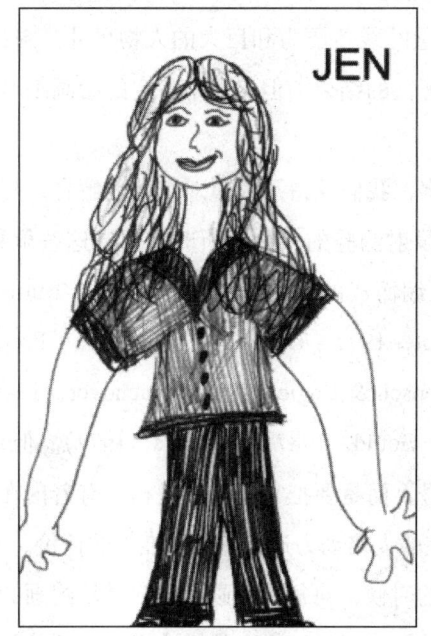
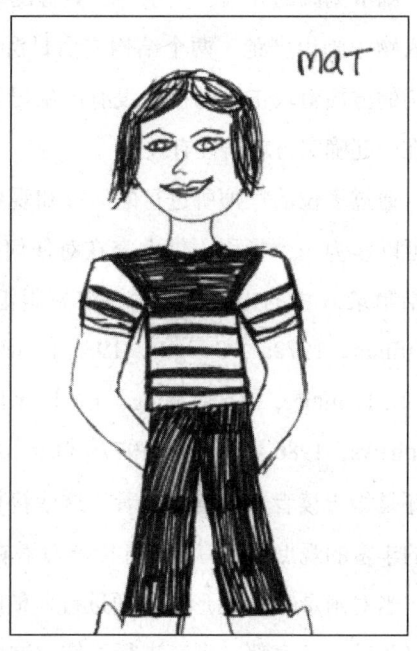

图 3.2 画人测验例子 #1

假如你想在阅读书中所提供的案例之前先评估自己的绘画，请现在就把它们取出来。首先写下当你看着整张图的时候看到的是什么，你喜欢图中的哪些方面？图画中突出的是什么？面对图画你内心深处的反应是什么？然后看附录 A，并从结构的角度分别对所画的男性和女性图片进行评估。

在我们回到图 3.2 之前，我想先花一点时间来介绍人物绘画的形态方面。当你在对投射性测验进行评估的时候，这些符号或细节显得十分重要，"细节被认为代表了个体对于日常生活的基本方面的兴趣的意识（Buck，1948）。"因此，当你想要获得关于个体的人格以及他们在环境中的反应和行为的信息时，你必须要把所有结构性的评估和对于符号的定性解读联系在一起。Goldstein 和 Rawn（1957）的一项研究曾关注七个象征性的细节和两个结构性的方面，用以考察在使用 DAP 时是否可以通过绘画风格来推断攻击性。这七个符号如下：切口状线条画出的嘴

第二部分 解读线条画

巴、细节刻画的牙齿、尖手指、紧握的拳头、强调鼻孔、方形的肩膀以及非裸体的人物中画出脚趾。两个结构方面是沉重的线条压力和巨大的人物尺寸。最终，结构的方面对攻击性的推断没有产生显著性的结果，但"七个特定的绘画细节聚合在一起确实与攻击性有关"。

通过多位治疗师所进行的研究和观察，我们获得了大量对细节的解释。附录B可以作为一个指引，供大家在对任何投射测验的人物分析时使用。这些解释，包括附录A中的内容，是由许多资料汇编而成的（Buck，1948，1966；Burns & Kaufman，1972a；Caligor，1957；Cirlot，1971；DiLeo，1973，1983；Freud，1950；Hammer，1958；Jung，1964；Klepsch & Logie，1982；Machover，1949；Matthews，1986；Ogden，1977；Oster & Gould，1987；Reynolds，1977）。但是，我还是警告读者不要割裂地看待这些符号，而是要把它们看做是相互有着内在联系的丰富的观点。只有这样才能够对潜在的人格动力进行完整和准确的评价。

当对附录B中的形态方面进行评估的时候，对每幅绘画最好都是从图画的上部（头部）到底部（脚）进行工作。这样做的同时，你也就描述了每个细节并加入了解释性的资料。当你按照这种方式描述了每幅绘画之后，你会发现一些主题不仅仅会浮现出来，而且还会重复出现。这些笔记构成了象征性丰富映象，它们将会成为评估的基础。完成这一步之后，阅读那些根据引言中列出的问题而写下的答案，并注意任何反复出现的言语陈述。最后，把这些回应和每一幅画的结构与形态方面相比较，以获得一个全面的象征性的丰富映象。

图3.2中给出的案例可以作为指引告诉我们如何把各个方面（结构、形态和言语）阐述为一个相互关联的整体。

图3.2由一位"健康的"女性画出，绘画者用多重的谦虚的陈述来对绘画指引做出反应。她强调说自己不是好的艺术家，不擅长绘画，画得差极了。在她画这幅女性，即她的第一幅画之前，她还先尝试了两次，这是她第三次时画出来的（投射的内容让她不安，她需要画一个更加安全的图像）。她的第一幅绘画取名珍妮（为了保护隐私名字被改变了）。这个人物充满了整张纸，处于中间（自我控制），并用橙色画出。绘画者使用了长线条（担忧的、需要支持和一再的保证）

第三章 对艺术的诠释

来画出轮廓，用短促的、带有紧张强度的阴影（焦虑）来对人物的细节填充。总共使用了七种颜色（色彩-情感反应的过度使用）。所画的男性名为麦特，她没有一再重画（没有对投射的内容感到不安）。他也处于纸张的中心，尺寸也和珍妮一样，但他看起来没那么大（较小威胁感）。她用短粗的笔划画出她的身体，特别是他的手臂区域。她自发地评论说："我画的男性要好得多。他更成比例。"她共用了三种颜色（刚好是色彩使用的平均数量）。随着绘画的进展，她言语上对自己绘画能力的抱怨越发减少了。

于是，从结构的角度，我们可以看出女性的绘画中包含有很大程度的忧虑。她过度地使用了色彩和阴影，这让她画的人物显得更大和更有气势。绘画使用的长线条，表现出了忧虑，而男性人物尽管和女性人物尺寸一样，但却不那么显得紧张和逼迫。事实上，对于男性人物的所有解释都指向了比较不那么逼迫的观点。她没有重新画男性（而她在第一幅画时这么做了），而使用的色彩种类在此也在正常数量之内。由于使用了短的笔划，所以阴影部分显示出焦虑，但这一人物的表情和女性人物比起来要更为自信。此时，解释的重点放在了具有气势的女性人物之上。

现在，我们要从形态的角度来对绘画进行分析。在这部分，我们将从头到脚地察看图像是怎么画的。这部分的评估将为我们提供与身体意象和自我概念的有意识感受相关的信息。

从纯粹形态的角度看，珍妮的头发是彩色的并盖过了她身体的前面（焦虑、过度思虑）。她的脸是圆的，嘴巴看起来有些奇怪。嘴巴的上唇部分被强化（与此位置相关的冲突），左边还有个凹陷的痕迹。由于飘拂下来的长发，她的脖子几乎是不存在的，并体现出一种整体的印象，就好像一个头部浮在了身体躯干的上方一样（联系冲动和控制区域的身体部位）。她的手臂很粗，在边上摇摆（把自己看做是依赖的和无助的），并且手臂很长（为了过度的野心而奋斗、渴望隔离和退隐、拒绝别人）。它们延长到脚部，有四个手指（无助），它们有着球状的和无用的形态。她的衬衫进行了较好的修饰并且是起伏的，同时，你可以透过衬衫看到躯干的线条（思维模式的障碍）。她的裤子和衬衫用焦虑的笔画进行了涂色，

第二部分 解读线条画

腿部与身体其他部位的比例特别失调（情感的不灵活）。她的鞋子置于纸张的底端，并画成黑色。

相比而言，男性绘画的头是圆的，眼睛中没有画出瞳孔（不成熟、自我中心）。两幅图嘴巴部分的图样是一致的，但这里麦特的嘴巴没有进行强调的刻画。他向观众流露出一种自信。他的颈部和身体其他部分比是成比例的。他穿着一件紧身T恤，同时，他站在那里，手背在身后（不愿意进行人际交往、逃避）。我们曾在女性绘画中透过衬衫看到的躯干线条在这里没有再出现。他的腿部涂成了棕色的裤子，他的脚是棍棒状的。

从形态的角度中所获得的象征性丰富印象指向一种无助的和情感静止的感觉。有趣的是，强调的区域或是冲突的位置是围绕着嘴巴的。但是，相比而言，男性的人物绘画则显示出没有或只有很少的冲突，只有一点关于缺少瞳孔和手背身后的与冲突相关的细节。这里，解释的重点再度放在了女性人物的绘画上。

现在，我们将回顾绘画者在两幅画中的言语。问题应该永远保持不变，但一旦开始的问题问完之后，可以对叙述进行鼓励和要求更详尽的叙述。十分重要的是，访问者不要对绘画施加解释或是把自己的投射强加给绘画。所有的询问都应该是基于个体在测验的结构和形态方面所作的记录。根据你的本能来组成问题很重要，在附录所提供的信息的帮助下，你对一定数量的艺术作品进行了分析，在这之后，你就可以开始注意到每幅画中的更多方面，而你也会制订出更明确的问题。

当我让她讲述一下那两个人物时，绘画者从珍妮开始叙述。"我根据自己的样子画的她。她在笑，有卷发；但她穿的衣服和我的不同……她有奇怪的胳膊。这说明了我的什么问题呢？"为了回应我的沉默，她说："我觉得自己身材高大瘦长所以穿宽大的衣服。"当被问及麦特时，她说："他是运动型的，体型好，有很好的上身。他是属于运动型的。他穿着紧身衣。"当我请她再说详细些时，她说："我说不出来，因为他们不是真的人物。我很在意具体的人。"（笑）当我请她再多说说珍妮时，她说："她是个好人，我应该把她画成是局促不安的，因为我很容易局促。我应该给她加上红脸蛋。"（紧张地笑）当我问她为什么麦特的胳膊背

第三章 对艺术的诠释

在身后时，她说："我画珍妮时吸取了经验教训，于是把手臂画在了身后。因为我不会画手臂。"

当我们从言语的水平解释绘画的时候，我们可以看到，很显然这位女性被试的不足感和对于"高大瘦长"的局促感让她很不安。事实上，在绘画的时候，她就评论说她的画如何"男性比女性更符合比例"。但必须说明，在现实生活中，她一点都不"高大瘦长"。她的体重是适当和平衡的。对身体特征的夸大很明显是内在问题的投射。于是，如果我们回到结构的方面，我们就会发现她在画女性时的忧虑十分明显。她想象中的自身外表的缺点，以及与此并发的局促感由她难以开始绘画及要先尝试两次才画得出来的需求象征出来（只限于画女性的时候）。和画麦特时正常的色彩数量相比，她在画女性时过度地使用了色彩，这再度象征了她需要隐藏在膨胀的伪装的背后。然而，这一伪装没有起到作用（在绘画中），反而让她显得有气势和庞大。

根据形态的方面的分析，我们所记录的关于绝望感、孤立感和静止感的象征性丰富映象在身体意象的感受上很明显。我们还进一步明确了为什么女性的嘴巴被强调了，而男性的则没有，这是由于嘴巴是进食的途径。此外，在女性躯干上注意到的透明感并不是精神病性的思维障碍，而是关于她自身身体意象思维混乱和歪曲的认识。最后，外观上脖子的缺失（由于绘画涂色方式的原因）象征了她对内在渴求（想要吃东西或需要营养）的控制（想要更瘦）的问题。

总体而言，纯粹结构和形态的立场指导着我们把重点放在女性人物上，以及淡化对男性人物的重视。而对绘画之后的言语的评论给了我们关于个体的心理画像，包括她的恐惧和她的焦虑，这让我们得以充分地理解投射的作品。最后，这些信息可以帮助治疗师形成治疗的计划目标。

这一简单的例子已被一再重复。无论是对于有困难的来访者还是对于志愿者，白纸总是个安全和没有威胁的场所，供来访者投射那些想要隐藏在视野之外的担忧和焦虑、真实和想象。

此时，我想要介绍一些曾在各种设置下用于评估目的、并被证明是对大范围的来访者有效的艺术投射测验。

第二部分 解读线条画

画人测验（DAP）艺术评估

Karen Machover 所设计的 DAP 技术用于反映个体的自我概念。这一自我概念不仅仅投射到了白纸之上，同时还通过来访者的言语表达出来。正如我已经提到的，Machover 所设计的技术应与一系列小心设计的问题结合使用［参见其著作《人物绘画中的人格投射》(Personality Projections in the Drawing of the Human Figure)］。但在这本书中，我替换了这些问题，取而代之的是要求来访者根据完成的人物绘画编一个故事。

为了便于使用，我将列出介绍这一技术的必要成分。首先，在执行任何的艺术评估之前，我必须先执行一个言语的访谈（其中包括一个心理状况的测验）。这一过程提供了机会，让我们可以建立与被试的联结，同时还常常可以提供信息，这些信息可以帮助我们澄清在后期艺术创作过程中将会浮现出来的问题。一些治疗师喜欢为来访者提供一支带有橡皮的铅笔；而我喜欢提供一包细线条的记号笔和彩色的铅笔。我发现为来访者提供一套用于创作的彩色笔可以引发出另一层的人格动力、诊断指标以及那些无色彩的绘画所缺少的信息。此外，来访者在使用记号笔时没有办法涂改，而来访者对于这一局限性的反应正提供了个体关于挫折容忍和问题解决方面的信息。除了记号笔以外，我为每位来访者提供统一规格的 22 厘米 ×30 厘米的画图纸。这种纸可以让来访者在一个大平面作画，同时其质量也适合记号笔、钢笔、铅笔和水彩。绘画的房间应该有足够的空间让被试可以舒服地作画。最好有一张结实的桌子可以让施测者和被试坐在边上。有了这些准备之后，我们可以开始向来访者介绍投射测验了。

给来访者这样的指引："你喜欢用多少颜色都可以，尽可能以最佳的水平画出人物。人物应该是一个完整的人，不要仅仅有一个浮动的头部。"来访者常会问一系列问题或是谈到自己的绘画能力。最好以温和的鼓励来应对这些问题，比如："这不是关于你的艺术天赋的测验。这只是一种非言语的沟通途径。"但是，如果来访者问应该画什么性别的人或是该如何画等特定的问题时，最好给出不包括更

第三章 对艺术的诠释

多细节的一般性回答（如："你想怎么画都可以。只要尽可能画好同时确保把整个人都画出来就行"）。

一旦来访者画完了人物，则请来访者为人物起一个名字并把它写在纸上。这有助于确定性别，因为有些来访者会画出一些无性别化的人物。在明确了性别之后，再为来访者提供一张纸，并要求被试"画一名男性（女性），"选择一个和第一幅绘画中人物的性别相反的性别。当来访者完成这幅画之后，要求他们也给这幅画起个名字并写在纸上。在这之后，我会把两幅绘画并排放着，然后请来访者"和我说说这两幅画"。我不会做进一步的鼓励，而是让来访者保持着投射的状态。如果他们感到了某种困难，我就会让来访者"选一个你想要先说的内容"。通常这就足以让被试开始说话了，届时，我将基于所编的故事问一些澄清性的问题。

在我们开始案例回顾之前，先要阐明两个问题：第一个是关于施测者在请来访者绘画时的焦虑（如："他们真的愿意这样做吗？""如果他们不做我该如何？"）；第二个问题是关于施测者在访谈期间是否应该作记录。对于第一个问题的回答是，来访者会按照你的要求画，有时只需要一点正向强化的帮助，但任何年龄、性别的来访者都会画的。大多数来访者拒绝画是因为他们必须要画而他们不擅长画，不是因为他们对于任务本身彻底地拒绝。而如果你自在地提出要求，同时对来访者的抗议能够敏感和坚决地回应，那么你最终会看到一幅艺术作品。

关于做笔记，这要看它是否让人舒适，同时，这是一个个人的喜好。这取决于你所接受的训练，可能你被教导要做丰富的记录，在治疗后进行回忆，又或是把笔记和回忆结合起来。多年来我发展出一种速记的能力让我可以把二者结合起来。但尽管如此，当来访者把故事和人物联系起来时，我还是喜欢逐字地记录。重要的是，这记录不仅仅是为了以后的使用，正如前面所讲，这些叙述还用于寻找象征性的丰富印象。通常，被试的语言会传达隐喻的信息，在把测验作为一个整体来看的时候，这些信息会发挥重要的作用。

在我们开始回顾案例之前，先来看看下面的 DAP 艺术评估指引：

- 指导来访者："你喜欢用多少颜色都可以，尽可能以最佳的水平画出人物。人物应该是一个完整的人，不要仅仅有一个浮动的头部。"

第二部分 解读线条画

- 人物画完之后，请来访者给人物起个名字，然后把它写在纸上。
- 在你明确了性别之后，再为来访者提供一张纸，并要求来访者"尽可能好地画一个男性或女性（视情况而定），并画出整个身体"。
- 这一步完成之后，请来访者给绘画起个名字并写在纸上。
- 把两幅画并排放在一起，并开始绘画之后的询问，请来访者和你谈谈这两幅画。

案例描述

本书中的案例所涉及的临床内容都是真实的。但是，关于来访者的个人信息都被替代了以保护隐私。

来访者概述 3.1

这个案例是关于一位中年男性的。在青春期前期他的父亲死于癌症。在成年并结婚以前，他一直与母亲居住。没过几年他就离婚了并被诊断为双相情感障碍。此后他开始经历幻觉和妄想。他说他曾在脑子里听到贬低性的声音，但自从服用抗精神病药物之后他再没有经历过幻听。但在这段稳定期中，他攻击了女友，他踢她、打她、并把她的头撞到墙上。此外，他威胁了社区中一名陌生人（用刀），她当时正和女儿一起途经他的房子。

在访谈中，病人的思维内容是浮夸的，而他的反应倾向于粗鲁无礼。他的态度是警戒的，他的外表优雅干净，他有较好的目光接触，他的活动水平正常，他有时说话快（他用绚丽的空话来应对压力和威胁），他的情感是合适的，情绪是欣快的。他的洞察力不好，同时他使用理智化和轻视的防御方式。他的感官心理领会测试显示他有较好的注意和集中水平、很好的知识储备和不良的判断和洞察力。对于相似性的问题，如果不是很奇怪的，他可以较好地回答。对于问题"苹果和桔子有什么相似之处？"他回答说"水果。"对于问题"大象和树有什么相似之处？"他在长时间的思考后回答"有机体。"他对谚语的解释从夸大到稍微有一点妄想和古怪。对于谚语"滚动的石头不会沾上苔藓",他的回答是:"保持一个健康的方向;这样你就不会被迫要关心那些来自疾病的东西。"对于谚语"住在玻璃房子里的人不要扔石头,"他的回答是:"你本可以对其他人做些什么,但你退后了并做了一个评论,然后你可能被迫接受了同样的东西。"

图 3.3 是他所完成了的绘画测验。

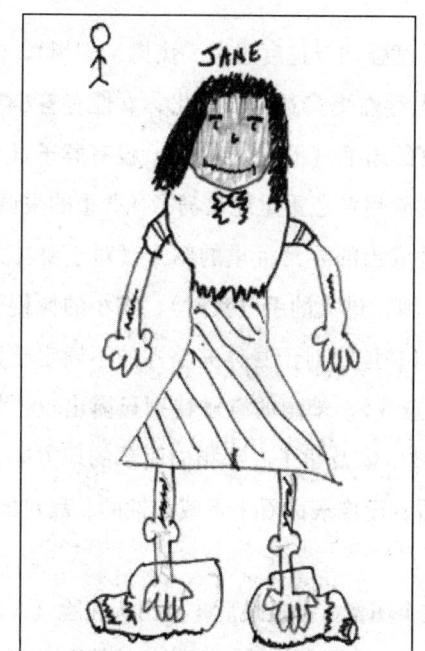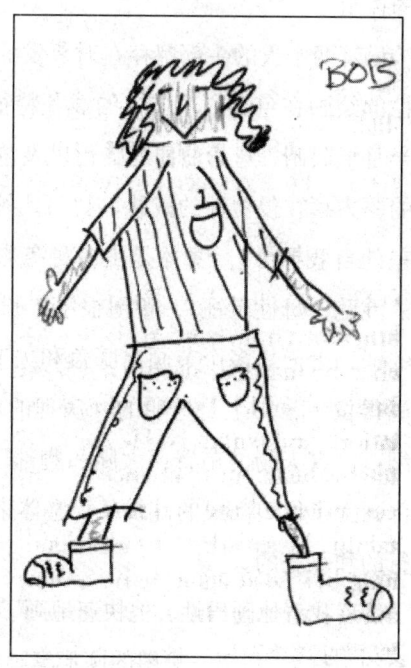

图 3.3 具有精神分裂特征的双相障碍

在艺术评估之前,病人曾强调说他喜欢绘画;但是,在给出指引后他又变得抗拒了。

他草率地问"是画男性还是女性",当被告知两者都可以时,他很快地在左上角画了一个棍棒状的人。尽管指引要求画一个完整的人,但他还是只画了一个女性的头部并称她为"简"。然后我给他两个选择,要么画一个完整的身体要么让这个头悬浮在空中。他于是坚持把画画完。

第二部分　解读线条画

他先画了女性（可能与难以建立男性化的身份有关）。两幅人物画都有着过大的尺寸，女性大约26厘米高，男性28厘米（冲动、浮夸、可能具有攻击性），男性比女性浮在纸张更高些的位置上（让自己孤立和难以接近）。两者均使用长笔画画出（需要支持和一再的安慰）。阴影是有模式（合理化）和几何特征的。女性绘画使用了9种色彩，男性使用了6种（没有能力行使自我控制以及对情感冲动的控制）。

尽管两个人的头部都存在对头发的过度强调（过度思考、焦虑、幻想），但女性的绘画在色彩和攻击性的线条特征上存在更多种类的强化。女性有着小巧的半月形眼睛，弯弯曲曲的嘴巴以及浓密的眉毛（不受约束的），没有脖子（身体的驱力存在侵覆性的威胁，退行）。她的脸用黄色重重地涂满了（严重的失调，较差的自我概念）。身体是由多种色彩画成出的异常沉重的躯干（对于身体力量的混乱，母性象征），腰围很小，长胳膊，过大的手（敌对），细小的像棍子样的腿，上面用多个节画出膝盖和关节（缺陷，对于身体完整性的不确定感），脚画得像手，脚上是透明的（病理的攻击性），笨重的鞋子特别显露出攻击性的细节。在人物的前臂、大腿和胸部区域、以及裙子底部指向阴部的地方来访者都画上了像刀削般的乱线条。整体来看，图像表面看来是威胁性的、敌对的、退行的和躁狂的。

然后我请他画男性。他快速地画了这个图像，并且最后才画出头和脸（人际关系的困扰）。和第一幅图的圆形笔画相比，这幅图使用了有棱角的笔画（男性化）。头发仍然很多（努力获得男子气概），眼睛是闭着的（不要看），嘴巴用很粗的斜线画成了"V"字型（言语的攻击性，虐待型人格），鼻子也是以此风格画出的。没有脖子；躯干很大（未被满足的驱力），手的比例不合适，但左手有很尖的手指（攻击性），手臂过长过细（脆弱和无用）。他把口袋画在了裤子和衬衫前面（依赖的问题、幼稚、母爱剥夺）。腿过于细，有着长脚（为了男性特征而奋斗），不透明；鞋子用高鞋帮进行了装饰（无能为力）。"刀削"般的乱线条在男性人物身上再度出现，但相对来讲范围不那么大。

他把这幅画的人物命名为"鲍勃"，并拒绝谈论任何一个人物形象。尽管很

第三章 对艺术的诠释

不幸的是，我们缺少了绘画后的询问，但是这并没有成为后面诠释的障碍：在艺术投射之前的临床访谈可以为我们提供指引。

从结构的角度分析，这名病人展示的不仅仅是一种夸大和自我中心，还包括内在控制的匮乏和对冲动的抑制。他开始时的不愿意完成任务（表现为棍棒人），同时还伴随着重画，这些都使他对第一幅人物绘画（女性）做出敌对的反应，同时在其男性人物的绘画中有相对少得多的退行性。他过度强调过去以及对于支持和一再安慰的需要。此外，绘画还显示出在应对环境压力时的极度困难。

从形态的角度分析，这名病人在贬低女人的同时还渴望一个可以满足他需求的母亲式的人物。当感受到匮乏和遗弃时，他婴儿般的依赖就以敌对的反应表现出来。他的多种多样的攻击不仅仅围绕着这些依赖性的问题，还围绕着他关于男性化感受的混乱、他对获得男子气概的努力以及那些陷入在母性象征中的力量。当与女性比较的时候他觉得无力和软弱，并尝试通过言语的攻击性以及理智化的防御机制来回避这些。但是，当这些方法失败的时候，他就采取身体的攻击和虐待。

他的历史显示，在他的第一个孩子出生后，他变得极为敌对，并在言语上威胁一名母亲和她的孩子们。这些问题，结合他对女人的情感依赖，加上他的心理疾病，让他对那些被他认作是妨碍他的需求的人表现出病理性的攻击性（特别是对女人）。此外，还存在重要的精神病性的失调的迹象，表现在退行性的特征、绘画各个部位接合点上的强调、透明、不寻常的色彩以及混乱的身体部位之上。最后，由于病人倾向于使用矛盾的情绪、暴力的方式来应对环境压力以及他的精神病性的失调，我们可以判断这名病人的预后会不好。

来访者概述 3.2

这名病人是一位单身成年男子，他的父亲在这次测验之前很多年就去世了。当谈论他的家庭的时候，他简短地说他失去了父亲并提到一个妹妹。当提到他的母亲时，他说："她和我一样是个没有希望的人。她是权威性的……但她也是我最好的朋友，但她总是要控制我。我爱她，请别误会；她只是个高度紧张的人。"事

第二部分 解读线条画

实上,无论是什么话题,对于每一个问题,病人的每个回答都点缀着围绕母亲的讨论。

病人在给他女友的多次电话中进行了恐怖威胁,并因此而被起诉。他青少年时期不曾有过被捕的经历,但成年后却多次被捕。在成年早期,他就被作为双相情感障碍而接受过治疗,他这样描述他的病:"我相信我有部分的心理疾病。我不经思考就行动,我做了错误的决定:……我有双相情感障碍。"随着访谈的进展,他的情绪变得夸张,讲话变得紧迫。他以散漫的方式谈论他大量的物质滥用、他在监狱里的那段时间,并判断他和母亲本质上是共生的关系。

他的外表是优雅的,他的态度是友善和合作的,他的活动力是不安的,他的情绪是合适的。心理状态测验显示,他在相似性反应中显示出具体化的思维,有较好的基础知识。他以奇怪的方式对谚语进行扩展式的解释。比如对于谚语"即使是水中游龙也会有小鱼咬它的尾巴",他回答说"即使是可怜的小精灵也会尝试着跟随着大精灵……(难以理解的句子)或者反之亦然。"他否认有任何关于自杀的想法、举止或计划,尽管他确实曾说过他因为当前的环境而抑郁。图3.4是完成了的艺术测验。

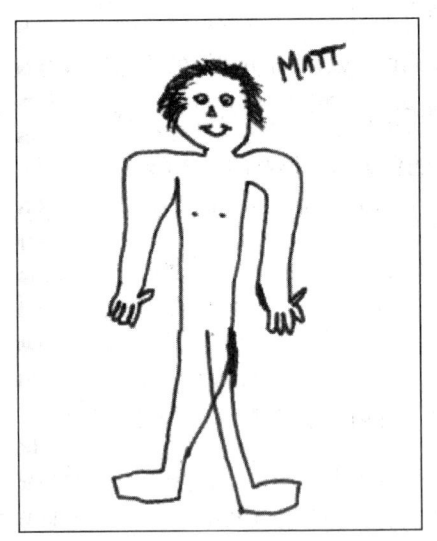
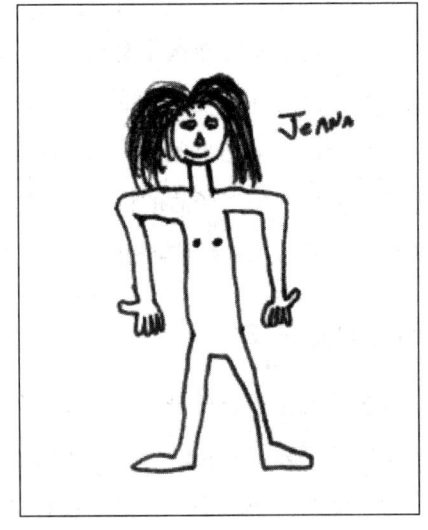

图3.4 没有精神分裂特征的双相障碍

第三章 对艺术的诠释

在执行 DAP 测验的时候，他马上就开始了，并没有进行抱怨。他把两个人物均画在了纸张的左下角（寻求立刻的情感满足，过度关心自我和过往经历）。男性 13 厘米高（正常高度）而女性则 12 厘米高（环境被体验为压倒性的）。线条的类型是长笔画（忧虑的，需要支持和一再安慰），低于正常水平的绘图控制。两幅画均面朝前，每个人物都画成了裸体的，但只能看到乳头（没有生殖器官）。

男性的左臀有明显的黑色（来自腰部以下的焦虑），男性的左手也是如此（专注于此部分）。此外，腹股沟的区域用双线画成交叉形（与此部分有关的冲突）。两幅画都只用了两种颜色——蓝色和粉色（束缚，情感上的害羞）。

病人先画了男性人物，他把他命名为迈特。最开始迈特被画成了蓝色的，病人自发地说："他是个大蓝人，这是给男孩子的。"男性人物的脸是圆的，有一个三角形的鼻子，过于简单的笑容（人际关系的混乱）。被试使用了粉色之后，他给人物画了很多的头发（焦虑、努力获得男子气概）。肩膀是方的（专注于所觉察到的对力量的需求），形状是畸形的，有一个短脖子（冲动表达得不受抑制）。画出的长胳膊是强健的（在青少年中常见，对男性化特征的关注），手臂的尾部是线圈形的手，突出的拇指指向错误的方向和那些加强及加黑了的区域。躯干异常的瘦（脆弱、虚弱），并且没有裹身之物（不成熟、退行、紊乱），用笔尖点出乳头。躯干向腿部延伸以砖块状的脚结束（不灵活）。

女性人物（珍娜）是先从头开始画的（对比男性），伸长的脖子（愤怒管理的困难或原始驱力），宽肩膀（身体力量的困惑以及母性的象征），头发显得激动或混乱（婴儿的性驱力）。躯干有个进行了遮盖的线索（臀部的线条），但仍然画成长瘦型的。腿部有着瘦的和具有功能的脚。乳头（婴儿的养育需求）比前一幅画更加明显。

在病人的故事中，迈特被描述成硬件店铺的经理，他休闲时和朋友钓鱼，而珍娜是鸡尾酒服务员，她在工作上很善于社交。但是，在家里她爱读书，不爱社交，只有很少的亲近的朋友。当她必须要四处奔波的时候，她会生气。迈特在没有人听他说话的时候，会生气，他希望自己是对社会有贡献的一员。病人的故事结尾是，

第二部分 解读线条画

迈特和珍娜还没有相遇，但一旦他们相遇了，他们就会结婚。

从结构的角度看这名病人，尽管有些保守，他表现出了自恋性的特征，有着聚焦于异性和性满足方面的焦虑和担忧。很难探知所画的女性到底是关于他母亲还是他女朋友的投射，又或者两者兼而有之。不管怎样，所画的女性更像是表现了病人与他母亲的象征性的关系，因为这一关系已经侵害了所有成年人该有的亲密本能。腹股沟的交叉指向了象征性的阉割感受。

从形态的角度看，男性绘画包含了丰富的映象，它们指向在争取男性气概上的挫折和个人关系中的重大冲突。相反，女性人物有站得稳的脚，但是也显示出关于愤怒管理的问题。此外，图画中对于乳头的加强表达了婴儿般的养育需求。这是病人自己的需求还是他母亲的需求，或是二者兼而有之，仍然不明确。

在绘画后的询问中，病人的言语所表达的是结构和形态两方面的结合。珍娜尽管在公共场所展现出了恰当的社交技能，但却只想要少数的亲密朋友，并且在她"必须要奔忙的时候会感到生气"（愤怒管理方面的困难）。迈特觉得被忽视了并想要"成为对社会有贡献的一员"（不灵活）。故事的结局，病人不仅仅安排珍娜和迈特相遇，而且还可能会结婚。

最后，病人所显示出来的，是未解决的俄狄浦斯情结的问题和困惑，这不仅仅涉及受挫的性愿望，还涉及和阉割相关的焦虑及相伴随的恐惧。因此，为了对那些让自己感到内疚的想法进行惩罚，他进行了象征性的阉割（与男性气概联系），从男性人物手掌上的加强和阴影到对生殖器官的删除，均是明显的表现。此外，这一自恋还没有找到外部的表达，而当他寻求成熟的性关系和成人责任的时候他感到难以抵挡的挫折。总体而言，他没有明显的精神病性的加工困难；而婴儿式的养育需求却浮现了出来。

此时，假如这名病人可以接受个体咨询、团体治疗、独立生活技能训练以及愤怒管理或压力管理课程，那么他的预后是好的。但是，不建议他回到母亲家，而是建议安置在社区的成人群体之家——原因很明显。

第三章 对艺术的诠释

房—树—人（HTP）

HTP艺术测验由John Buck于20世纪40年代引入，开始被"设计来帮助治疗师获取关于个体灵敏性、成熟度、效率、人格整合程度和与环境互动的一般性和特定性的信息"（Buck，1966）。

在DAP部分及附录A中所解释的关于DAP结构元素的诠释与HTP中结构元素的诠释是一致的，但二者相似之处仅此而已。HTP的形态细节为艺术投射测验增加了更大的广度，它把个体与环境的关系也包含了进来。Buck所加入的元素（房和树）"被相信是代表了个体对于日常生活基本方面的意识和兴趣"（Buck，1948）。让我们再度倾听皮亚杰的认知理论，孩子对于其所处的环境的兴趣日益增长，直到9岁（具体运算），他们看待事物的出发点开始是一个更大的系统——演绎思维的系统。正是这一演绎思维让孩子检验规则的各个细节——关于空间、时间、比例和尺寸的细节。于是，在解释HTP的时候，治疗师必须评估绘画中所有相关联的部分，检验它们之间的关系以及基本细节的水平。当把发展理论应用到评估过程之后，治疗师就可以获得一瞥任何来访者智力水平的机会。通过与常模中艺术作品期望值的比较，再经过时间和经验的积累，完全可以只看一眼来访者的绘画作品就推论出其作者的认知水平。

因此，我制作了表3.1（由DiLeo，1973，1983；Gardner，1980；Levick，1983；Lowenfeld & Brittain，1982的研究编译而成），作为儿童艺术作品的常模阶段的基本指引。但是，这一表格并不全面，我推荐读者看Lowenfeld和Brittain所著的书籍《创造与心理成长》（*Creative and Mental Growth*，1982），以获得进一步的信息。

第二部分 解读线条画

表 3.1 儿童艺术作品中的常模阶段

年龄	特征
3	会画圆圈;画出头和四肢;画出一点点或没有躯干
4	会画方框;画出头和四肢;画出一点点或没有躯干;出现肚脐,物体看起来是浮在纸上的;对于比例、构图和尺寸之间的关系不理解;一维的胳膊和腿
5	会画三角形;人物绘画开始有了性别差异;可以识别所画的人物;画出有手指的手;不再画肚脐;对于比例、构图和尺寸之间的关系不理解;一维的胳膊和腿
6	会画菱形;可期待看到画出的躯干;画出有手指的手;手臂与身躯连在一起(不是与头部连在一起);对于比例、构图和尺寸之间的关系不理解;一维的胳膊和腿
7	会画菱形;出现一排排的扣子(超过七个扣子可能表示对他人过度依赖);常见掺在一起的轮廓;可期待看到衣服、头发和其他细节;人物之间没有显示出互动;出现基底线;空间表现混乱;常见绘画内容平铺展开的绘画;人物身体倾向于几何形状;尺寸和比例依赖于所画物在情感上的价值
8	开始画完整的身体而不是身体的片断;画出肩膀;二维的胳膊和腿;人物之间显示出没有或只有一点点互动;尺寸和比例依赖于所画物在情感上的价值
9—12	更多的细节;通过物体的尺寸来显示深度,开始表现出物体和人物间的交互,基底线消失同时开始出现平面和立体;绘画显得呆板
12—14	绘画显示出深度、比例、阴影和影子;开始表现出透视
14—17	透视更加精确;对细节的夸大

特征	出现年龄
透视/比例	透视在 12 岁时开始,到 14 岁时变得精确。7 岁时比例大小可与放在物体或人物上的情感价值等同;9 岁时比例更加精确,同时深度、水平面和立体出现
省略胳膊	直到 4 或 5 岁都算正常;6 岁后可以期望看到胳膊和手
透明/X 光式的绘画	8.5—9 岁以下属于正常

第三章 对艺术的诠释

续表

特征	出现年龄
人物明确可辨	7岁
始终可见基底线的出现	8岁
交织在一起的轮廓（两只眼睛一个鼻子）	9岁以后不应再见到
人物间看不到互动（看向前方而不是看向对方）	7—9岁之间可见

在表3.1中，你会注意到细节、透视和比例的逐步进展，它们与特定的发展转折点相对应。Buck在量化的水平上给这些细节评分，并与他的定性（形态）解释结合在一起。于是，通过隐喻以及依靠着实验的研究和观察，象征紧密地与分析联系在了一起。

此外，通过标准化的研究，Buck发现被省略掉的形态细节和那些被画出的细节有着同样重要的意义。其中一个例子就是烟囱里的烟。Buck（1966）发现，"在愚痴群体中，有40%标准被试画这一冒烟的烟囱，而在超常的被试中出现的比率为35%，但在其他群组中出现的比率却只有较少的差异"。组成Buck评分系统的微分值来源于标准化的研究，这些研究中包含了多个智力水平的成人（15岁及以上），从极低到极高的智力水平。于是，当把HTP测验应用于Buck的量化尺度系统时，它就可以显示出与来访者智力相关的信息。通过使用一个精细的客观系统来对每个项目（房、树、人）评分，治疗师便可收集到这些信息。这一客观评估系统参见Buck的《房—树—人技术》（1966年修订）。

总之，这一评分系统评价的是所画的项目的描述性内容，按照因子来对信息进行分类，结合成人常模来对信息进行分类，以及比较优良和缺陷的分数，从而获得一个大体上的智商。但是，这一系统与我们今天所使用的HTP十分不同。在Buck原创的设计中，会发给来访者一支铅笔和三张纸（尺寸为17厘米×21厘米），并指引来访者"尽可能好地画一所房子"。然后，来访者继续被指引着在剩

第二部分　解读线条画

下的两张纸上分别画一棵树和一个人。在来访者画这些图像的时候，治疗师小心翼翼地记录全程共用了多少时间、自发的言语评论以及每幅画中连续出现的细节。在测验非言语的部分结束之后，主试会问来访者一系列的问题（关于房子的有15个，关于树的有25个，关于人的有20个），这些问题被错开来放在一起，以便让每个问题的回答产生差异性。此时，给病人提供8支蜡笔，并给出和前面提到的指引一样的指导语，这里也有一个绘画后的询问过程，包括关于房子的五个问题，树的八个问题，和人的九个问题。然后，主试开始使用计分手册对两个测验（黑白和彩色的）进行定性和定量的计分。Buch（1948）说：

> 一旦主试完成了计分，他就可以把被试HTP上的原始GIQ百分数与其他更为结构性的、专为测量一般智力而设计的智力测验的IQ分数进行比较。用HTP所估计的IQ的一个最大的价值似乎在于通过比较所引出的信息，即：用HTP所测的分数与其他各种测验上获得的IQ分数之间比较时所诱导出的信息。

大多数情况下，对于那些觉得言语有困难的个体，其HTP所测的IQ比一般测验高出10分，而对于那些抑郁或焦虑的个体，分数则会明显低。然而，我必须强调，HTP的目标并不是测量智力，而是作为天资的指标。它测量的是作为来访者人格的一个方面的智力水平，Buck曾说过，这一测验可以更精确地被描述为一种功效商的测量，而不是智商。

在我们评论HTP测验之前，需要先说一下房子和树的形态方面。这些绘画项目，以及相继的内容，对于HTP的定性评估的重要性可以比拟所画的人物的形态方面对于DAP的重要性。因此，我提供了附录C和D（Buck，1966；DiLeo，1983；Hammer，1958）；结合附录B一起，它们为治疗师提供一个关于来访者人格以及在环境中的功能的完整评估。

为了比较Buck最初设计的方法和我们现在使用的方法，我对同一名成年男子进行了两种HTP测验。第一套图（图3.5的A单元）严格地基于Buck的最初

第三章 对艺术的诠释

设计，但没有进行彩色绘画。第二套图（图 3.5 的 B 单元）是我们现在所使用的简版的 HTP 艺术投射测验。两个测验都在一个月内完成，在最后一个投射测验完成后一周还收集了儿童韦氏智力测验（WISC-III）的分数。

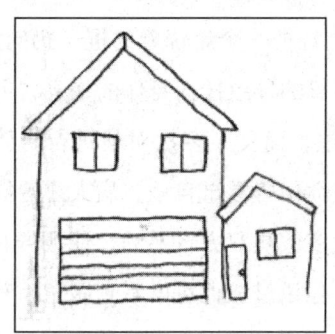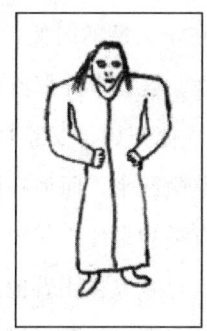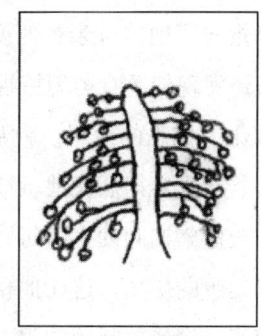

图 3.5A　情感性精神分裂症，抑郁类型

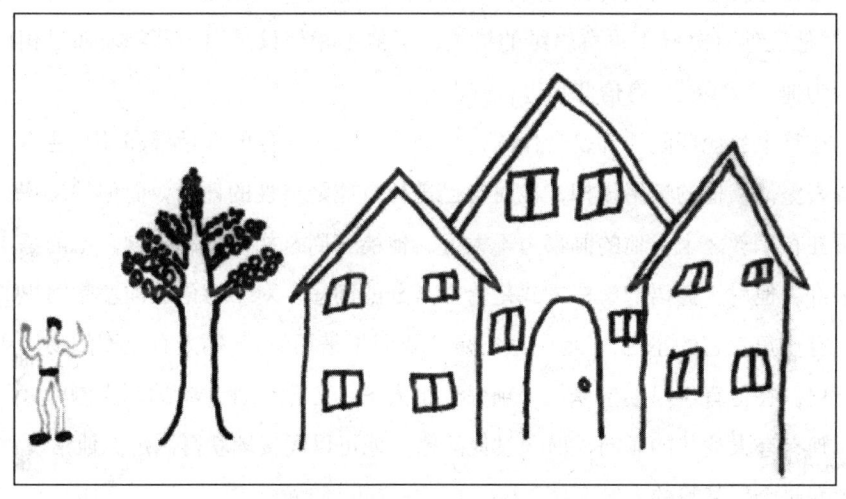

图 3.5B　情感性精神分裂症，抑郁类型

第二部分　解读线条画

房—树—人（HTP）案例

　　来访者是一名单身成年男性。记录显示他的父母在他学步期时离婚，而他把愤怒指向了他的母亲。他说在学前期的时候，他曾把一个燃烧着的棍子扔向她，后来还发现他手拿剪刀监视她。这些事件都没有真的导致任何身体的伤害，但常导致让人惊恐的效果。此后，他开始与父亲居住，而父亲多次对他进行身体的虐待。在青春期后期他就被监禁起来，而他在监狱中曾尝试自杀。病人还曾提到在他被监禁期间发生的与性有关的事件，其中大多数是双方自愿的。他报告有幻视和幻听的历史，这让他相信是魔鬼在跟着他。他说过去他可以看到魔鬼，曾有一道亮光穿透他睡房的门，两个魔鬼的阴影使他瘫痪并浮在空中。他还报告说他曾感觉到一股"邪恶的风在我灵魂内部吹过"。现在，他相信他患有心理疾病，但他很难去形容或是明确自己的病情。他说："我担心，我困惑……这是一种信仰缺失。"他说他有时候不再有思维的错觉，但他不相信只是因为药物，而是相信这是因为他"读圣经，有信仰和进行祷告"。

　　在整个会谈期间他都是合作的，活动水平正常。他的谈话温和并且连贯，他的外表整洁。他的情绪压抑，他对自己进行自我贬低性的评论，而他的思想则全神贯注在宗教之上。他的洞察力不大好。他能够回答相似性的问题，他的基本知识很好。他对于谚语的解释方式是恰如其分的简短。对于谚语"即使是河里的游龙也有小鱼咬它的尾巴"，他的回答是"我们生来相似。"病人有极度的物质滥用的历史。在他青年早期接受过一项关于个人虚构心理生理症状的调查测验，结果显示他有夸大症状的倾向，而通过他的错觉他可以间接地获得满足。他常说："我知道我是个反基督的人。"

　　在成年早期时，文化公平智力测验测得他的全面 IQ 是 77 分，但到了成年晚期他再度接受 WISC-III 测验时，全面 IQ 取得了 85 分。

　　我基于 John Buck 的原创设计来向这名来访者实施了 HTP 艺术投射测验。图 3.5 的 A 单元显示了他的三幅画。在分析（遵照 Buck 的建议）之后是图 3.5 的 B

单元，其中列举了HTP测验的第二种也是最常用的方法，如此作为两种技术的对比和比较。

定性分析：细节（图3.5A）

房：(1) 没有烟囱（在家庭环境中缺少温暖，缺少心理的温暖，或是在处理男性化的性象征时有困难）；(2) 房子缺少底端墙壁的基底线（现实联系贫乏）；(3) 门浮在暗藏的墙壁基底线的上方（人际上的不易接近）。

树：(1) 最先完成明显阴茎状的树干（基本力量的感受和自我力量）；(2) 通过涂改，来访者对苹果和树枝进行了特别的强调（焦虑、依赖和口腔的需求）；(3) 树枝是一维的（早期精神病）并向图画底端方向下坠（与环境接触方面的创伤）；(4) 树的细节处理与房子和人的细节对比明显。

人：(1) 先画头发，擦掉，然后再进行强调（努力获得男子气概，自由）；(2) 大肩膀和过度的正方形（依赖、专注于对力量的需求）；(3) 没有脖子（身体驱力受到淹没性的威胁）；(4) 人物穿着军用防水衣（安全和保护、防御性）。

定性分析：比例

房子：门画得极大（依赖）。

树：(1) 和纸张相比树是小的（自卑感、无价值）；(2) 树枝的尺寸让树干显得小（无力同时在环境中努力争取安全和满足）。

人：和纸张相比人是小的（自卑感、无价值）。

定性分析：透视

树：(1) 树置于纸张高处并指向左边的角（在幻想中寻找安全感、环境因子引发不安全感）；(2) 它明确地向左边倾斜（寻求亲密和情感满足、过度关注自我和过去）。

人：(1) 人和树所在的位置完全一致（在幻想中寻找安全感、环境因子引发不安全感）；(2) 人物稍微向左倾斜（更喜欢过去而倾向于压抑未来）。

第二部分　解读线条画

定性分析：时间

房：（1）在完成车库门、并开始画上面一层的窗户之前，病人多次暂停绘画并自发地说："很难和人们说清楚是什么打扰了我……我必须考虑别人，然后我忘记了被理解是多么困难。我对事情感到担心……都是些小小的偏执"（与家和家庭相关的疏远感）；（2）在完成了楼上的窗户（在绘画后的询问中他称那是他的房间）之后，他自发地问："你觉得信奉宗教有什么不对吗？我不这么认为。我觉得每个人都有他的时限和命运"（通过从他的睡房逃离或撤退来在宗教中寻找到安慰和接纳）。

定性分析：绘画阶段的评论

树：（1）在把底下右侧的横枝擦除并又画上第二个浆果之后，他做了多余的评论："有些太多细节了"（不安全感）；（2）然后，他马上做了一系列不相干的评论（"我晚上呆到很晚来嚼雪茄或读书"），此时他的谈论变得很快速以至于我只能明确他大体的话题。这些谈论聚焦在他的药物、毒品使用（当前和过去），以及在他的宿舍与同伴们的对峙。这些评论之后，他为树加入了圆的顶（退行，因为树的形态更像阴茎了）。

人：（1）在完成人物的头发之后他说："这是老式长发。我从不留长发"（努力获得男子气概）；（2）在画完军用雨衣之后他说："我在想，我知道它看起来像魔术师之类的"（时常在善与恶、上帝与魔鬼、超我和本我之间挣扎）。

定性分析：评论、绘画后的询问

房：（1）房子在来访者的上方，当他画它的时候他想起了母亲的房子（关于家和家庭的个人关系；不安全感、无价值）；（2）他说这是一个友好的房子但之后他补充说："我希望我有关于住在那里的更好的记忆，但当我在那里时我的心理生病了"（快乐记忆和不快乐体验的矛盾论述）；（3）他补充说房子最需要的是"被照顾……你必须修复它"（病人需要被照顾，被修复）。

第三章 对艺术的诠释

树：(1) 病人说树是女性化的，因为"带着她的关爱之心她显露出她的果实"，这些果实被他认定是"很多好苹果"（性和母性象征的结合）；(2) 树让他想起了"一个人应该长大并产出好的果实"（关注及沉迷他作为"缺点"的心理疾病，继而迷恋与她的子宫之果实相联系的宗教性隐喻；性、母性的和宗教性的象征的结合）。

人：(1) 男性的名字是"狼人"，而病人尝试通过和他"讲上帝"而把他转变成基督徒，但是狼人想的是"重摇滚音乐带给了他多么好的感觉"（宗教性的错觉思考围绕着保持虔诚的挣扎；善与恶的思考掺和在一起）；(2) 人物是"心理上有病的"，因为"他不会停止使用毒品同时他陷入了魔法"（病人内在挣扎的投射）；(3) 这幅画中的天气和在房与树绘画中的天气不同，这幅画中的天气是"寒冷和下雨。一点毛毛雨"（抑郁、外部压力）；(4) 在回答问题"这个人最需要的是什么"时他说："来自更高力量的支持和爱"（为了心理动力上的需求而退行到错觉或是宗教系统中）。

定性分析：概念

房：他的房子应该建在一个农场，这是这名病人的常见主题（如：住在农场，做"牛仔"；想要退隐到露天场所，通过男性化或"强硬"的象征来隐姓埋名）。

树：这是一棵健康的苹果树，因为"你很难看出有任何坏死的斑点"（婴儿式依赖以及口腔欲的需求被病态地隐藏了）。

人：人物是狼人（性掠夺的象征），相比宗教和习俗，他更喜欢毒品和魔法（病人内部的威胁着要淹没病人的力量）。

定量分析：小结

根据 Buck 的评分系统，病人的原始 GIQ 是 73，IQ 净分数是 77，这把病人归入了智力功能的边缘范围。他的好的 IQ 分数关联的是 83 分的 IQ，这代表他有能力在其所处的环境中互动。然而，他的兴趣相对简单和物质化。总的来看，他的细节、比例和透视分数基本上显示出，来访者在面对最基本的、由环境呈现的

第二部分 解读线条画

困难时,存在评价和分析性判断上的困难。病人树木绘画的整体得分最低,而大多数个体在此的整体得分是最高的。这表示,病人关于自我力量的基本感觉存在重大的冲突。

他的 HTP 评估显示了以下特性:(1) 存在与男子气概相关的不安全感和自卑感,导致了向与力量有关的男性化象征退行;(2) 婴儿的和口腔的依赖特质引发性象征和母性的象征的联合,引发可能存在的俄狄浦斯冲突;(3) 倾向于退却到错觉的或是宗教信仰的系统,以便在身体驱力的威胁具有淹没性时可以满足动力性的需求。

最后,这名病人极度不成熟,具有婴儿式依赖的需求和占主导的羞愧与耻辱感,这阻止了他在环境中一般功能的发挥。于是他通过专注于宗教来寻求某种超我的感觉。然而,通过幻想在错觉的信仰系统中找回自我,他反而丧失了自我。

同样,这名病人还接受了简短版本的 HTP 艺术投射测验(图 3.5 的 B 单元)。他开始用小心翼翼的线条来绘画,若不是存在很小的波动,这些线条应该说画得很好了。房子是用一种颜色画的(局限性的使用),树用了两种颜色(棕色和绿色),人物用浅黄色画出,同时加上了棕色的腰带、头发和脚(局限性的使用)。所有的项目都画在了纸张上方三分之一处,人物在最左边(寻求立即的情感满足;关注自己和过去),然后是树,再之后是房子。在所有绘画之下都没有地平线。

房子有三个屋顶,这让它看起来像是都铎王朝的建筑风格。它有一个大的圆形的门口(过度依赖),有很多窗户,每扇窗户都有一条中线来区分每扇玻璃。房子尽管画得很好,但看起来却没有人情味。树在房子的左边,有一个长树干(感觉受到环境的压力,被限制在环境之中),在每一面都有三个树枝,在顶上有一个树枝。它非常对称(关于行动过程的矛盾情感)。树叶被小心地画成是从树干发射出来的圆圈(对养育的依附,依赖的问题),同样也十分对称。在树干的根基处没有画出地平线(易受到压力的威胁)。

人物是最后画的,并画成了黄色的,因此人物几乎是看不到的。来访者以画脚作为人物画的开始,以画头作为结束(人际关系上的困扰,可能的思维混乱)。

第三章 对艺术的诠释

手臂伸展的姿势是没有希望的或是显示体型的。在画手臂时，来访者说："我没有把手臂画得很大"（关于能力和力量的批判性评论）。人物画没有显露出脸（不好的人际技能，退缩），只有头发（表现了关于男子气概的努力争取；男性化和力量），头发以快速的爆发线条画出（婴儿化的性驱力），在原本可能是裸体的人物的中线上画了一条腰带（情感不成熟、依赖母亲、性的问题），还有被粗暴地画成球形的脚（努力获取安全感和男子气概）。人物画出一只手（右手），上面画出了手指，而左手仅仅是一个尖的线条（自责、不安、应对环境困难）。人物的腿比他的躯干长很多（努力获取自主）。当我问他是否想要加上些什么时，他在家的底层加上了窗户，包括拱形门的两侧。他为这幅画起名为"东部美国之家"。

他讲了下面的故事："他高兴。这个房间（指向门右边的窗户）是厨房（口腔的需求、需要情感）。这个房间（指向门左边的窗户）是浴室（消除）。在这后面是客厅和家庭活动室（社会交往）。这个房间（指向上一层中间的那些窗户）是一个大房间。这是他的房间。他独自住在这个房子里……他建造它时希望能够找到一个妻子并有两个孩子（一个儿子一个女儿）……他34岁，房子占地有4万平方米。"

总结

总体来看，病人的绘画表现了在环境中的受束缚感，关注过往，在人际关系中存在显著的困扰（依赖、无助），同时伴随着对亲密感的渴求。他自发地讨论了所画人物力量和能力的缺乏，这正应合了那种涉及情感不成熟、依赖的问题、不安全感以及婴儿的性需求的象征性丰富映象。病人常感到不重要和不足。尽管树画得很好，人物绘画还是显示出来访者渴望在环境中获得男子气概和安全感，但人物的黄色轮廓却说明了情感和生理的退缩。在树上（和家上）所使用的绝对对称还显示出病人在智力和情感满足上的矛盾。因此，由于难以抉择，他退缩到了一个过大的和没有人情味的世界（收容机构、宗教、幻想）以获得安慰，这些地方为他提供了基本生活和依赖需求的满足。绘画没有显示出明显的精神病性的思维过程，它还显示病人的药物使用方法已经控制了他的错觉子系统。但他确实还

第二部分　解读线条画

展现出高水平的抑郁特征以及相应的依赖问题。

如果我们从定性的角度来比较图3.5的两个单元，就会发现，我们通过两个HTP评估所获得的信息非常相似。在两个情况下我们都可以看到不安全感和婴儿的性需求。但是，Buck的最初设计提供了一个关于来访者内在挣扎的更丰富的图画。尽管在改编的HTP中显示出他有明显的错觉性退缩，但在改编的HTP中却没有那么详尽地体现出关于他内在过程的困难，特别是与他的身体驱力相呼应的，那些与母亲相关的内在过程的困难。绘画后的询问随即提供了更详尽的调查，这让治疗师可以在治疗中使用更为广泛的理论建构。

于是，如果我们要为这名机构收容的来访者提供治疗，就可以参考表2.3所提供的三个不同的发展阶段理论，我们可以看到来访者固着于皮亚杰的形式运算阶段、弗洛伊德的生殖器期以及埃里克森的认同与角色混乱阶段，这些理论都可以为治疗计划提供一个合适的开始点。

而如果我们从定量分析的角度来比较两个HTP测验，我们会看到，原始的G IQ分数和好的IQ分数仍然是基本一致的（原本的测验是73/83分，而改编的是74/80分）。两个测验的净重IQ分数（指来访者可能的功能水平）不同，在改编的投射测验中，IQ分数要少10分。总体来看，两个测验都指向了边缘智力功能，而他的WISC-III得了85分，这把他置于较低的平均水平。

此外，不能忽视病人在成年早期所接受的测验结果。文化公平智力测验是一项不受文化背景或是学校训练影响的测量工具，它得出的IQ分数是77分。相比而言，在两个HTP上获得的IQ分数都几乎一致，这可能是因为两项HTP测验和文化公平智力测验都很少依赖于语言训练；正如Craddick（1980）曾说的："投射测验（比如罗夏墨迹测验）的特殊结构比起WAIS（韦氏成人智力量表），更容易得出病理性的回应"。

尽管来访者能够充分地配合整组的言语测验，但当治疗师和有困难的来访者工作时还是需要对多元文化有广泛的了解。这些多元性不仅仅包括文化传统、宗教和时代的差异，还包括服饰和食物的喜好、交流风格、道德、对敌意的控制以及社会经济方面的差异。因此，文化差异会影响交流、行为、理解和问题解决的

第三章 对艺术的诠释

模式。然而，对于艺术治疗来说，研究显示："孩子5岁以前，无论其原本的文化或伦理如何，绘画都会遵循特定的模式……这些模式是可识别的图像的基本成分……（Levick，1983）。"参看表3.1，你会看到一个关于孩子艺术作品常模发展阶段的指南。这一指南部分来自于Lowenfeld和Brittain（1982）关于儿童发展阶段的研究，而对他们的研究索引进行关于文化问题的快速搜索时，会发现这些发展阶段仅仅与美学有关。这一研究完全没有提到文化如何影响艺术发展，也没有任何关于儿童绘画中可能存在的跨文化共性的讨论。

为了解决这一研究的不足，Alter-Muri（2002）开始了"一项非正式的关于Lowenfeld的理论在今日是否适用的调查"，其中"收集了来自瑞士、丹麦、德国、法国和匈牙利的3到11岁孩子的156幅绘画"。研究结果发现，正如儿童（艺术）发展阶段与皮亚杰的认知发展理论相平行一样（见第二章），Lowenfeld的方法在欧洲也具有跨文化的应用性。不幸的是，这一类以定性分析的细目为基本成分的投射测验研究常常以西方的标准为基础。因此，当考虑到文化差异时，"当研究者探讨一个特定的假设，并使用一个客观评分系统时，投射测验才有用"（Al-Issa，1970）。

图3.6提供了一个对一名来自不同文化背景的病人使用HTP的案例：这名来访者是一位来自印度的男性，他讲着不太好的英语，并需要特别的翻译，因为他的口音很模糊。我选择了HTP投射测验，理由是先前提到的，它可以独立地测量量化的细节，以及具有客观的评分系统。但我必须说，Buck的研究（与Lowenfeld没有差异）是基于西方参与者和西方标准而发展出来的。然而，正如Machover（1949）曾观察到的，艺术作品生来具有共通的社会含义，特别是人物绘画以及面部特征不会受到文化和绘画技能差异的影响。于是，人物应该包含（不包括由于人物构图位置或是其他口头解释的原因所引起的特例）有一个头；一个身躯；两条腿、胳膊、眼睛；一个鼻子；一张嘴和两个耳朵（Buck，1966）。此外，图3.6包含两幅绘画，它们之间相距两个月。左边的HTP在没有解释者在场的情况下完成，因此没有包含绘画后的询问，而画出右边的绘画的那次测验则有解释者在场。

第二部分 解读线条画

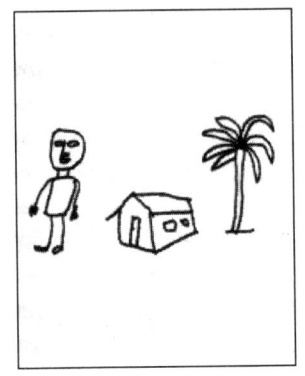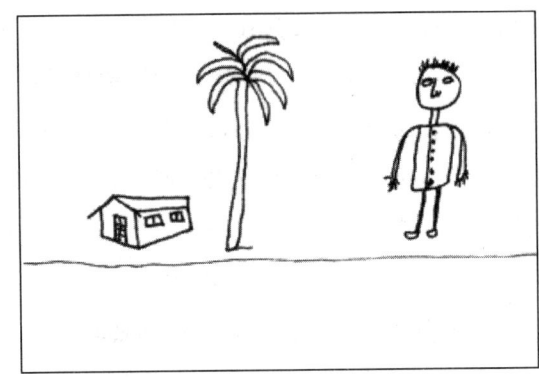

图 3.6 重度抑郁伴随精神病特征

我两次使用这一投射测验，是为了观察来访者在机构环境中安顿之后，其绘画是否发生了变化。你会发现，它们只有很小的差异，即在开始那幅画中，纸张被转为水平方向放置了。但第二幅画还有两个重要的差异：嘴巴被省略了以及出现了像是栅栏的门。这些差异可能是由于病人不能用他正常的语言来进行沟通（省略嘴巴）以及他与自身家庭和文化的分离（栅栏的门，也可能是在模拟他当前所处的封锁的没有人情味的机构）。在此，我将对第二幅画进行解释（因为它随后包含了简短的绘画后询问），同时，我是基于短版的 Buck 测验来施测的。

来访者是一名已婚成年男子。在他快 30 岁时和妻子一起移民到了美国。他是中产阶级家庭的长子。他说他喜欢住在美国："因为这里有更多的机会。"来访者由于其对同事无缘无故的攻击而被访谈。显然，家庭的困难让他处于缺少睡眠和没有按处方服药的境况。在他发起攻击的那天，人们发现他行为古怪，然后他的主管请他回家。但是他拒绝了，因为他的家庭需要他这份工作的收入。当被问及他的心理疾病时，他说："我的脑子里有一个负担。我的医生说我在脑子里想象出了一些东西。"尽管他否认幻想或错觉，但他也承认自己有幻听的历史。在整个会谈期间，他的态度都是愉快和合作的，他的活动很慢，声音很柔弱，外貌不整洁。他对于相似性的回答（用以测量一般智力）是恰当的和简短的。他的情绪

第三章 对艺术的诠释

和情感是压抑的。他没有显示出思维混乱或是错觉的内容。他否认存在物质滥用的历史并承认当他听到幻觉的声音时存在抑郁的倾向。他说他在印度完成了10年级的教育,解释者把这一教育水平等同于其所在国家的高中外加一点大学的教育水平。诊断的结果是他可能带有精神病特征的严重抑郁症。

在我们回顾艺术治疗评估之前,我们应该先讨论一些和文化相关的问题。第一个问题涉及的是这名病人所来自的区域中所包含的对家庭和社区的奉献精神。Morris Opler(1959)曾对一个印度村落进行了研究,并发现这一区域的村民的信仰和习俗是特有的。尽管他们也受到了来自西方的影响,但是仍然可以观察到许多保留下来的传统和节日。事实上,这些遍及整个村庄的仪式不仅仅是文化的主要组成成分,也是家庭的主要成分;在40种仪式中有25个"围绕着家庭的需要和意图"。其中一个传统的庆典叫做底瓦里(排灯节):正如在1959年发生的一样,在这一仪式中,会有一名村民在主人睡着的时候进入他们的家中,并"大声地叫喊着让穷困女神离开并让富裕之神或女神进入"。此外,印度的世袭阶级体系尽管已不再被认可,却仍是印度最久远的阶级划分方法。这一体系把社会阶级按照以下阶层进行了划分:(1)婆罗门——司祭者;(2)刹帝利——皇室、统治者或武士;(3)吠舍——商人、农民或专业人员;(4)首陀罗——工人和(5)贱民或神的子民——乞丐或患病的人(Kipfer,1997)。在这一体系之中,来访者的家庭和个人医生属于吠舍一类。关于文化对抑郁的症候学影响,Wittkower和Rin(1965)测试了Cohen(1961)的假设,即"精神病性的抑郁在这些人群中更常见,他们更加固着地认同自己的家庭、家族群体、社区和其他重要的群体",而这一假设被证明是有效的。于是,在这一群落中,亲密的家族联系所具有的防护功能可以提供安全和保护。但是,"一个离开了印度的印度家庭……体验到的则是由一个安全、亲密的大家庭向一个孤立的核心家庭转变的影响"(Landau,1982)。假如这一孤立再合并了紧张性刺激和进一步的家庭联系的失调,那么我们就可以设想到抑郁的特征可能会到达一个过高的水平。

最后,Alter-Muri(2002)引用了在其他国家和政府所做的艺术象征的研究,"Wilson(1985)说,在伊斯兰国家中,9~12岁孩子所画的人物绘画具有矩形

第二部分 解读线条画

的身躯和细细的脖子",Wilson（1985）说：

> 我在其他有伊斯兰人群的国家——沙特阿拉伯、卡塔尔、土耳其、伊朗、印度和肯尼亚也观察到了儿童绘画的这种特征（尽管我没有确定这种特征出现的比率）。这种特征如此有规律的出现以至于我把它称为伊斯兰身躯。

尽管病人说自己在移民前就曾暴露在西方文化之下，但他的绘画能力符合表3.1所描述的9～12岁孩子的水平。于是，在对最后的艺术品进行评分和解释时，我把这也考虑了进去（图3.6）。

定性分析：细节

房：(1) 两幅画都没有烟囱，而这与病人的文化相符合，因为在印度房子都没有烟囱。(2) 病人仅仅在第二幅绘画中强调了门上的栏栅形状（被截留的感觉，没有能力逃离当前的生活情境）。

树：在每棵树下都有地平线，第一条要更长些和粗些（在环境中的不安全感）。

人：(1) 第一幅画中包含一张嘴，在第二幅画中嘴被省略了。这一省略暗示病人正经历着由于语言障碍而不是智力退化而引起的与他人联系的困难。(2) 两个人物的眼睛都没有瞳孔（与语言障碍相关的视觉过程或学习困难，以及不愿接受刺激）；(3) 手指被画成是一维的，第二幅图没有手掌（婴儿的攻击性），而第一幅图中所画的手围成了一个圈（希望压抑攻击的冲动，压抑了的敌意）。

定性分析：比例

房：房子在第一幅画中是最小的项目，而到了第二幅画中变得更小（在当前的环境下，他把家庭看做是遥远的）。

树：在第二幅画中，树和纸张相比是很大的（感觉被束缚在环境之中）。

人：在两幅图中，人都画得很大，但在第二幅画中人处于离房子较远的地方

第三章 对艺术的诠释

（空间上的远离），并缺少了嘴巴（由于受限制的环境而感觉到的无助和挫折，以及和家、家人在物理上的距离）。

定性分析：透视

房：第二幅画中的房子是鸟瞰的样子，并且看起来很远（对于家庭环境的拒绝；但是，考虑到栅栏门，这可能是对于当前环境的拒绝）。

定性分析：评论、绘画后的询问

我没有按照 Buck 设计的那些正式的问题来询问，而是使用了简短的版本（仅对于第二幅绘画），我让来访者告诉我"在图画中正在发生什么事情"，他说（根据他的翻译所述）那个男人有个工作，并且快要回家了。当被问及男人的年龄时，他说他 43 岁，他的家人住在这个房子里。他还说这个男人是医生，很忙，是个好人。我请他给绘画一个名称或标题，他决定把它命名为"乡村城镇"，我把它写出来了（在左边），而他把这些写在了自己的手上。

定性分析：概念

房：透视和人物与房子的空间距离显示出，在第一幅绘画中，病人可能对回到自己的社区和家庭报有更大的希望，而到了画第二幅画的时候，面对当前的情境，家庭显得很小，并且距离更远。

树：在第二幅画中，树很大，同时它分开了家和人。

人：在第二幅画中的人物被分派了医生的角色，这是一个对恢复的希望（在过去，医生一直对他不错）和恐惧的有趣组合，因为当前的情境让他处于一个必须要相信陌生的专业人员的位置。缺少了嘴巴可能不仅仅象征着来访者由于语言的障碍而日益增长的挫折，同时也象征着家庭医生对病人的治疗缺乏投入。此外，对于七八岁的西方儿童，画出一串扣子是正常的，但一旦过了这个年龄，这种绘画就象征了不足感或是依赖。此外，将躯体在垂直方向分开的中线"常见于精神分裂症患者或是具有精神分裂特征的个体，对他们来说，躯体的自卑感以及对母

第二部分 解读线条画

亲的依赖处于最活跃的位置"（Machover，1949）。尽管对于不同的文化这一意义会有所不同，但值得注意的是，只有第二幅绘画，而不是第一幅绘画暗含了依赖的信息。

故事：绘画的标题是"乡村城镇"，这可能表现了两种文化的结合，乡村暗示着印度，而城镇则暗示着美国。从这个标题可以看出，家庭和社区传统的联结仍然很强。

定性分析：小结

正如对于文化的关注所注意到的，所挑选的伊斯兰国家的艺术作品和与之对应的西方国家相比有着典型的区别。因此，对于这一投射测验的评分也考虑到了这一点。此外，由于来访者在初始的绘画中画出了嘴巴，所以尽管后来绘画中嘴巴被忽略了，我还是给他分数，我认为这一忽略是因为来访者由于无法与人交流而感到日益挫折，而不是由于病理性的原因。

因此，HTP 的原始分数是 86 分，而智商净分是 85 分。这把他置于了智力功能的低水平范围。他较好的 IQ 分数和 85 分的 IQ 水平相关，这代表在 85 分的不良 IQ 分数水平下，他在环境中互动的能力。分析显示，他的兴趣具有相对简单和物质化的特征。纵观他的细节、比例和透视的分数，因为他在透视方面取得好分数，而这一项测量的是洞察，总体来讲显示他具有整体功能上的稳定性。这一低分数结合在比例缺陷上的低分数显示，来访者对于环境中出现的基本问题的判断上存在困难。另外，来访者在人物绘画上的整体分数最低，这显示他在人际关系功能上十分不好。

对他的 HTP 的评估显示出以下特征：（1）由于局限的环境而感觉到被截留、无助、受挫折、不安全；（2）认为他与家庭的联系十分遥远，甚至由于身处当前的环境，这一联系几乎是不可获得的；（3）沮丧感和依赖感逐渐增加。

总之，由于病人远离了传统的、之前根植于他的家庭系统中的安全系统，他越发体验到不足感、失望感和无助感。

第三章 对艺术的诠释

房—树—人（HTP）艺术评估

　　HTP 与 Karen Machover 的 DAP 评估没有不同。它由它最初的版本经修正而获得，而现在，测验本身和其应用均倾向于进行缩减。然而，正如前面提到的，这一修正了的模式在结合 Buck 的评分系统评估时，仍然可以得出准确的关于能力和智力的数据。

　　最后，HTP 显示的是关于来访者人格、人际关系和与环境互动的意识和潜意识信息。因此，对于所有的来访者，特别是那些即将开始拓展到他们所成长的世界中的孩子来说，它可以为他们提供一个广泛的评估。正因为如此，在最初的评估中，我喜欢对孩子使用 HTP，而对成人使用 DAP。

　　在我们开始来访者说明之前，先请看下面修正过的 HTP 测验指导：
- 为来访者提供 A4 纸。
- 说这样的指导语："你想使用多少颜色都可以，尽可能好地画一个房子"。
- 房子画完后，让来访者"尽可能好地在同一张纸上画一棵树"。
- 树画完后，让来访者在同一张纸上"尽可能好地画一个人"、"这个人物应该是一个完整的人物，不是单单一个头或棍棒状的人物"。
- 在这也完成之后，让来访者给这幅画起一个名字并写在纸上。
- 询问"请告诉我画中正在发生的事情"，开始绘画后的询问。

案例描述

　　我们的描述中包含了一对姐妹和一名年长的男性。

来访者概述 3.3

　　这一来访者包括了两姐妹，她们拒绝见自己的生母。心理社会历史显示她们的生身父母在她们学步期时离异。母亲很快再婚了，孩子们的继父对孩子和她们的母亲（孩子们亲眼所见）实施了身体虐待。此时，她们脱离了母亲的照顾并被安置在生父那里。

10岁的那个孩子（图3.7）此刻正经历着注意力集中的困难，她具有敌对和抵抗性，过度依赖生父。8岁那个孩子（图3.8）表示有很多身体的不适，包括肚子疼和头疼，同时还有噩梦。医学检查没有发现可能导致肚子疼的病理原因。两个孩子的评估在同一天分别进行。

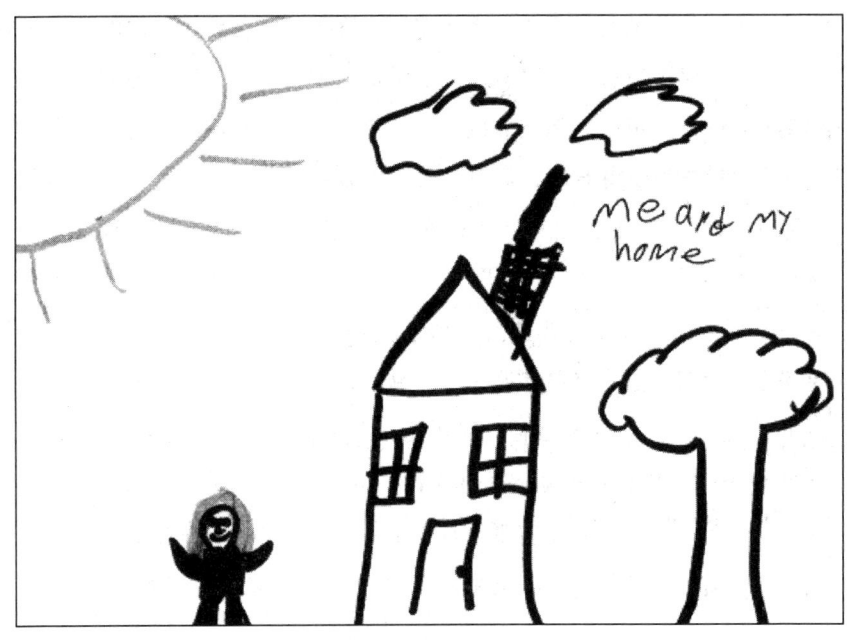

图3.7 精神抑郁症

从定量的角度分析，图3.7的高度太小了（感到环境是压倒性的，自我不足；有婴儿期的倾向），所有有形的项目都画在纸张底端的边缘，把这个边缘当作是地平线（不安全感，不足感）。房子和树是用长线条画出的（忧虑的，需要支持和保证），而整个人物（除了脸）都用橙色以一种侵略性的方式涂上了阴影（隐蔽）。色彩的使用是恰当的；但房子的屋顶（橙色）结合人物所使用的颜色指向了紧张的张力(焦虑)。图画在距离上进行了细节的设计以致于人物被映衬得很小(比如,太阳),这显示存在环境侵入所引发的焦虑,而个体具有较差的智能性防御。

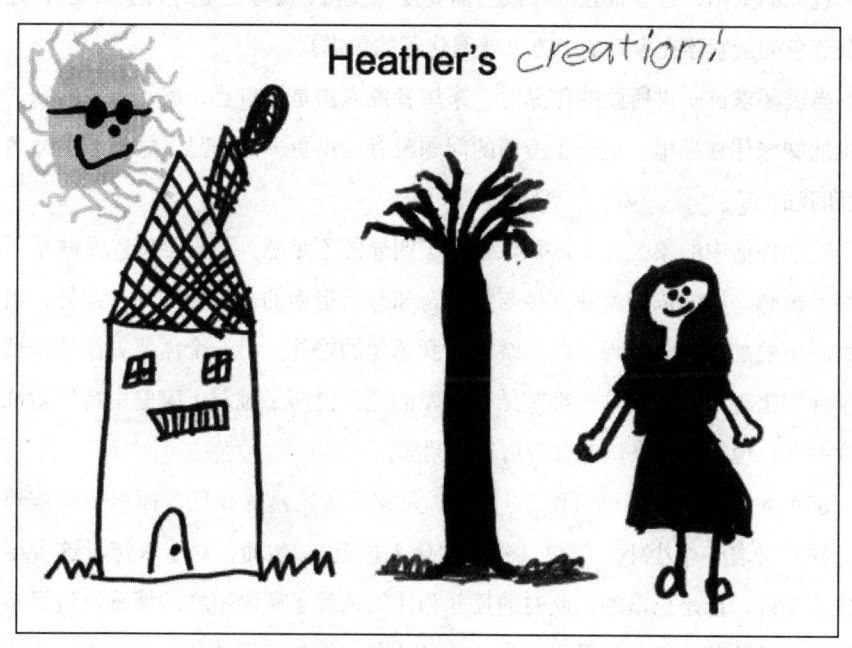

图 3.8 适应性障碍伴随焦虑和抑郁情绪

定性分析显示,房子使用纸张的边缘作为地平线(基本的家庭安全感)。屋顶是一个倒 V 形,窗户依附在墙壁的边缘(需要支持、害怕自主和独立的行动),门浮在基线之上(人际上的不可接近)。烟囱用交叉的线条画出了砖块的细节(这种突出的细节在其他项目中都没有出现),同时,烟囱中有一条粗粗的烟冒出来(内在的压力)。树在观众的右侧,树干由两条线条画出,树冠是圆圈的形状(对抗的倾向性),颜色是棕色和绿色。人物站在家的左边,手臂伸展(需要情感),脸是圆形的,眼睛是两个点,一个鼻子,嘴巴用一个线条画出。总体来看,面部细节的缺乏给人们一种隐匿感。头部直接与方框形的身躯相连接(身体的驱力有压倒性的威胁)。头发很多(斗争)是黄色的。人物具有矩形的身体,身体的表面

第二部分 蜡笔线条画

用阴影进行了加强（需要容忍，自我界限的描绘）；然而，人物没有手或脚（不足感、无助感、退隐）。除了 HTP 所规定的项目，在左上角出现了远处的细节，是一个体积过大的太阳，它有很强的光线（需要爱和支持；父母之爱的典型象征），还有两朵蓝色的云彩浮在家庭的上方（普遍化了的焦虑）。

当被要求讲一讲所画的作品时，来访者说人物是她自己，房子是她的家，她和她的妹妹住在那里。进一步澄清的问题没有提供更多的信息。她把绘画命名为"我和我的家"。

这个评估中的象征性丰富映象指向了明显的不足感、不安全感以及联系了焦虑的恐惧感。她的依赖反映直接与她勤奋和有所造诣的需求相冲突。此外，她的人物画中的加强部分体现了她围绕着自我感觉的挣扎。另一个需要关注的是烟囱部位独立出现的细节。这一细节结合浓厚的烟，说明了她对于家庭中情感紊乱的过度关注，也说明了来访者自身内在的紧张。

那个 8 岁孩子的绘画（图 3.8）中，人物具有正常的高度，而房子则被画得瘦长并且带着一个小小的门口（不愿让人接近）。然而，对于来访者这个年龄的孩子来说，这是正常的，此时的尺寸和比例依赖于所画事物的情感价值而不是现实。绘画的其他部分显示出适当的线条质量、笔画、细节和色彩使用。在树和房子下面都加上了地平线（对于年龄小的孩子来说，这种地平线的画可以为他们在环境中提供稳定性和建立安全的构造，从而降低压力）。然而，树下地平线的涂抹和阴影画出的方式却很难显示出她有应对环境的能力。

房子置于观看者的左侧，被画成了细长的形状。屋顶上画出了格子（正常的细节描绘），过大的烟囱也是如此（出风头的倾向）。有一股圆形的烟雾正逃离家庭（家庭内部的情感动荡）。所有的窗户都画在了房屋前面的高处。有一个很小的门（不愿让人接近），门和房子的基线没有连在一起（人际上的不可接近）。房子外面是紫色的锥形线条（提供一定程度的安全感，但同时又显示出某种不祥的预感）。在纸张正中间是一棵极高的树（敌对倾向，需要支配的地位；在环境中感到受到环境的限制），树干被涂上了颜色，树干上有树枝，并且在每个树枝上都画了树叶。树下是个涂得很深的地平线。人物在右边，画出了圆形的带着微笑的脸

第三章 对艺术的诠释

(这一年龄的典型画法)，细脖子，顺长的头发，穿着亮蓝色的裙子。鉴于她使用记号笔绘画，以及画手指本身的难度，她在图中手部的绘画还是很细致的。她所画的腿部是一维的，这显示出轻微的退行（6岁大孩子的表现）；但是，她还画出了高跟鞋，这显示她的注意力在细节上，并且更多关注鞋子而不是腿。在家庭的正上方有一个带着太阳眼镜的太阳（父母之爱与支持的典型代表），带着"查理·布朗"式的微笑（这一年龄组的正常表现）。

当被问及图画中正在发生什么事情的时候，她说那个女孩子是她自己，她和自己的姐姐、爸爸以及爸爸的女朋友住在里面。她用自己的名字为这幅画命名（在此作出了更改）："希瑟的创作"。

和她的姐姐类似，这个来访者由于家庭中的混乱以及即将要和自己的生母恢复见面而感到忧虑。医学检查已经排除了她肚子疼痛的医学病因，因此，可以看出她所经历的是一种感知运动系统的感觉（Mills & Crowley, 1986），其中，焦虑通过生理的系统得到展现。此外，整体的绘画显示出较好的调节。她和她的姐姐的区别在于，她能够在环境中找到稳定性和结构性，这让她可以安然度过发展所必需经历的一些阶段。探知曾经发生的虐待达到了什么程度是很重要的，也可能妹妹不是攻击的首要受害人，或者她受到了姐姐的保护。

对两幅绘画进行评估，发现10岁孩子（图3.7）的绘画原本应该要表现出一些变化，比如更多精确的深度、平面、细节和立面（见表3.1）。然而，她的绘画项目却更多与7岁孩子的绘画一致，同时伴随着闷闷不乐以及焦虑的表现。这种向内的推力（见表2.1）把她束缚在羞愧和耻辱的感受里，这也与虐待刚开始的年龄有关。相比，妹妹在其艺术作品中体现了适当的发展，以及对环境更多的关注。于是，她的调适水平与她所在年龄的智能性防御水平相当，也与适龄的自大的象征相当（注意人物的尺寸）。

此时，姐姐显示出在调适上存在更大的困难，尽管妹妹看起来体验到更多躯体的问题。而她的症状不仅仅聚焦于生理的疾病，这意味着病因聚焦在焦虑和烦恼之上，它们需要通过个体和家庭治疗、以及持续的结构和安全感来帮助它们自我解决。总体来说，年长的孩子表现出不愿意与外在世界接触，并在她的人际关

第二部分 解读线条画

系中维持一种婴儿性的特征。这表示存在较低水平的功能，更多抑郁的特征以及可能存在退行防御机制的使用。

在绘画后询问中，尽管两个女孩都只做出了很少的反应，但可以看到，妹妹把整个"保护性的"家人都放入了家庭中（小门或许不会允许别人进入这个保护性的圈子），而年长的孩子则只把自己和妹妹放入家中。这是个有意思的状况，让我们不得不猜想，是不是年长的孩子把自己放入了保护者的角色，然而在情感和身体上又不能胜任这一角色，因而由于自己所认为的失败而感到内疚和羞耻。此外，这名孩子还可能怀有怨恨，因为父亲没有拯救他的孩子，并因此感到忧伤，觉得谁都可以提供保护。

总的来说，还有很多没有回答的问题有待进一步的探索。但是，年长的孩子可能会在个体、家庭和团体治疗中获益，这些治疗可以提高她和环境接触的程度，聚焦她自己的感受和问题，而不是把妹妹作为讨论的话题和关注的对象。由于来访者存在阻抗，表达性治疗的取向（个体和家庭治疗中使用）可能会提供益处，直到她建立了足够的信任来沟通她的感受，而不再是采取压抑和退行的方式。

来访者概述 3.4

来访者是一名年长的男子，曾经多次离婚。此时，他和自己的任何一位前妻及家庭成员均没有接触。他说自己在青春期前就离开了家，他的人生大部分时间是在街上度过的。他因为被怀疑是智力衰退，并且目前无法获得基本的日常生活需要而接受评估。病人否定有心理疾病，并说："我没有接受过教育，没有工作，没有属于自己的地方。我没有心理疾病。"当被问及头部是否曾受伤时，他回答说在 7 岁时有过一次车祸，头部撞到了挡风玻璃，据他所说，这导致了他记忆力的问题。

在整个访谈期间，他的谈话声很温和，以至于我不得不倾着身子并要求他重复他的回答。他的外表是适当的，态度是随意的，活动是正常的，情绪是压抑的。他的思维内容显示和错觉及妄想没有关联，同时他没有对内在刺激做出反应。感官心理领会测验中他对所有问题均显示出具体回答：对于问题"树和大象有什么

第三章 对艺术的诠释

相似之处?"他回答:"两个都可以给你阴影";对于问题"苹果和橘子有什么相似之处?"他回答:"它们都有籽,需要去皮。"他的即时和短期记忆较好。但是,在回答远期记忆的问题时,他会用断断续续的离题的话或是以喃喃而语的方式没有条理地来填补记忆的空白。当要求他用右手食指触碰左耳时,病人用右手食指碰了自己的右耳。对于谚语"手中的一只鸟比林子里的两只鸟更有价值",他开始拒绝回答,而后很快回答说:"我不会一直愿意让它呆在我手里,或一直待在树林里。"此时,他说的话声音很弱很离题,以至于我没有办法理解他后面的回答。他离题的说话方式看起来与智力衰退有关,而不是由于精神病思维过程。他报告说自己六年级之前就开始饮酒,直到今天还存在过度饮酒。然而,他并不觉得自己存在酗酒的问题。病人说 10 年前他曾企图上吊,并承认当时喝了酒且非常抑郁。

图 3.9 是他所完成的绘画测验。在开始绘画之前,病人说自己原本是个很好的艺术家,但现在却只能画盒子。于是,他的房子画成了一个三维的盒子。在底端他加上了两个窗户和像门一样的东西。旁边附属的看似另一个窗户。房子是鸟瞰的视角(拒绝家庭的情境)。它的线条是不稳定的(器质上的,运动控制的问题),线条间的连接不好。之后他用三条向上的然后又向下掉到地平线上的线条画了树。接着,他把云雾般的轮廓加到了树枝的尽头,并加上弯弯曲曲的线条,作为树的底部,在树的两边均有草长出来。所有的树枝都是一维的,部分连在一起(器质性病变风格的分枝发展的画法)。他写了一个名字"Boy(男孩)",然后利用这些字母,把它们画成了人物的眼睛、耳朵和头(B 是左眼,o 是右眼,y 是耳朵,并用它的长尾圈过来作为头),如此他画了他的人物。然后,他加上了嘴巴、鼻子和细脖子,同时对眼睛进行了加强。我指导他画完了身体,他用一条线勾画了胳膊和大腿(担忧,需要支持和保证),人物像姜饼一样。身体倾向于图画的右边,明显缺乏平衡。我问病人他是怎么学会这样画人物的,他就开始画另一个人物,这一次画了一个女性的头部,并说他有一天制造了这个画画过程,你可以写一个"Boy"或一个"Loyd"来制造出一个女孩。

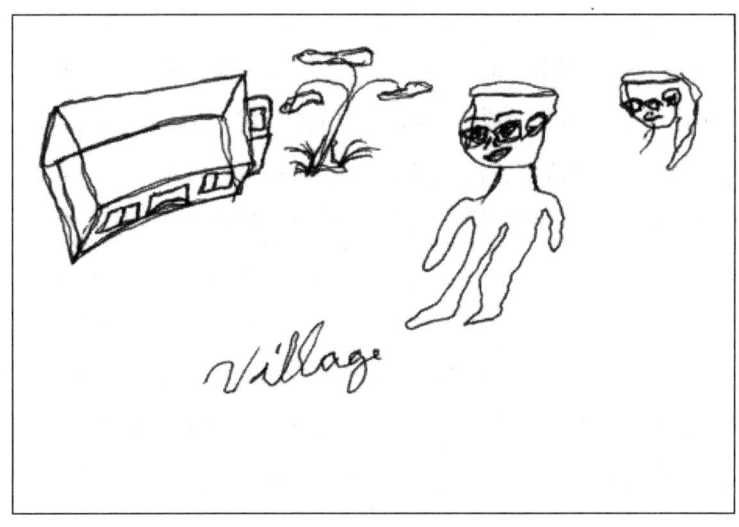

图 3.9 继发于物质滥用的器质性大脑综合征

在很长时间的沉思后,他把绘画命名为"乡村"。此外,他自发地讲述两个人物:"他们两人需要建造房屋,住进去,打扫它;如果他们建造了它,那么他们就会以夫妻的方式在那里生活,保持那里的洁净……",然后他开始谈论这个盒子样的家庭,并说:"对于我做的事情他们不高兴,他们从来不满足,他们总是不开心。"当被问及这里的"他们"是谁时,他说:"学校里的孩子们。"

对结构的分析显示,每个项目都被置于纸张的高处(在应对环境因素上感到焦虑和不安全),家庭被画在了最左上角(常见于低年龄的孩子、器质性病变和概念成熟度低的成年人)。整幅绘画的线条质量都是粗重的(器质性病变的特征),显然具有动作控制的损害。病人在画人物时坚持要先写出"boy"这个词,这显示他需要依靠结构化的模式来完成任务。

总体来看,整幅绘画呈现出神经损害的特征。根据 Buck 的评分系统,病人的 IQ 在 49~51 分之间,这说明病人处于轻度的智力缺陷的范围之内,但是,由于缺少事先的病理测验,我无法比较他的功能水平。然而,他的绘画特征高度暗示了器质性的心理退化。观看所有三个绘画项目会发现,每一个都缺乏动作的控制、细节、比例和透视。这种组织上的困难显示存在一个严重的器质性的衰竭，同时还带有情感的困扰。Machover(1949)发现,慢性酗酒者或是高龄老人画的"图形常置于纸张高处,并常给人一种图形漂浮在空间中的印象"。

从形态的角度评估绘画,显示来访者拒绝家庭生活,认为自己不重要,需要保护,存在创伤（树的尺寸,以及落向图形底端的树枝),以及无法操控自己的外部世界。

八张卡片重复绘画测验（8CRT）

我们最后将要介绍的是八张卡片重复绘画测验（8CRT），它由 Caligor 发明。和 HTP 及 DAP 不同，这一评估过程从来不曾受到专业工作者的欢迎。事实上，当我还在实习的时候，从没有听说过 8CRT；我仅仅是在一篇期刊的文献中偶然发现了这一评估过程。然而，当我把这一测验结合到我的日常工作程序中时，我发现它是不可或缺的工具。

在 1957 年，Caligor 不愿意受到单次绘画投射测验的束缚，而发展了 8CRT，其中使用了八幅相互关联的系列绘画。他这样定义他的测验：

> 从画第一幅画到第八幅画的过程中，测验的分数可能越发反映出病理性，前后基本保持一致，或是越发接近统计常模。这一病理学的权重可以成为显示个体在压力下保持一定功能水平的能力，以及显示个体在压力反应之后是否可以显示出复原力。

此外，来访者绘画的不断渐增，以及这些绘画间的关联让分析者可以探索个体人格结构的多个层面。在这种多个层面诠释的概念中，可以利用到附录 A、B、C、D 中所列出的结构分析、形态分析或象征分析方法。

此外，Caligor 创造了一种评分系统，这一系统基于统计常模的偏离水平来对结构性元素进行客观地评估。在 Buck 的 HTP 评估系统中存在的很多元素也被

第二部分　解读线条画

Caligor 的研究所强调。这些元素围绕着高度的比率、细节的数量、比例以及纸张的戳记。但二者的相似性仅此而已。Caligor 的方法不用于智力评估，而是"应该被看做是对个体处理生活情境的反映"（Caligor，1957）。

在 Caligor 所著的《人物绘画新方法》（A New Approach to Figure Drowing）一书中，他提供了 8CRT 评分系统的案例，并对这一系统进行了概述。在此，我更想要提供一个改编了的版本。因此，我们没有基于 Caligor 的 36 个结构方面来评估来访者所完成的测验，而是对他的体系进行了改编，以获得一个对八幅绘画进行快速纵览的方法。这一方法（见附录 E）让我可以观察和记录八张绘画中的任何变异、重复或是模式，与此同时，我还可以在定量和定性的水平上完成我的评估。

八张卡片重复绘画测验（8CRT）艺术评估

和 HTP 或 DAP 相比，8CRT 要求在对来访者实施测验前，要先准备好一个测验用的小册子。它的制作是这样的，使用八张 22.9 厘米 ×30.5 厘米（A4 纸）大的纸（Caligor 建议使用 21.6 厘米 ×27.9 厘米，但是这个不是标准的纸的尺寸），然后把它们装订在一张同样大小的白色绘画纸上。这张纸可以为第一幅绘画（第一页）提供一个背景。此外，在测验中还需要另一张白纸，用来放在两幅绘画之间，以便一次只显示两幅绘画（即：之前画的一幅和当前正在画的一幅）。我喜欢使用硬本夹，然后把做好的小册子夹在夹扣下面。然后主试把八张纸中的七张翻到本夹上方（不要夹到夹扣下面）。这样就准备好了八张纸，让来访者可以基于所画的第一幅绘画开始作画。

在准备好这些之后，让来访者按照以下指引来完成 8CRT：
- 给来访者提供事先准备好的小册子、一支钢笔或带有橡皮的铅笔。
- 让他"画一个完整的人。"
- 画完后，把第七张纸从本夹后面翻过来，放到刚画完的画上面。现在，你可以透过新放下来的那张纸（这将会是第二页）看到刚才画完的一幅画（第

第三章 对艺术的诠释

一页）。

- 让来访者"在这张纸上怎么画都可以。你可以往上加些东西，可以减些东西，可以做些改变，也可以完全不管前面一幅画的内容。只要保证画的是一个完整的人物便可。"

- 这一步也画完之后，再把下一张纸从本夹后面翻过来，并放到第二张绘画（第二页）上面。把另一张白纸拿出来，把它放到第一页和第二页之间。此时，你应该可以看到在第二页的上方放着一张新的纸。而第一页此时已经看不到了。

- 告诉来访者"在这张纸上怎么画都可以。你可以往上加些东西，可以减些东西，可以做些改变，也可以完全不管前面一幅画的内容。只要保证画的是一个完整的人物便可。"

- 当他把这张也画完之后（第三页），再重复这一过程，直到本夹后面不再有别的纸了（第八页完成）。

- 必要的一步是你每次都要把另一张白纸插到画完的画之间。来访者应该只能透过新放下的纸看到最后一幅刚画完的画。

案例描述

以下的案例介绍了在特定情境下对 8CRT 的使用。

个人概述 3.5

这是一个十来岁的男性来访者，他来治疗是因为他过度的毒品滥用，一连串的青少年拘留以及缓刑期的违例。他的父母目前离异，但二人均参与到他的治疗之中。在整个初次面谈中，来访者都表现出一种抬高和夸大的情绪，一种活跃的情感，特别是回想起他缓刑期违例的事情时更是如此，他表现出对过往物质滥用的赞颂，并时常以轻率的言谈和无动于衷的反应来测试施测者的限度。他唯一的目的是增进他和母亲的交流。来访者显示出恰当的注意力和集中能力，有好的知

第二部分　解读线条画

识基础。对于相似性的问题他的反应是具体的并显示出缺乏抽象的能力。对于相似性的问题"苹果和橘子有什么相似之处？"他的反应是"它们都大。"对于问题"椅子和桌子有什么相似处？"他的反应是"它们都是木头做的……不对，等等，因为它们配套。"对于谚语"滚动的石头上不会聚集任何苔藓"，他的回答是"滚动的石头穿过了草地之类的地方。"值得注意的是，这些含糊的反应可能是由于他不愿意完成这些任务，而不是没有能力完成。

图3.10是他所完成的艺术评估作品。

图3.10的第一页所画的人物超过20.3厘米高（过度的自我强调以及对环境的重视不足；冲动；可能的攻击性），人物有很多毛发（男子气概、男性化象征），以及一个明显的前短后长的发型。他戴着太阳镜（警戒），耳朵画得很完善，浓密的胡子，参差不齐的大牙齿（攻击性），强健的二头肌，以及细小的前臂。他的手指是尖的（攻击性）。他详细地画出牛仔裤的两个口袋（母性方面的问题），鞋也画出了鞋带的细节，他的左脚安放在盒子类的东西上。他画的是侧面图（对环境的回避）。

第二页的图画与第一页有很多重叠，但是右脚消失了，而画牛仔裤的线条又加重。人物的手臂被裁去了（无助），画出了很突出的眼睛（高度警戒），用很重的阴影描绘的头发（焦虑，过度思考），这次他没有画鼻子，而是画了一个鸟喙（阴茎驱力）。图画仍然很大（夸大、内在控制力发展不好）。

在画第三页之前，来访者被提醒要画一个人物，而不是一个混合物种。这个人物的身体与前一幅重叠，这次加上了右脚。仍然画出截肢的手臂，这次出现了一条腰带。这个人物有个突出的下巴（需要社会优势），在下巴边缘有个小胡子，画出了鼻孔的球状鼻子（攻击性）替代了鸟喙。

在画第四幅图时给予来访者相同的绘画指引，但没有强调"人"这个音调。这个图像是个重叠在第三页之上的没有定型的鬼的图形（互动被拆解，否定）。这个蛇状的鬼怪有个头部，带着一张脸，一个鼻孔（攻击性），攻击性的牙齿，大耳朵（对批评敏感），爪状的手，在人物的左手食指还有一个延展出来的大刀。

第三章 对艺术的诠释

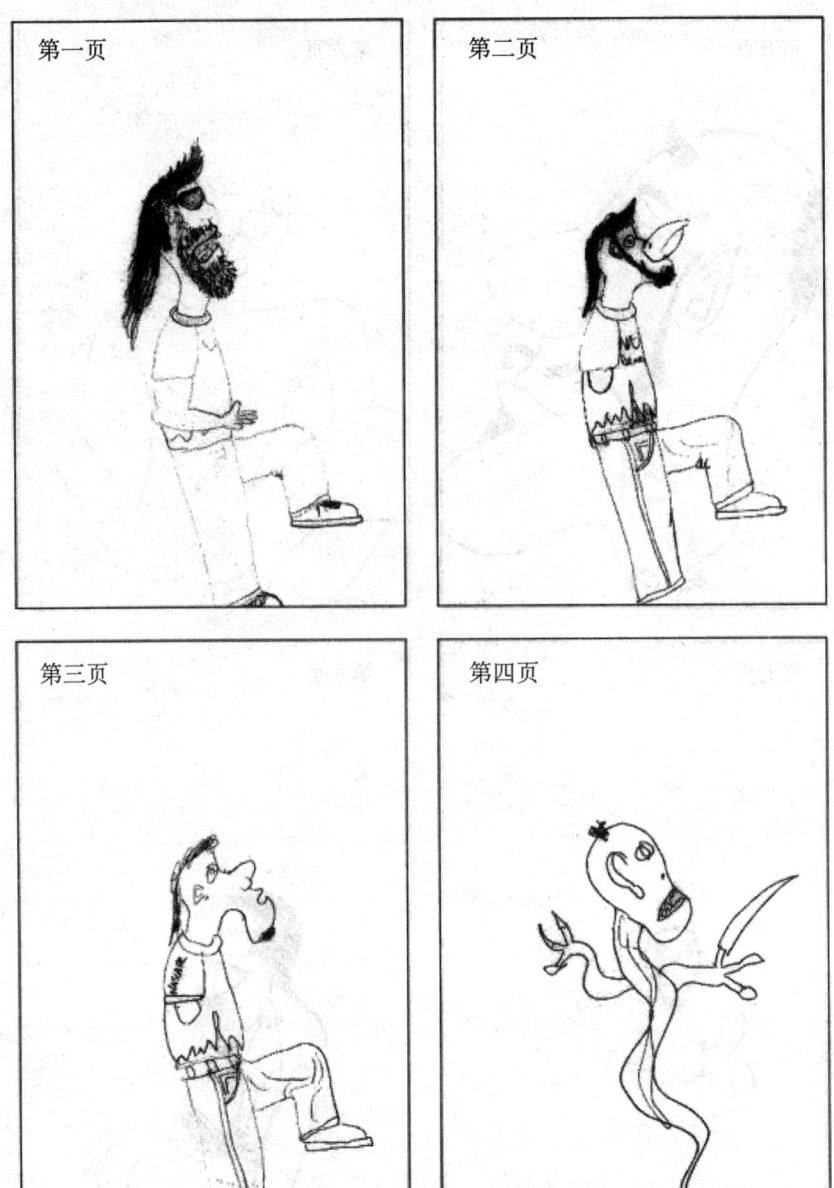

图 3.10 行为失调，青春期发作，严重

第二部分 解读线条画

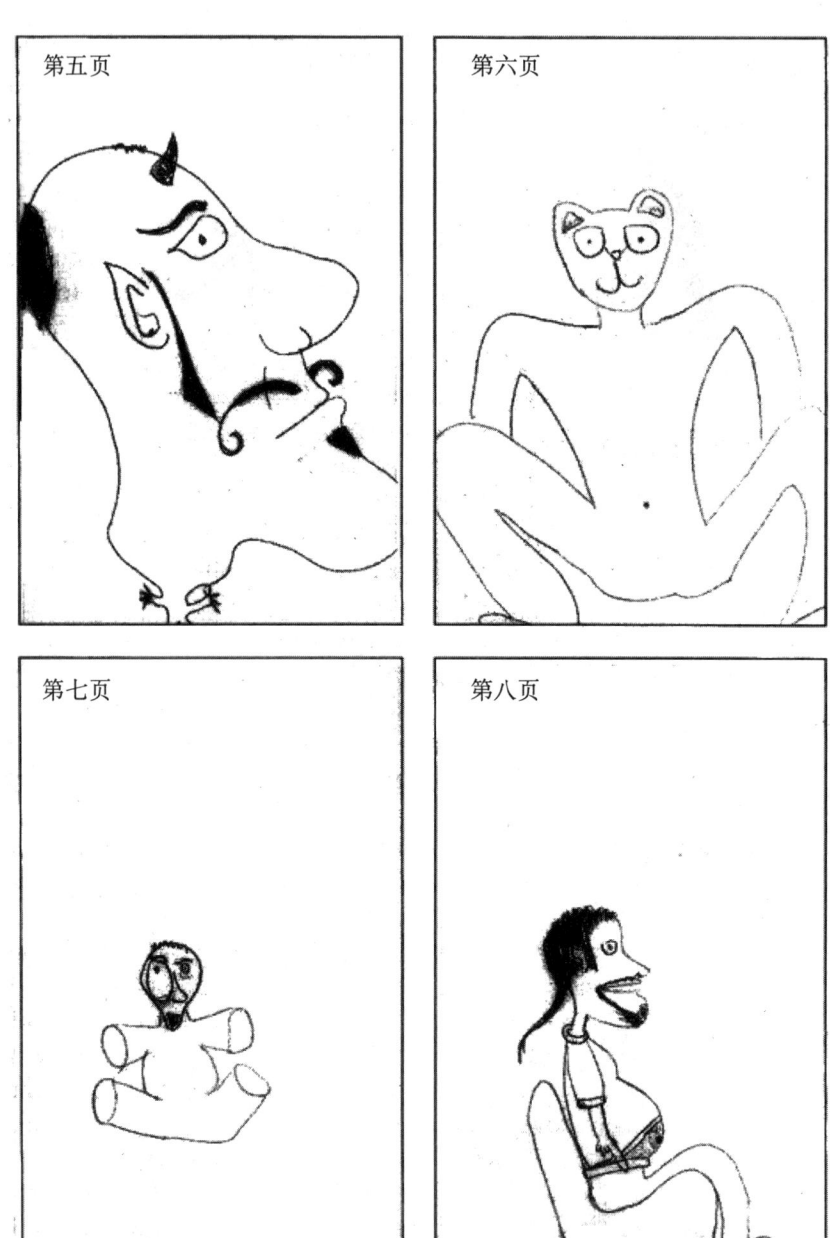

图 3.10（续）

第三章 对艺术的诠释

第五页仍然是重叠了前面的绘画（回避或是逃避困难及人际关系）。这个达利样的人物有个极大的侧面的头（关注自己，全神贯注在想象之中，夸大），头部顶端画了一个武士样的发髻，留着下面的山羊胡子和在上唇的髭，长鬓角，古怪的眉毛（男性化象征，努力获得男子气概），头顶上有一个角。人物身体很小，有着棍子状的手指头（攻击性）。

第六页几乎完全忽视了绘画指引，但仍然在整个系列中占有三分之一的重叠部分（极度的否认）。图形有一个裸体的人物身体和一个猫的头部（冷漠、自我中心、女性化象征）。人物占据了纸张的四分之三，它蹲着，身体的唯一细节是一个肚脐（母性的依赖，婴儿化的需求）。

第七页重叠的图画显示出明显的尺寸的缩减，身体画成了泰迪熊的样子（婴儿化的需求），头骨样的头部或是人物脸部，看起来正在申斥。仍然有着攻击性的牙齿；一只眼睛比另一只明显大很多，用力地画出鼻孔，在每个眼睛下面都有焦虑的阴影。

第八页的图画是侧面坐着的（依赖，受到抑制的能量，缺少驱力），和第一页相似。人物头部有着明显的头发（男性化）和山羊胡子；眼睛正看着观看者，右臂有个极大的食指（指向地面），这让人想起过大的中指（对抗；敌对）。人物有个很大的肚子，它突出到了衣服之外，并带有一个明显的肚脐（养育、依赖的需要）。身体的中线被强调（情感的不成熟，母亲的依赖），腿很细长。

最后可以分析，这名来访者最初十分防御，并倾向于以这种方式来应对生活。如果这个问题不解决，他就会迅速退回到依赖和对于养育的需求（第六、七、八页）。但是，重要的是要注意他是如何进行控制的。在第二页，来访者开始显示他对抗性的特质，以便让治疗师按另一种风格行事，即需要再度要求他按照指引来画，治疗师一旦做出了要求（外部控制），他画的图像马上变回了人类的形态（第三页）。但是，在第四页时，治疗师仅仅提供了指引，来访者于是又继续画非人类的图形，直到第八页的最后一幅。

这说明，他有内在的控制，但是这很大程度上依赖于权威的人物的指引和看管。此外，这名来访者对于批评很敏感，但他却想要获得训斥，这让我不禁思考，这或许是他和他的家庭及与之伴随的环境之间进行交互的唯一模式。此外，他投射出来的攻击性以及相伴随的依赖需求看似与父母有关，并且联系着他的矛盾的感觉，即，婴儿化的依赖和受挫的青春期孩子需要展现自己的男性化的需求（即：夸大、内在控制发展不良、通过反社会行为获得认同）之间的矛盾。来访者的绘画从一个掩饰性的（太阳镜）和好战的人物，变成了坐在那里的失败的男性，这些都体现病人想要对男性化夸大，但却又无法将自卑的感觉围住，因此，随着绘画的进行，当一层层人格被剥离之后，这种自卑感开始变得突出。不幸的是，他带有敌对性的自夸却无法允许他体会到这种感受，于是他通过回避情感上的依附来否认这些表达感受的愿望，并通过对抗、物质滥用、反社会行为以及反作用形成的防御机制来关闭这种淹没性的情感。未来的治疗必须要专注于提高他的决策能力以及自主性上。

在未来的治疗中，很重要的是一个方面是聚焦于来访者作决定的能力的提高及其自主性的提高。能够提供帮助的专业人士以及家庭成员都将作出有意识的努力：不要参与到一个相互依赖的关系之中，并必须提供一个稳定的结构，让来访者不同的行为选择能够呈现出不同的后果，对他的未来设定现实的目标，开始参与到同龄人的互动以及团体治疗之中，并在这些过程中探索到自己的夸大源于对依赖感的过度补偿。

个人概述 3.6

在最后一个 8CRT 评估中，我们将会回顾的是同一个来访者所进行的两个投射测验。第一个测验叫做"画一个在雨中的人物"（图 3.11），它与 DAP 投射测验关系密切，并在其基础上发展而来，它用于评估个体应对来自环境压力的能力。第二个测验（图 3.12）是 8CRT，这个测验在前一个测验实施一年后实施的。这个测验实测时，治疗团队正在期待将来访者安置在社区，测验用于评估病人的稳定性。

第三章 对艺术的诠释

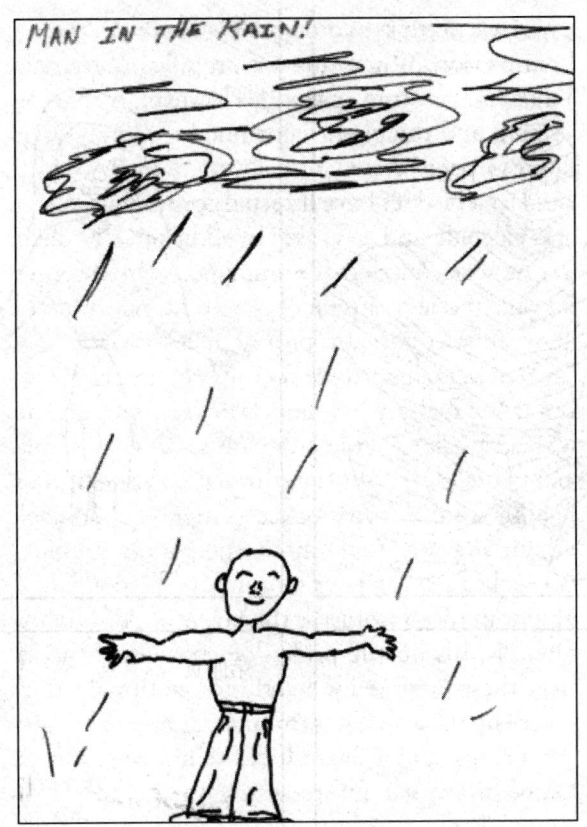

图 3.11 画一个雨中的人

155

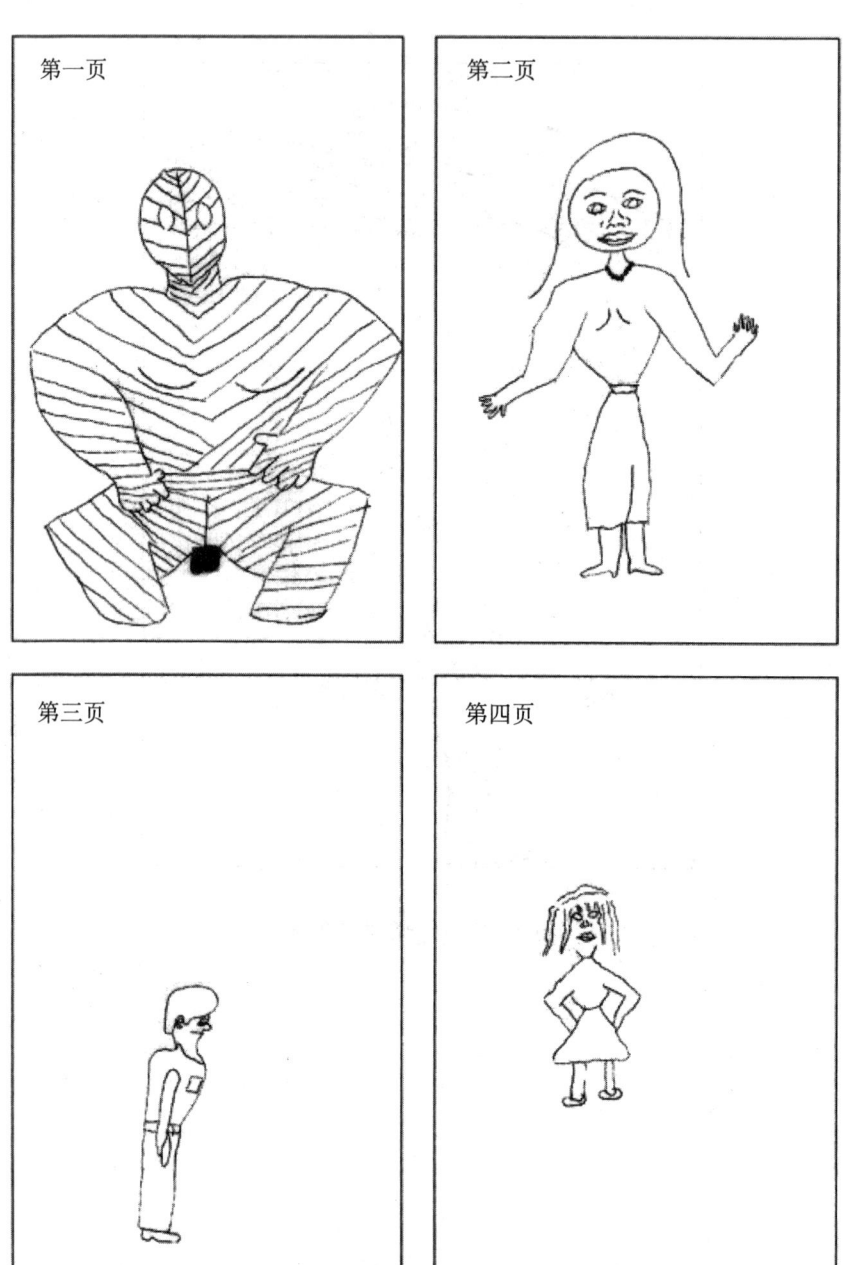

图 3.12 精神分裂，妄想类型

第三章 对艺术的诠释

第五页	第六页
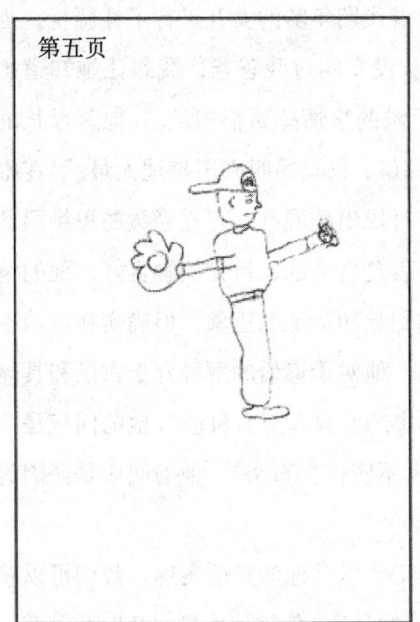	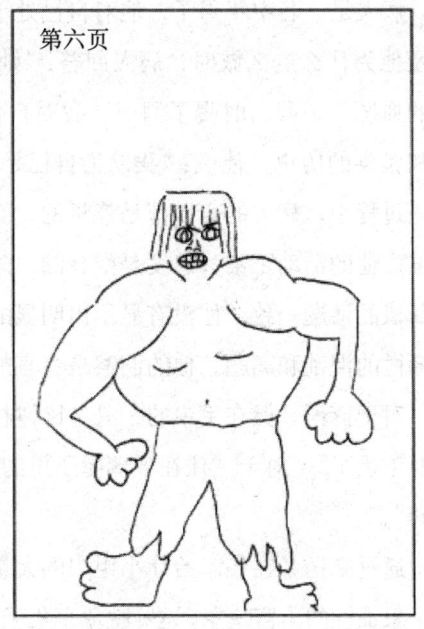

第七页	第八页
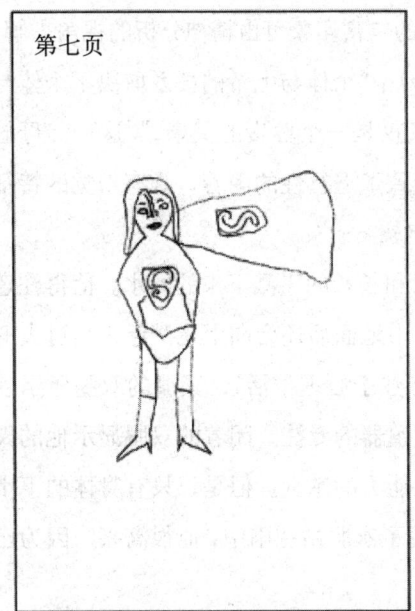	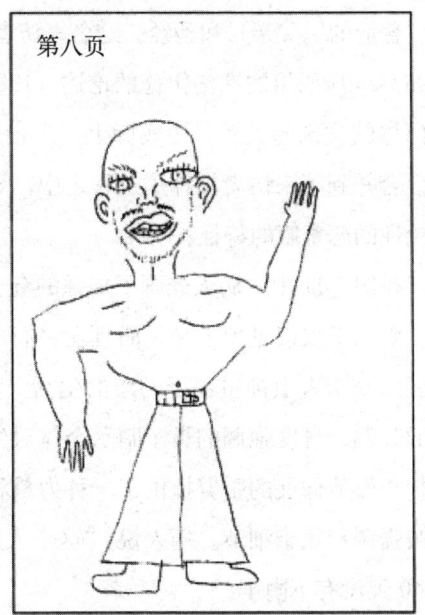

图 3.12（续）

第二部分 解读线条画

病人是一名中年男子，他对自己处于潜伏期年龄的女儿进行了性骚扰。当被问及他为什么这么做时，病人回答："她从没有叫过我爸爸，我想让她知道她是我的血脉……我当时喝了酒……我对自己做的事情感到很抱歉。"他有很长的幻觉和错觉的历史，他说："我以为自己是耶稣；我妈妈叫来了护理人员。"在整个会谈过程中，病人的言谈都是连贯的，有时候出现混乱，存在轻微的思维阻断的证据。他的活动正常，态度是配合的，外表是合适的，目光接触良好，他的情感与所谈的话题一致。他没有显示出明显的幻觉和错觉的迹象，但确实在言谈上存在轻微的混乱和离题。他的洞察是合宜的。他对于谚语的解释介于古怪和具体之间。对于谚语"握在手中的一只鸟比树林中的两只鸟更有价值"，他的回应是"它快要生蛋了"；对于"住在玻璃屋子里的人不应该扔石头"，他的回应是"因为会破碎"。

通过来访者在艺术治疗小组中的大量工作以及他的言语表述，我们可以获得一个象征性的丰富映象，这一映象聚集于他的父亲、他被认作是父亲以及上帝（一个"普遍的"父亲）和圣经。这名来访者的丰富印象可由精神分析的视角来解读，正如 Gay 所引用的弗洛伊德的论述（1989）："个体与上帝的关系取决于个体与自己肉体的父亲的关系……实际上，上帝仅仅是一个尊贵的父亲。"这一父母的吞噬性合并到了来访者精神病过程之中，导致了退行性的固着，具有幻觉的特征和乱伦性的恋童癖的特征。

在图 3.11 中，病人先画了加强的乌云和长长的飞溅下来的雨水。值得注意的是，雨水不仅仅是掉下来，而且在它们击中地面后还会向上飞溅起来。过大的头部显示来访者全神贯注于幻想的生活（专注于心理生活），紧绷的双腿显示性方面的失调，过度强调的鼻子暗示个体对生殖器的专注。闭着的双眼显示他的聚精会神，而他伸展的手臂提供了一种力量和能力的感觉。但是，只有身体的下半部分被强调和赋予细节。病人说："这个人脱了衣服站在雨中；他很高兴，因为已经有 40 天没有下雨了。"

总之，这个图像暗示个体存在性方面的困难，全神贯注于幻想，在有力量的人格面具背后隐藏的是一种敌对（可能是反向作用），暴风雨不仅仅从上而降，同

第三章 对艺术的诠释

时还带着外在的压力围绕在人物的身边。病人的言语叙述显示他对宗教的专注。

一年后，病人接受了8CRT测验（图3.12），作为对他功能的一个持续评估。接受测验时他有些忧虑，对于测验结果将会如何被利用他稍微有些疑心，于是我告诉他这是早先的测验（图3.11）的一个跟进。这个测验将用来确定他的稳定性。第一页呈现的是一个十分突出的蹲着的"蜘蛛侠"。人物有着空洞的眼睛，对于胸部有所强调（肌肉），小的圆手指，没有脚。此外，在生殖器的位置画出了两个涂上了重重的阴影的睾丸样的形状，一条直线从上腹部一直画到了"睾丸"的根部，并且看起来像是个阴道。

第二页仍然是一个极端的表现。它描绘的是一个女人，她有着圆的头部，成束的发尾没有接触到头部，悬浮在空中。有着显著的鼻子，大大的嘴唇像是丘比特的弓箭。细小的脖子连接着宽阔的肩膀。强健的二头肌；前臂细小，手部画出了张开的手指。腰部用腰带束着；没有臀部。人物穿着长衣服、靴子、带着珍珠项链。胸部看起来不像是乳房，更像是男性的胸脯。整体来看，这个人物的绘画与他男性人物的绘画具有相同的模式，但这幅画的人物具有女性的打扮（衣服、项链、成束的头发）。

第一次出现的退行是第三页的孩子人物，人物处于纸张底端中间位置，并且向右边呈不稳定的倾斜状。人物的大小低于平均水平，和前两幅相比人物较小。且画的是人物侧面图，病人说："我7岁的时候曾经这么画过。"这名男性人物具有蓬松的发型，强调了耳朵（对批评敏感；幻觉），用一条斜线表现嘴巴（紧张，对某些事物紧闭嘴巴）。他的胸部过大（努力获取男子气概），同时，人物有个驼背。衣服上装饰了一个口袋（依赖的问题），他的右手手臂延伸到了裤子的口袋里（逃避的），身体中线上有一条腰带（依赖问题）。他的腿是短的（静止），画中只显示出一条腿（不平衡）。

第四页画的是一个女孩子，她处于纸张的中心，波浪线样的头发，眼睛是空洞的（幻觉，想要看得越少越好），强调了鼻子，丘比特的弓箭一样形状的嘴唇（联系性的特征）。她的双手放在臀部；她的躯干是短的，束了腰。她穿着裙子，有两条像棍子状的腿，球状的双脚。由于骚动的头发（婴儿期的性驱力）和空洞的眼睛，

第二部分 解读线条画

她看起来怒目而视的样子。

第五页又是一个孩子,但在这时病人已经退行到了画卡通人物的水平。画的是查理·布朗站在自己的棒球投掷垒上。画的是侧面图,有一个巨大的胸部,方形的躯干,这些让他看起来像是有个驼背一样。他的帽子是倒着戴的,有一个耳朵,一个空洞的眼睛,一条斜线画出了嘴巴。手臂从躯干的两边伸展出去,一只手上带着一个棒球手套,另一只手拿着一个棒球。他有一条腰带,这次图画中又只画出了一条腿。这幅画在很多方面重复了第3页的画法(绘画风格,外貌和象征性),并且可以按照同样的方式来诠释。

第六页继续了卡通的主题,画的是一个了不起的汉克。人物体积极大,并呈现出具有攻击性的气氛,带着不受控制的愤怒或是欲望。他有一张具有攻击性的脸,方头,瞪着的眼,圆形的嘴巴,露出牙齿(攻击性)。他的肌肉过度强健,有胸肌,有一个肚脐眼(对母性依赖的问题)。他的脚过于大了,手也是如此,它们由大的闭合环形画出(需要压抑攻击性的冲动)。

来访者把第七页的图认作是女超人。她的头发轮廓被画了出来,眼睛空洞,有丘比特弓箭状的嘴巴。她的胳膊轮廓不清楚,没有手。她的腿是瘦的,她穿着靴子。一个带着巨大的"S"标志的斗篷从她的左手边飞出来。在她身体中央部分有一个看起来像马裤或是尿布样的形状。病人评论说:"我喜欢超级英雄。"此时,病人已经画了很多超级英雄了,我于是建议他在第八页画一个真实的人而不是动画人物。人物的大头是圆的(错觉;幻想的生活),没有头发(缺乏男子气概),有一个过大的前额。病人画了嘴巴下面的小胡子和下巴的大胡子(阴茎替代品),并说:"我希望我的胡子能画得更好些。"人物有着大而突出的眼睛(妄想,看着所有来来往往的事物),有鼻子,丘比特弓箭状的嘴唇,可以看到很多的牙齿(攻击性)。

他的耳朵被强调了(对批评敏感;幻听)。他的脖子又短又细,他有宽肩膀,有肌肉的胸腹,有肚脐(依赖),强壮的前臂,系紧的腰部,具有细节的皮带(对母性的依赖)。他的两条腿被画到了一起(与性有关的失调),脚趾指向了相反的方向(矛盾情绪)。他的左臂在空中挥手,而右手画成了直角并指向他自己一面。

第三章 对艺术的诠释

从定量的角度分析，人物以两个极端的形式呈现：过大的成年人物（第一页、第二页、第六页和第八页），以及正常高度的退行到儿童期的人物（第三页、第四页、第五页、第七页）。这种两个极端的表现特征向我们呈现了一个成年人，他展示出不成熟的自我概念，同时反映出对成年人角色的不适感。他所体验的环境是苛求的，并以冲动和过度的幻想来作出回应。此外，每个人物都显示出一种连续性并相互交迭。从定量分析的角度看，这种抽离的程度是不常见的，毕竟，重叠绘画会迫使个体产生紧张感，以及需要个体维持长时间的情感，而大多数个体对此是难以忍受的（Caligor, 1957）。由于这种超然的抽离，假如我们把这些图画置于每一页之上一页页的观看，这些绘画表现为一堆随机堆砌的图画。但是，假如从定性的角度来看待这些图画，并把它们当作是在讲述一个故事或一本书的话，就显示出，病人表达的是他在性方面的困惑、依赖的问题、退行的倾向以及害怕自己被自己的愤怒和激情所吞没。

于是，第一页画的是超级英雄蜘蛛人，他是具有男子气概的，有能力的，诚实的以及可依靠的。此外，这一人物被画出了睾丸，但仍存在性方面的困惑，因为他身上还有一条线代表了女性的阴道。这一困惑象征了病人自己内部的不确定性，这不确定性围绕着男子气概和羞耻，这把我们引向了第二页的俄狄浦斯问题。唯一一个看起来像成人的女性人物是与前一页重叠的，她正站在第一页的阴道的上面，而第三页是一个不平衡的绘画，病人说自己小时候曾画过这个人物（和他所伤害的人的年龄一样），这一意象在第四页达到了顶峰，这一页中的女孩子看起来正在愤怒斥责。第五页是查理·布朗的形象摹写，这是孩子内在所有不足感、不安感和恐惧的象征。再接着看第六页，接下来的绘画被不受控制的了不起的汉克的愤怒（欲望）所征服。

我们或许记得，汉克的故事的前提是基于一个患有心理疾病的（多重人格障碍）男性，他在愤怒的时候会变成"怪物"。不幸的是，愤怒和内在的需求超越了想要对敌对冲动进行压抑和否认的愿望。我们可以把这一象征看做是病人所投射出来的他自己的欲望和不受控制的冲动。第七页继续了超级英雄的主题，并展示了一个女超人。她是超人的同伴，她具有同样的力量，但是病人却使她婴儿化

第二部分 解读线条画

了,他给了她尿裤般的马裤,她没有可以用以抵御和操控的双手。此外,病人退至到对幻想的沉浸,并对此评述说:"我喜欢超级英雄。"在画第八幅画时,我鼓励病人画一个人物而不是超级英雄。这一幅绘画再次显示出病人内在的矛盾挣扎,包含性和男子气概的形象表现出了淹没性的依赖感和对穷困的抵偿(病人说希望可以长出更好的胡子)。

  总体来讲,通过药物治疗,这名病人的精神疾病基本稳定;但是,它仍处于活动期。当全面考虑这些绘画时,它们象征了被禁止的性愿望(母亲人物),这使得病人不和成年女性来往,并转而专注于不成熟的性的固着和错觉的材料,而当这些被限制时又会引发耻辱和羞愧感。这些感觉会让他自我谴责,而这些又会加强他的内疚和羞耻感,并因此带来压力,结果是导致精神病性的失调,特别是当他合并式的防御机制持续强大的时候更是如此。病人的思维幼稚,而他极度的依赖问题和对男子气概的需求以及对来自外界的尊重的需求组成了一个致命的结合体。病人在矛盾中挣扎,这让他处于一个不稳定的位置,威胁着要淹没他脆弱的自我感。

  整体来讲,病人在机构化安置所提供的结构和安全中进展良好,在这里日程是确定的和有序的。病人需要解决的是与社区有关的问题,那里有种种困难、挫折和失望。因此,这名病人需要在一个仍然安全的环境下学习应对那些重复生活创伤的情境,从而增强独立生活和现实生活的能力。另一个必要的是,他还需要通过一对一的个体治疗来探索他的内心挣扎(例如:埃里克森学派关于人格和心理社会发展的工作),从而帮助病人从婴儿的人际联系方式进步到独立和健康的联系方式。但是,这名病人所具有的错觉虚构可能会使所有进一步的工作无法进行,因为他对于婴儿期依赖的固着,和他合并的防御机制联系起来,这些会激起他错觉的思维过程。然而,埃里克森说(1963):

> 在精神病理学中,婴儿特征的精神分裂症是研究基本信任缺失的最佳案例,在这些来访者中,潜在的、伴随一生的基本信任的缺乏十分明显地体现在这些成年人的人格中,他们的人格习惯性地退行到精神病状

第三章 对艺术的诠释

态和抑郁的状态。对于这些来访者，重新建立一种信任的状态被证明是治疗的基本要求。因为，无论导致精神病突变的条件是什么，很多病得十分严重的个体的古怪和退行的行为都掩饰着一种企图，即，想要测试感觉和物理的真实之间以及言语和社会意义之间的界限，以此来恢复与社会的关联。

总 结

在这一章中，我概述了三个不同的评估工具，来说明艺术和象征的力量。在我对有困难的来访者的工作中，我还没有找到任何一个可以适用于全部人群的单一的投射测验或是某个独立的治疗方法。通常是在使用了多种方法后才可以为治疗师找到开始人格整合的途径。

尽管关于投射测验的争论仍然激烈，但我希望我已经向大家证明了多重水平的诠释方式可以富有成效。无论你正在使用房—树—人、画人测验或是八张卡片重复绘画测验，或是任何其他从这些测验中派生出来的测验，把来访者的言语陈述或幻想与象征结合起来，就可以为那些隐藏的防御、隐喻和意义打开一扇门。来访者需要自己去找寻到个人的意义和希望。正如巴比伦神话中的吉尔伽美什的故事，它以一个自我中心的暴君（初学走路的孩子）作为故事的开始，而通过与社区和朋友的接触（儿童期），他被转化为一个无私的成年人，具有智慧和宽容。正如这个故事一样，我们每个人都有一个影响着我们的神话。是神话给予了人类的生命以意义和隐喻，这隐喻意味着一种比拟，它具有"仿佛"的特征，全人类都可以体验到这种仿佛。作为孩子，我们身体力行地通过游戏来体验这种"仿佛"，一块块的木块"仿佛"就是一个巨大的堡垒，或者我们"仿佛"就是爸爸或妈妈。作为青少年，我们想象自己是某个行业的名人或是有势力的人。最后，基于孩子身体体验而主观定义了的环境被环境的物理现实以及无意识层面的希望、梦和愿望所代替。通过那些被我们选择来在墙壁上展现的艺术作品，通过我们收集的专业藏品以及我们的私人角落，我们间接地沟通了关于我们个人的神话信息。

第二部分　解读线条画

图 3.12 是这个来访者画的第一幅 8CRT，那是蜘蛛侠；但这不是他第一次画蜘蛛侠。在蜘蛛侠连环画里的彼得·帕克是一名孤儿，他是毫不起眼的查理·布朗类型的人，他在一次不同寻常的蜘蛛咬伤之后变成了英雄。因为一个年轻人的挑衅他放走了一个夜贼，但同样的罪行再度发生，他自己的家被抢劫了，并且他的叔叔也因此被杀害（对彼得来说是父亲式的人物）。从此以后，他就致力于社区的改良。但是他的劲敌格林·高别林却是他最好的朋友的父亲，他经历了一个不成熟的科学实验之后变成了精神病人。于是，重复的父亲主题，以及相伴随的精神病性的报复成为了我们的来访者内在挣扎的隐喻。

在 8CRT 的第六幅中，出现了另一个连环画人物——了不起的汉克，这幅画和之前一幅有着重要的差异，这一幅需要进行讨论。布鲁斯·班纳（汉克）的背景故事从他的祖父开始，祖父对布鲁斯·班纳的父亲（布莱恩·班纳）进行过很多心理虐待，结果是布莱恩把自己的父亲看做是怪物。害怕自己遗传了"怪物"基因，于是布莱恩决定不要孩子。一天晚上他喝多了，回到实验室后，他意外中释放了过多的伽玛射线，这马上把他压抑的愤怒感引发出来（记得来访者也存在过度饮酒，并在之后对自己的女儿进行了性骚扰）。此时他恋爱了，结了婚并有了一个儿子，布鲁斯。随着时间的推移，他压抑的感觉把他变成了他所蔑视的那种人，他变成了一个虐待性的丈夫和父亲。他被送到了心理医院，而他唯一的儿子退行到了自己的世界之中。此时，布鲁斯·班纳开始表现出多重人格障碍（MPD），出现了从了不起的 Hulk 到内疚的 Hulk（在一名医生企图治疗布鲁斯的 MPD 障碍时引发）等多种人格。此时，他的父亲刚出院，最终，布鲁斯因一时气愤杀害了他（Yarish, 2002）。

在两个连环画中，重要的问题都来源于主角和他们父亲或是父亲式的人物的关系，以及内疚的反应。不仅仅是来访者象征性的丰富映象，他幻想的内容也都是主要与父亲有关。我们可能会想这些"神话主题"是否根本上是俄狄浦斯情结的强力象征，并说明他对父亲的敌意是联系着他对母亲被禁止的性愿望——这一特性的中心是婴儿式的攻击性、力量、依赖、快感和内疚（Jung & Kerenyi, 1963）。

第三章 对艺术的诠释

个人神话的模式以及生活的隐喻不仅仅可以通过艺术投射测验来观察，在艺术家的想象中也能够看得到。举例来说，Frida Kahlo"在很小的时候就遭受疾病和隔离的痛苦，在自己还年轻时就遭受了淹没性的躯体创伤。她的艺术作品被用以支持一个假设，即在她的艺术性自我表达中映射了她的创伤性经历。"（Feldman，1999）。6 岁时，她因为小儿麻痹症被隔离了 9 个月。12 年后，她发生了一次严重的巴士交通事故，脊柱、锁骨、肋骨、腿、骨盆和脚均因此断裂。最后，她的右腿被截肢。在一系列 30 次的手术后，由于康复而必须受到活动的限制，她因此无法追寻医学院的梦想，并转而开始画自画像。"在每次手术之后，都有长时间的活动局限期，她在此时期内想办法画画，她甚至躺在床上借助镜子的帮助，以便把注意力集中在她关于生存的记录之上（Feldman）。"这种重复的自画像不仅仅帮助她转化那些恐怖的驱力和创伤，同时这些千篇一律的绘画还发挥着"仿佛"的作用，"看到我。看着我。听着我。我存在"。Kahlo 对于她自身存在的每一分钟的觉察，其中包含的孤独、狡猾和厌烦让我们想起了科林斯王的神话。Kahlo 的快乐不仅仅来自于逃脱死亡（正如科林斯王），还来自于大胆地画自己，这些绘画并不是苍白的映象。

相反，梵高是众多遭受心理疾病折磨的艺术家之一。他们中的大多数（包括梵高的亲密朋友高更）都表现出抑郁的征候或是轻度的躁狂，这些对于双相障碍来说很普遍（Jamison，1996）。那些欢欣、容易膨胀和易怒的情绪导致异想天开的想法，加上极端的有意图的行为，这些都被梵高通过他的信件小心翼翼地记录下来，这些信件现在都建立了档案。在他自杀前大约一年的一封信中有一段写到：

> 我亲爱的哥哥，我总在工作的间歇中写作；我就像是真的着魔了一般在工作着。我想这会对于我的治愈有所帮助，但也可能会在我身上发生像尤金·拉克洛瓦所说的事情：'我在自己没有了牙齿或是呼吸的时候才发现了绘画，'按照这种说法，我难过的疾病让我带着一个无声的愤怒工作——很慢——但却是从早到晚毫不停歇地这样工作着（Stone，

第二部分 解读线条画

1937）。

梵高在爱与死亡之间挣扎，这是高级和低级本能间的斗争，这让我想起了歌德的浮士德。这一神话不仅仅询问生命是什么，询问人性的意图是什么（在梵高自杀前最后一封信中，他说："你仍然可以选择自己的立场，以人性来行事，但是那有什么意义呢"），它还对创造源于疯狂进行辩论。最后，和 Frida Kahlo 很类似的，梵高迷上了自画像，这是极度痛苦的象征——看到我，我存在。

象征，特别是在文学或艺术作品中，会唤起情感的反应。如果你曾经观看 Frida Kahlo 自画像的眼神中所表现出的痛苦，又或是曾看到梵高的绘画中线条的扫动，看到过这些激动人心和悲惨的特征的同时存在，那么你就能体会到对现实的拒绝以及象征的力量。梵高绘画中的狂热，以及 Kahlo 自画像的两面性把他们的心理状态改变了，那些抑制作用的因素转变为了可能获得的问题解决之道。

作为案例，让我们来考虑火焰背后的象征。在我讨论图 I.5 和图 I.6 的时候，我谈到过这名青少年病人无意识中关于性侵犯的记忆，在他一次家庭探访之后的自发绘画中暗示了这个记忆的存在。在我从事治疗职业早期时，我被告知说有纵火历史的来访者也有可能有性骚扰的历史。当我问及为什么这二者会联系起来时，问题没有受到重视。但是，随着时间推移，我不仅发现这一假设的正确性，并发现问题的答案大多隐含在象征性的隐喻之中。火是一种珍贵的资源，在原始文化中它被当做神一样敬畏（Tresidder, 2000）。直到我们早期的祖先学会控制它的力量，并创造出随时引发它的技术之后，它才变成了权力、爱和性的象征。对火的这一新的理解是在"古印度吠陀经"中找到的，在其中"摩擦两块木头来引火的行为代表了性交"（Gutheil, 1951）。后来在 Marquis de Sade 的写作中也经常性的，但不那么精细地提及火所具有的性的特征。Shattuck（1996）做了关于火作为性象征的最好的观察："火传达的唯一信息是：我的欲望会毁灭一切。"现在，火在大众媒体中常以需要人们表示敬意的形式出现：烛火守夜，永恒火焰的神圣使用，代表了我们团结共生的精神。但是，火仍然具有毁灭和保护的二元性，一个既可以让人抑制又可以提供希望的象征。

第三章 对艺术的诠释

最后，艺术投射测验不应仅仅依靠那些提供定性和定量结果的正式的评分体系。这种研究的形式会把所有的表达和感觉从一个非常个人和隐私的作品中移出，在创造这些作品的时候，个体从一个简单的指引开始，而结果是来访者无意识的选择，其中包含了可以在象征性的丰富映象中找到的那些相互关联的模式，包含了来访者的个人历史，他们言语的陈述，防御机制的选择，并在适当的时候表现了那些提供意义的个人神话。

我相信这一多重视角的取向可以为治疗提供大量的信息，这些信息可以帮助我们为那些曾经被定义为抵抗治疗的病人提供成功的治疗。作为心理治疗的辅助，艺术投射测验具有超越冲突的远见，并在那些被焦虑和痛苦而淹埋的自我中挖掘信息。

Anderson（1951）说："投射测验，不仅仅测验了投射，实际上，测验了所有可以想象得到的心理机制，无论是表现在外的还是防御在内的。"

第四章

指引

投射测验可以引导临床工作者制定治疗计划，同样的，指引可以为治疗提供一个框架。在这本书的第一部分中大部分的绘画都是在绘画指引的条件下完成的。这些指引并不是随随便便给出的，而是围绕着来访者成熟的过程专门设计的。根据埃里克森的假设，来访者当前呈现出来的冲突必须要被解决，这样才能够让个体进行未来的成长和整合，指引的使用让来访者能够在安全的条件下显露出潜意识的材料。因此，我不能在过程取向的框架下过度强调指引的重要性。治疗师不仅仅有责任评估来访者的发展程度，而且还要考虑到那些保护来访者同时又阻碍了交流的防御机制。于是，艺术治疗指引可以提供一种纯粹的言语治疗没有的自由。我们可以根据来访者的需求来设计指引，这样就可以让每一个个体都可以进行创作、分享以及在多样的层面上进行表达。

结果是，如果我们按照埃里克森（1962）的心理发展理论，按照来访者的内在冲突来进行阶段的划分，那么我们就会看到，我们发展出来的指引可以用于提高自我功能、对抗适应不良的模式、鉴别出相似性以及澄清生活的变迁。

第二部分 解读线条画

表 4.1 的例子展现的是如何通过指引来表现基于自我同一性的内在挑战。但是，治疗师要评估任何一种指引是否是最有效的，就必须要明确来访者的发展阶段，无论他们实际的年龄如何。此外，请注意这里列出的并不是全部指引。相反，这只是一些例子用以说明当使用发展阶段理论时，如何应用不同的指引。

表 4.1 指引和心理社会危机

心理社会危机	指引举例
基本信任对不信任 由于需要定义内部的驱力和外部的经验，而持续地对关系进行测验，字面的或引申的刺痛（如：讽刺），极大的进行消耗的需求	**提供抚慰和注意力的专注** • 画一幅画显示你想从____那里获得什么。 • 选一些人的照片，然后写下他们在想什么，以及他们在说什么。
自主对羞愧和疑虑 通过顽固的控制来获得力量；破坏性的持有（控制）或释放；对自我重复的执迷，感觉被暴露在外	**坚定，需要外部的控制** • 选一幅可以反映你如何看待自己的图画。 • 制作一个动物，讨论它的特征。 • 制作一个最吓人的动物。 • 画一个在雨中的人。
主动对内疚 嫉妒之怒火；想要成为最被喜欢的人；具攻击性特征的操纵和胁迫。	**需要和别人一起学习和做计划** • 画一个梦 • 画一个愿望 • 画一些动物，让每一个象征你的一个家人
勤奋对自卑 关于能力差的想法引发了退行、孤立、感觉到不足；拒绝尝试新的任务	**通过任务的完成以及技能来获得赏识** • 选择 5~7 幅吸引你的图画，并在下面写上它们吸引你的原因。 • 选择一种颜色的粘土，然后用它创作一群雕塑。
同一性对角色混乱 对可信赖性进行测试，坚持独特性，寻求归宿感	**关注别人如何看待你** • 别人怎么看待你？你如何看待别人？ • 画出你的困难和解决的方案。
亲密对孤独 回避人际关系导致自我专注或孤立	**对他人的共情与同感** • 画一个你想要送别人的礼物，画一个你想要收到的礼物。 • 画一些你想要改变的东西。
繁殖对停滞 感觉自己悲惨或穷困	**需要鼓励和指引** • 画过去、现在和未来 • 画你想要改变的东西

第四章 指 引

续表

心理社会危机	指引举例
自我完整对失望 对外部的厌恶掩蔽了内部的无望感，害怕死亡。	**回归到对信任和可靠感的需求** • 当你的需求被满足时你的感觉如何？未满足时感觉如何？

你会在表 4.1 中发现，埃里克森的心理社会发展阶段强调了两极的冲突和整合。因此，其中的很多指引也都以"两极"的形式给出（如：画出你的问题和解决方法）。在我们满怀希望期待着人格形成之时，这类指引的使用效果很好。

然而，当治疗师评估来访者的发展进程时，必须要考虑到对来访者及其艺术作品进行完整的评估，以免获得一个关于成熟状态的不准确描绘。例如图 4.1。

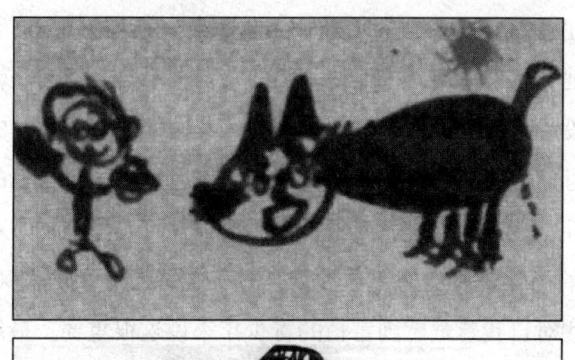

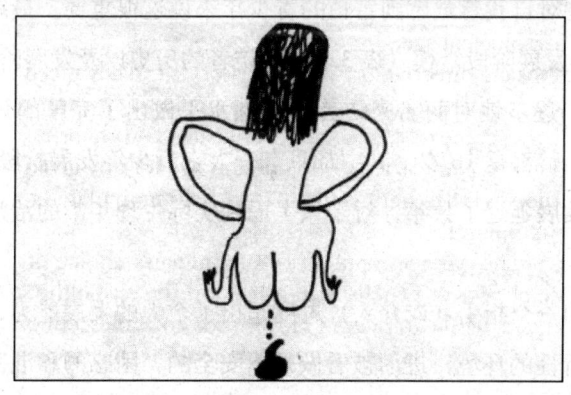

图 4.1 释放

第二部分 解读线条画

两幅画由来自不同小组的十来岁的女孩子完成。她们都在一次治疗中根据"画任何你想画的东西"的指引来作画。每幅画都明显与排便有关（两名来访者都经常画这一主题）。因此，我们可以假设这两名少女都固着在了弗洛伊德心理性欲发展的肛门期，或是埃里克森自主对羞愧和疑虑的阶段（放手，握住），然而，仔细察看绘画的风格，就会发现其中透露出的与发展进程有关的信息。

上一幅绘画画了一只有着人物脸孔的猫，还有一个带着气球般的手掌的棒子状的人物（5岁的绘画风格），而下面的一幅绘画则显示出作者尝试使用透视法，把一个女性的后背面向观众（10来岁大的绘画风格）。显然，上面一幅画显露出退行（缺乏比例和细节，面部特征图示的重复），而下面一幅绘画则明显摆出轻蔑的态度（背向观众大便）。

现在我们把来访者历史纳入评估之中，此时，我们发现上面一幅画是由一位慢性精神分裂症患者所画，她在失调发生的时候，在开始毁坏财物或攻击他人之前倾向于先在她的意象中加入排泄物一类的东西。于是，上面一幅绘画预示了肛门期的发展阶段或是埃里克森的羞愧和疑虑，其中伴随着破坏性的力量和隐含的怒火、困惑和对环境的不信任。下面一幅画的作者是一位用自己的"独特性"来挑战环境的女性；她强烈的性格特征影响了她所有的人际关系，对于那些被她认为是与她不同的同伴，她的态度很冷酷。这一绘画显示的是她对身份认同的寻求——对于那些对自我感觉到害怕的青少年来说这很重要。最终，结合完整的绘画、艺术作品发展阶段常模（表3.1）、来访者的历史以及发展阶段理论（表2.3和表4.1），我们逐步地对两名来访者的成熟水平做出了完整的评价。尽管两名来访者的实际年龄都是16岁，其中却只有一人在青少年发展阶段的水平上运行。另一名来访者发展延迟了数年，对于只考虑到实际生理年龄的治疗计划，她无法获益。

如此，假如一个指引（或介入）过度超出了个人的发展能力，那么它本身就会成为一个挫折性的环境，进而被看做是不安全的、困惑的和混乱的。相反，假如所给出的指引比任何来访者的发展年龄低的话，它就会被看做是幼稚的，来访者可能会应付或是马上拒绝这样的指引。

第四章 指引

治疗师对于媒介的选择也遵循同样的道理。比如，对于涂鸦期的孩子，让他们使用铅笔或钢笔就太超前了，而给青少年提供蜡笔则显得太幼稚了。表 2.3 讨论了针对不同阶段和能力时各种媒介的选择。但是，这一列表也不完整，因此，在此我想介绍更多可以考虑使用的媒介材料。

对于处在潜伏期的来访者，零碎废料和拾得物品的使用会很有帮助。个体正是在这一发展阶段开始从独自玩耍过渡到了相互互动。现在，他们已经可以理解别人的想法，并积极地通过技能和任务的完成来获得能力。

因此，吸引他们的不仅仅是纸板、纸巾、纤维、毛毡和废纸的质感，还包括对原始物料的创作过程也让他们感觉到成就。

图 4.2 给出了一个三维创作任务的例子，它由一组十来岁的男孩子们创作。任务开始的时候是个人的设计（主要是用纸板和卫生纸），在设计中要求他们加上零碎的东西，直到他们对自己的创作满意为止。此时，指导他们把各自的作品结合在一起形成一个整体。最后的阶段是找一个与作品有关的故事，小组最后找到一个聚焦于关于女性友谊的力量和奖赏的故事。

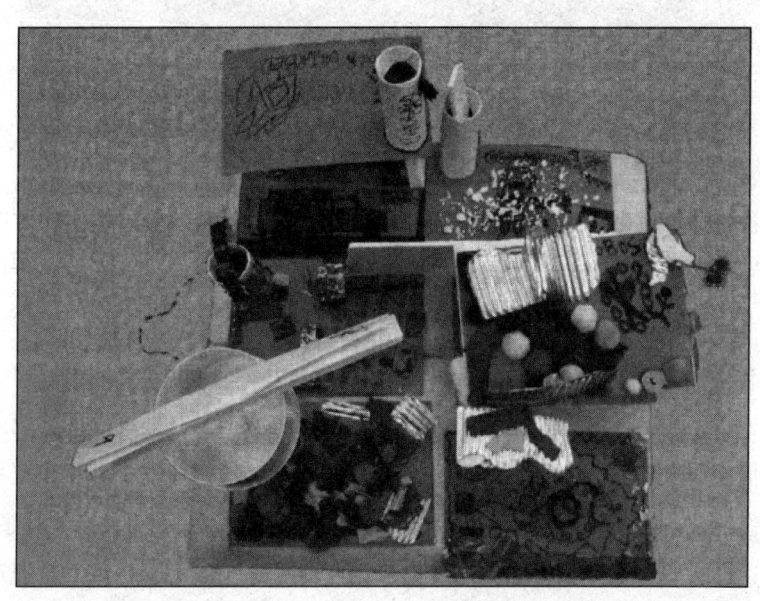

图 4.2 力量与控制：青春期

第二部分　解读线条画

图 4.3（按照前面同一个指引完成的作品的细节）也使用了类似的步骤，但是这个作品是由一组隔离在机构中的成年男子所做。最后的场景和他们日常生活的经验类似，充满了敌对以及替罪羊的感觉。

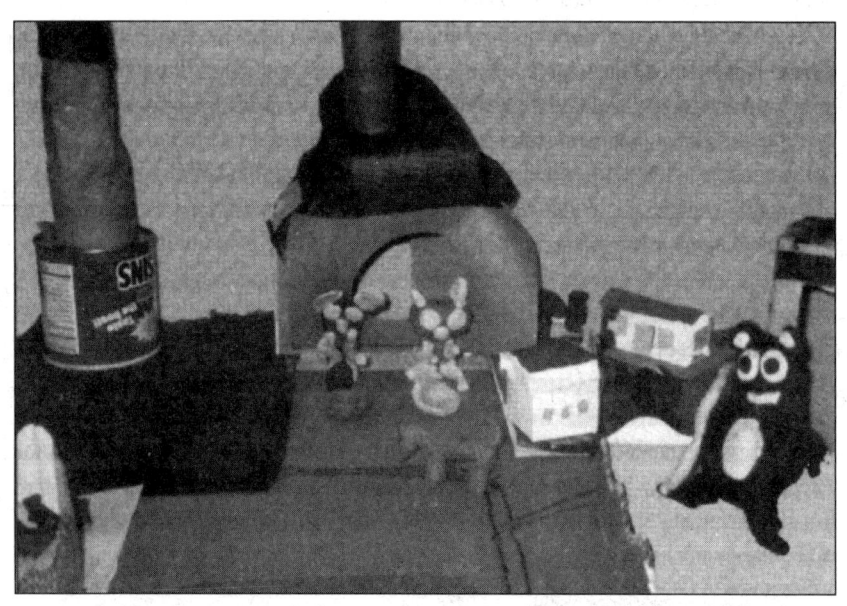

图 4.3　力量与控制：成年人

尽管在两个情况下，两组病人的实际年龄相差好几年，但是他们的发展性技能却相当，于是混合媒介的使用可以提供一个机会，让我们可以在组内传递任务的成品中看到每个个体的技能。

图 4.4 左边这幅由一名十来岁的男性创作，他的祖母扮演着母亲的角色，最近刚刚去世，而他的父亲病重到了晚期。整个家庭从来没有处理过孤独或是与之相关的愤怒以及对于失去亲人的悲哀感受。鉴于此，我们使用了基于家庭系统取向的哀伤治疗。我们使用了 Maxine Junge（1985）的文章"关于父亲快死了的书"中所概述的方法，来访者开始基于事件和回忆建构自己的书，来帮助自己度过服丧的时期。图像描绘了由纤维、卫生纸和绳子镶嵌构成的一幅（这里所有的媒介

第四章 指引

都是来访者自己选择的），它们都让人回想起与祖母最喜爱的被子有关的那些令人安慰的记忆。值得重视的是，在最终完成的作品中，来访者只有在这一页选择了混合的媒介。所有其他页都是画出来的或是使用了抽象拼贴图像。类似的，图4.4的右边这幅是一个记忆盒的例子。这个作品分几个阶段完成，其中按照来访者的安排放置了多种材料，并最终提供了一个安全的环境来进行沟通和探索与自我及与他人有关的问题。在这次治疗中，来访者被指引着在"装饰盒子外部"的时候结合家庭的主题。当这个步骤完成后，请他"装饰盒子内部"，最后创作盒子内放的物品。最终的作品（结合了各种媒介）描绘了他孤立的感觉，这些感觉围绕着被错过的假期、生日和事件，以及他长久以来联系家庭的需要。

在每一个例子中（图4.2，图4.3和图4.4），来访者用混合媒介创作出来的作品都为他们提供了可触摸的明显质感。考虑到这个，治疗师在选择艺术创作材料时要小心谨慎，以便考虑到来访者的需求。这些需求包括从身体的能力到环境的担忧、再到发展的需求以及相伴随的情感混乱的所有方面。

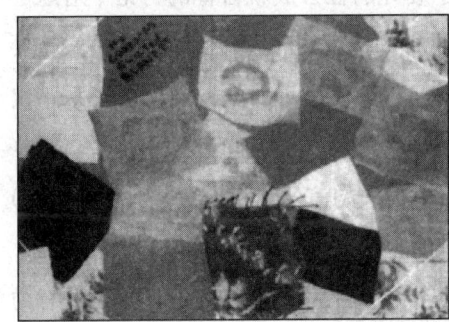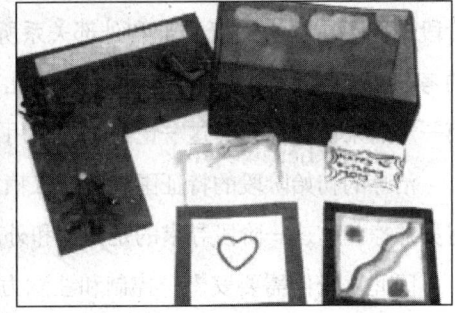

图4.4 哀伤治疗的工作

指引作为介入

最后，使用指引的价值在于它可以为治疗师在个体治疗的计划中提供机动性。在治疗中使用它们不仅让持续的成长被允许，而且还为每一个发展阶段的冲突提

第二部分 解读线条画

供解决的途径。

作为介入，指引的作用完全可以满足你的想象。无论是在团体、家庭或是个体治疗的设置下，它们都可以提供思维和情感的综合，这可以及时地提升个体与他们的环境之间的交互。在这一部分，我们把指引分成五个类别；但我也必须说明这一分类仅仅是为了对指引进行说明。通常，我们在治疗前无法决定在治疗中具体使用哪些指引；相反，指引是基于每个个体以及他们此时此刻的交互而发展而来的。因此，这些分类应该作为介入的开始点来被使用，而不是广泛的指导来使用。

介绍

和发展阶段理论一样，治疗阶段可以根据向成熟身份成长的过程来划分。这样，在相遇的开始阶段，带着需要连接和信任的特征，同时又常常包含着猜疑，它和结束阶段的关系处理同样重要。正是介绍的过程，这一初始的会面，透露了关系的状况。埃里克森（1963）在一个关于婴儿的社会成就目标的讨论中对这一阶段进行了注解："对于内部和外部关系所进行的持续的品尝和测试成为了最重要的考验。"尽管埃里克森所专注的是婴儿，但对于任何年龄的、向社会关系踏出第一步的来访者来说，这一论述都很适用。

治疗的初始阶段的特征围绕着与依赖（对他人的信任）和力量（对环境测试）有关的挣扎，这一阶段寻求的是内部和外部的整合。

因此，个体需要安慰、控制和注意力集中（指引和艺术任务可以提供注意力的专注）的组合。

接下来描述的是那些在治疗早期阶段适用的典型指引。

图 4.5 由一群成年男子创作，命名为"爱之手"。这些先生们接到了这样的指引："在纸上画出你的手的轮廓，然后在手中画上一个象征，用来表现你友好的一些方面。这个画完之后，把手形剪下来，并粘到壁画纸上（它是粘在墙上的）。"

在这次会面中，形成联系的任务完成了，这一任务的完成不仅仅是通过绘画的阶段，还包括之后的讨论过程。每个小组成员都对自己创作的象征进行了解释，并说明它如何与他的自我有关。这些象征包括对信仰的描述（左起第 2 个）以及节制（左起第 4 个），到无意识地画出的手指的锯齿线条，这名男子在前一天晚上用手穿过了窗户（左起第一个），通过这些绘画，这些隔离在机构中的男性们得以在超越物质需求的层面上交互，并专注于其人格的基本面。

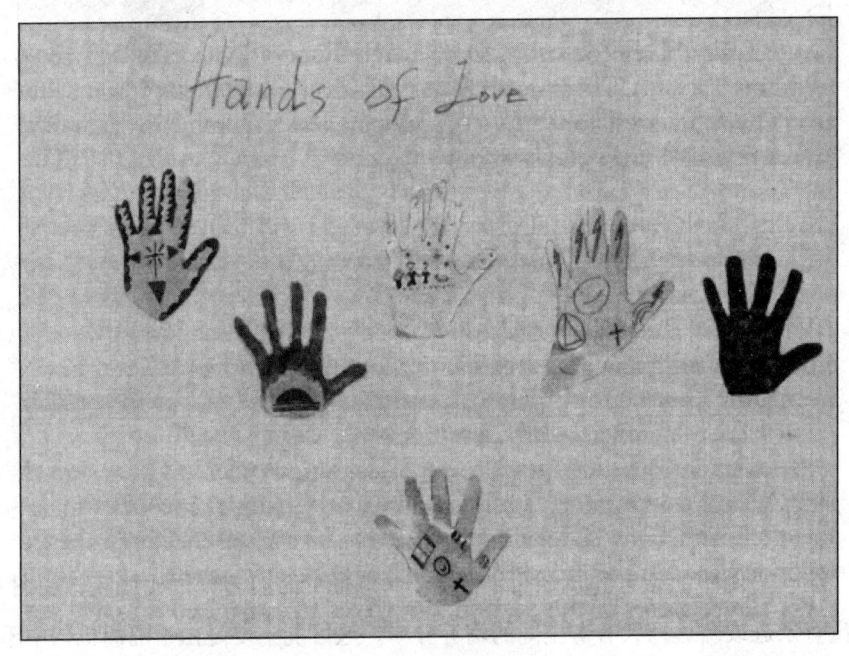

图 4.5　爱之手

图 4.6 中，对青春期前期的一组女性给出了同样的指引，但结果却有很大的差异。在这幅图中，有一组手掌相互重叠，并闯入它相邻的区域，而其他的手则被冷落在边界上或是被倒着放置（同一个人做了两只手——一只是给她自己的，另一只是给她的朋友的）。此外，小组成员明确地标示出她们的手和名字（对数码相片做出了改动）；而不是用这些手来象征她们自己，她们更想要确认手和名字的实体联系。

第二部分　解读线条画

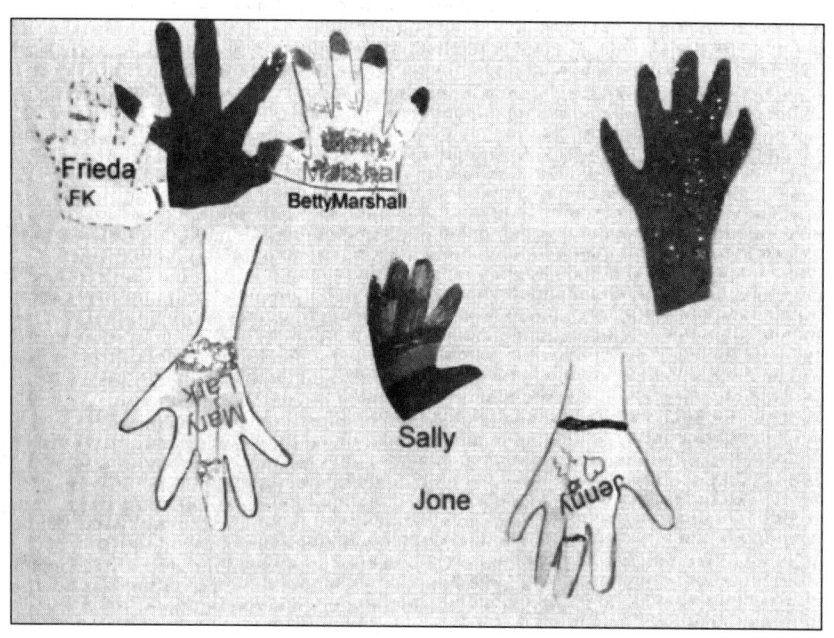

图 4.6　女性的手掌壁画

这一案例中的亲近和疏远可以和图 4.5 布置中的均匀分配相比较。在图 4.5 中没有亲近或疏远，只有对空间的均等分享。这可能主要是由于隔离机构中不言而喻的信条，即身体接触永远要避免，在这些机构中，即使是无知的碰撞都会引发危险的情境。

可见，十来岁的女孩子们寻求联系，常常是侵入性的联系，而隔离机构中的男性通过保持距离来获得保护和安全。但两组的目标仍然是一致的：准备一个安全港，在那里个体可以分享、表达以及建立一个可以增进信任的基础，在这里可以打破内在需求和外在需要的界限。

同样的，抽象拼贴画的指引使用了预制的图像，给个体提供了一个不具备威胁性的媒介，让他们可以通过这些媒介，在一个支持和接纳的气氛中表明自己的兴趣以及提供信息。图 4.7 中给出的指引是"选择 4～5 个可以向我说明你的情况的拼贴图像，然后在下面写上为什么选择它"。所完成的这一拼贴画不仅仅呈现了获取基本需求的兴趣（食物的滋养和对享乐的享受），而且还让我们洞察到这名青少年与环境的关系（需要获得知识和普遍的爱）。

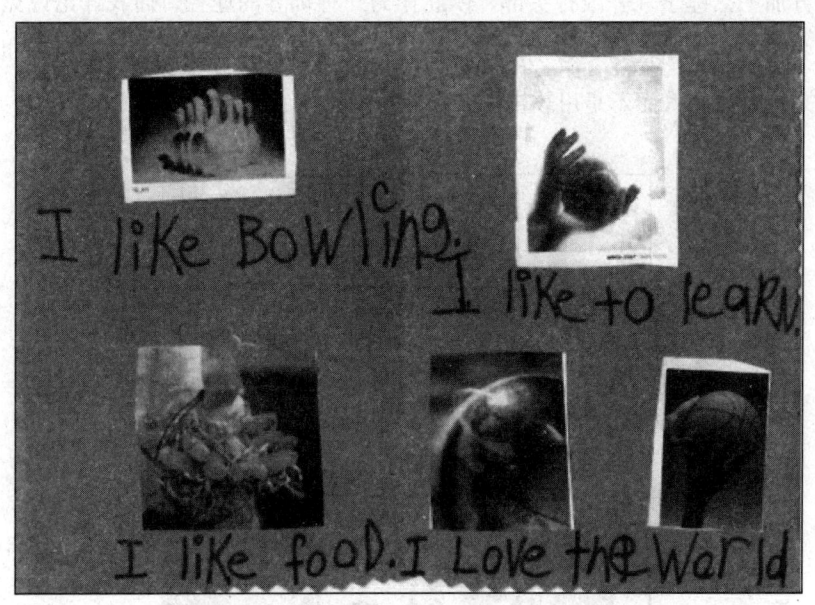

图 4.7　关于我的拼贴图

在治疗的初期阶段，治疗师有责任提供一个既包含支持性的安全感又包含外部控制的环境。如果希望来访者学习在环境中进行有效沟通的方法，这些条件是必需的。然而，对一些来访者来说，这样强度的个人交互会促发一种恐惧和脆弱感，同时还并存着防御机制的使用，以便防止交互之后所产生的焦虑。

完成图 4.8 的来访者依赖撤消的防御机制，用以解决冲突以及缓解那些可能会吞没其脆弱的自我的羞耻和愧疚感。因此，我使用了双重涂鸦绘画。这一方法与拼贴画的方法不同，这一方法可以提供安全感以及某种连接的方式。这一指引的过程是（尽管还可以使用很多别的改编的方法），我先快速地画出随机的线条，并让来访者帮助我在这些线条中找出"图案"来。她看出个小兔子，于是我在相

第二部分 解读线条画

应的区域涂上颜色让图像显露出来。我知道她存在关于控制的问题以及她常突然变得具有破坏性,于是我大声地评论说:"它看起来失去控制了",她回应说:"把它拿开,别看它。"这一隐喻性的交互这样持续进行着,其中包括来访者在头部的地方加上"锤子"并敲打头部,以此作为一种训导的途径,而我评论说兔子看起来并不具有攻击性,尽管别的人可能具有攻击性,然后我象征性地用柔和些的色彩来进行缓和(而不是用攻击性的羞耻技术)。

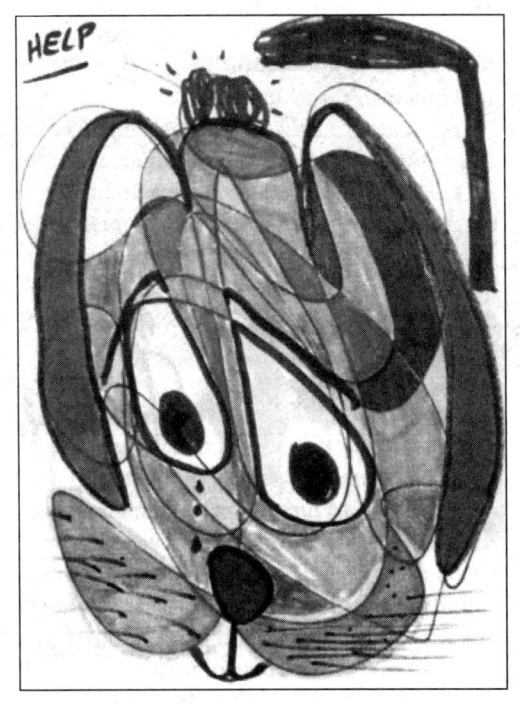

图 4.8 求救

图 4.8 中,来自来访者意识与无意识的内疚感所带来的不适驱动着她在环境中的互动。在使用线条的同时,我还使用另一种指引,这一方法不仅仅助长了信任,还让我们可以介入自我同一性形成的水平,这一过程被我称为姓名首字母游戏。这一指引的程序在于指导来访者"在图纸写出名字的第一个字母缩写,想画

多大都可以。利用这些字母以及用它们设计出来的组合，想想可以在它们的基础上画什么图像。一旦你看出图像了，就给它涂上颜色。在涂色的时候不用担心色彩是否跨越了线条，可以自由地涂，想用多少颜色都可以。"图4.9是字母指引（Landgarten，1981）的一个完成的案例，它由一名青春期的男孩完成。他没有使用名字的首字母，而是使用了名字最前面和最后面一个字的组合（此处作了数码处理）。从诠释的角度看，来访者的言语解释和检阅图画的观看者的内部感觉一样重要。在讨论的阶段，他激动地把图画（从左到右）称为电视中的角色、火坑、火焰、一个男人的脸、一个女人的侧面、啄木鸟和圆点图样的月亮——从言语命名上来看还都算是良好的象征。然而，假如我们把自己名字字首的字母作为代表我们自己的标记的话，那么这些细节就显得很重要了。正如上一章中曾提到的，火总是象征着毁灭和保护的二元性，这一象征可以抑制希望也可以给与希望。不幸的是，在图4.9中过分使用了火及火的象征，加上图中所画的男性和女性（同时还伴随着啄木鸟和女性明显的生殖器），这些都让绘画更显得具有破坏性而非鼓舞性。在此案例中，表达性媒介的使用，加上来访者过往家族中的创伤（他的家被火毁灭了），它们一起制造了一个太过于激动的过程。

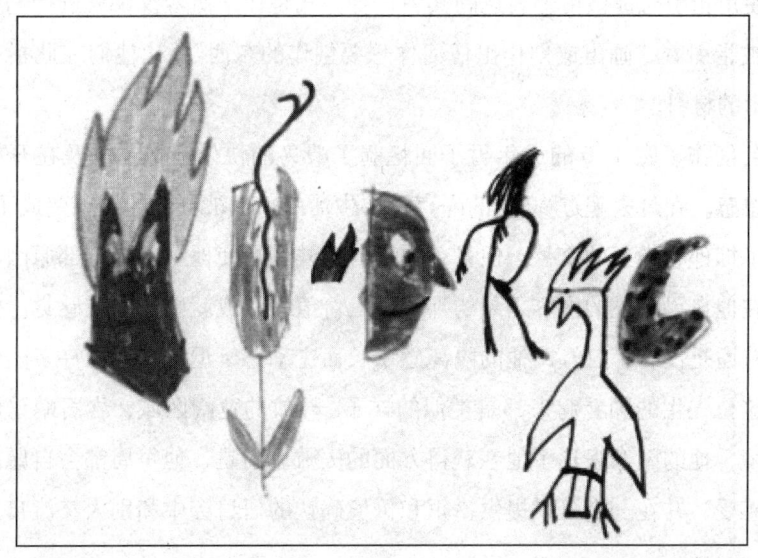

图4.9 愤怒之火

第二部分　解读线条画

因此，并不是每个介绍性的指引都可以营造一个安全和平静的港湾来供人们感受、思考和体验情感。个体的过往经验总会在无意识表达中找到自己的声音，让个体在其生活经验的积累中形成的内涵得以呈现。

最后，治疗师一定永远都不要忘记，艺术不仅仅具有凝固思想和记忆的力量，它还可以加强当前存在的以及无意识的思想和记忆。

情感表达

假如将介绍性的指引与发展理论的第一阶段和第二阶段（基本信任对不信任，自主对羞耻与疑虑）相对应，那么情感表达就可以说是和发展的第三阶段相关联（主动对内疚）。最为必要的是，当来访者抛开了婴儿般的依赖需求，此时他们正在形成的自我同一性以及随之而生的整合的努力与接纳和确认调和在了一起，与此同时他们也向着合作、更多的自我满足以及与环境中的他人合作的方向前进。

由于这一阶段的推力指向了方向性和目标性，所以治疗师需要提供一种气氛，在其中允许对形成中的自我进行探索，同时提供机会，让那些在逐步展开的世界中寻求自己的方向的来访者可以表达相关的消极情感。

在使用指引时提供情感表达的其中一种方式是让来访者仅仅去进行创作，他们仅仅被指引着"画出或创作出任何你想要创作的东西"，让他们在此指引下去体会艺术的材料。

那名创作了图4.10的成年男子回忆起了喂鸟的快乐记忆，以及在开放空间中的安慰感。在过去超过20年的隔离机构生活中，他被释放的希望变成了幻想，这引发了抑郁和躁狂的交替。但是，缺乏自由并不是使他绝望的全部原因，更重要的是在他自己陈述的内容之外的那种缺乏价值感和成就感的内在感觉。他不是坐着等待而是没有了打算，他的隔离感增长而主动感衰退。在经历许多团体治疗之后，这位先生的画看起来都是类似的样子：开放的宽阔区域、岩石峭壁以及退隐的环境，他的图像表现了他在获得方面的失败。但是，他每周都会自愿回来表达他的感受，并在一个可以提供赏识和价值确认的研讨会中和别人交流自己经验的意义。

第四章 指引

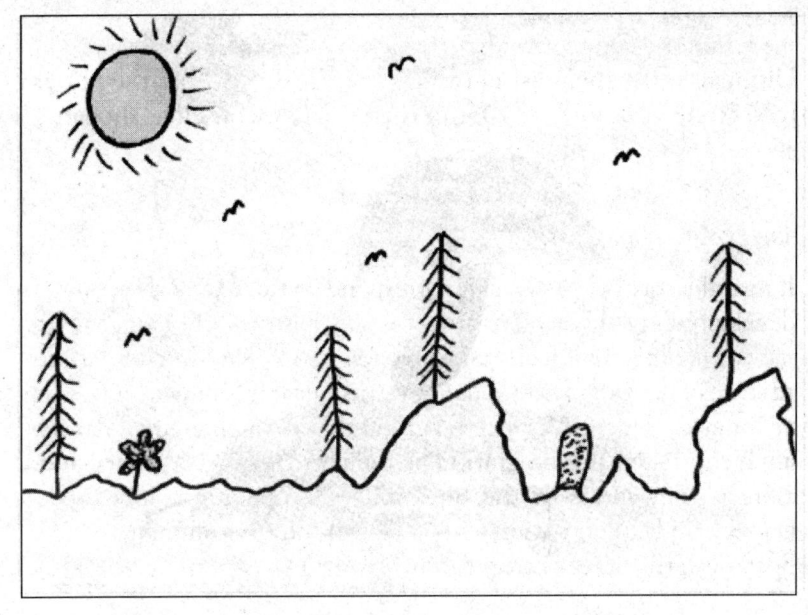

图 4.10　洛基山脉

类似的，一名青春期前期的孩子探索了她抑郁和孤独的感觉，她洞察到不会再有家庭的团聚了，但她对此既接纳又拒绝（在绘画前的询问中曾讨论过）。

在图 4.11 中，她自发地画了一个表达对外部力量（雨、暴风云）感到焦虑的意象，可同时又提供了部分的保护（雨伞）用于免除这些外在的压力。有趣的是，这名来访者象征性地表现了自己的问题（缺乏父母的支持）以及对此问题的解决办法（通过提供自我保护来应对挑战），而此时，这两个方面都不需要有意识的讨论。她此时所需要的是自己主动的探索、吸收和接受。

除了自我的探索之外，消极层面的表达的重要性也不可低估。无论是在团体治疗还是个体治疗中，这一生命周期与正在形成的人格相平行，此时，个体不仅仅测试自身的极限，也在测试环境内部的极限。

第二部分 解读线条画

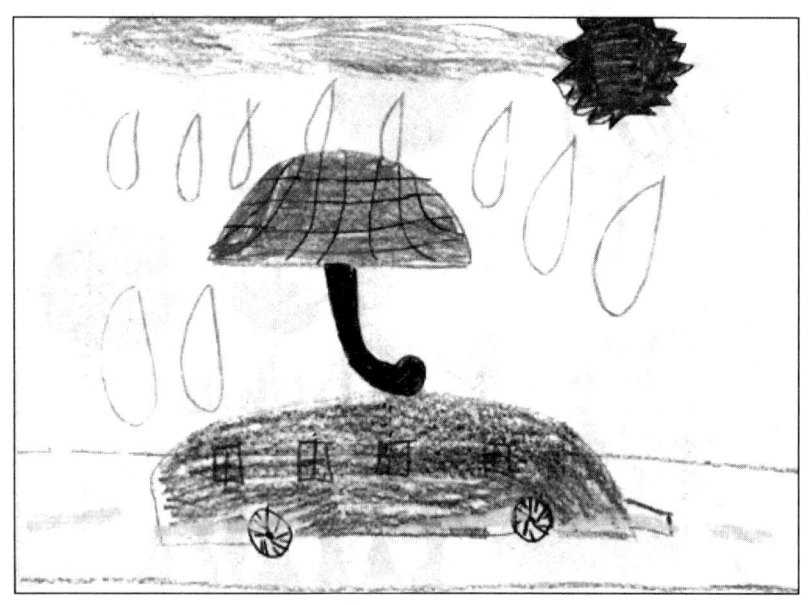

图 4.11 寂寞的乌云

因此，在团体治疗中，处于这一发展阶段的来访者常直接挑战小组领导。这常常是在测试什么是可以被接受的以及个体是如何被容忍的，这些挑战对于这一发展阶段来说是必要的，此时个体从个体的身份向小组的身份发展。

在图 4.12 中，一名青春期的孩子和一组同龄人一起完成了一个传递的指引 (Wadeson，1980)。在这一指引中，小组被指导着来"在纸的前面画任何你想画的东西。画完以后，在纸的后面列出三样你想要小组画的东西。在我们把图画依次传递（向右边）的时候，你们每个人都要按顺序画出一个东西。画完你们的创作之后，给它起一个标题。"这名少女希望她的同伴画以下三样东西：(1) 一个邪恶的东西，(2) 一个开心的东西，(3) 既邪恶又开心的东西。

在另一个传递的指引中，一组成年男子被指引着"选择一个拼接的图像，并在纸上画一样东西。在向右传递之后，再加上第二个拼接图像；在每传递一次之后你们都会被要求在画上加一样东西。完成了你们创作的绘画之后，加上任何你想要加上的东西，并给它起个标题。"

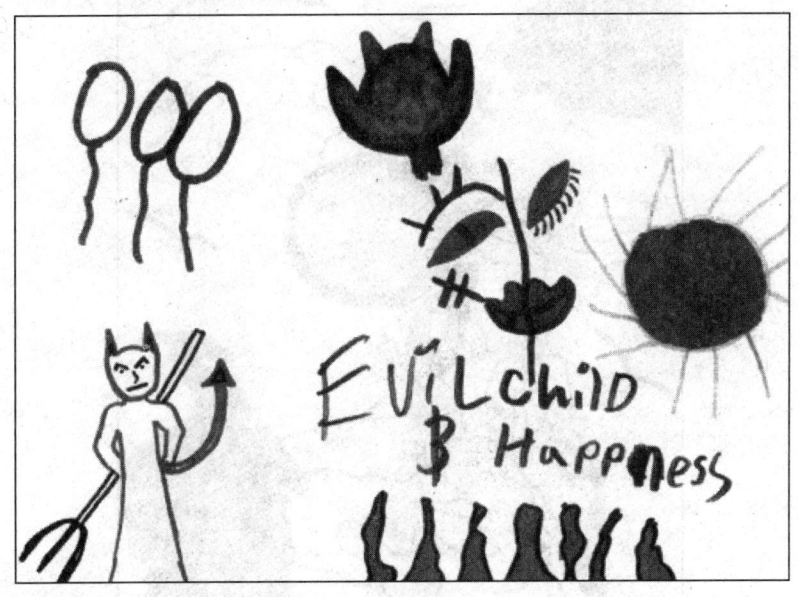

图 4.12　邪恶的孩子和开心

这一完成的作品（图 4.13）遭到了最初的作者的无声的轻蔑。在讨论的阶段，他几乎批评了他同伴加入的东西的每个方面，同时也轻视我所选择的指引。和图 4.12 的女性作者不同，他这样做是在测试环境对指责的容忍度，此时他正在使用早期阶段的学习方式，在这种方式中，和他人合作可以帮助他们从"好玩"转向对勤勉和努力的专注。

第二部分　解读线条画

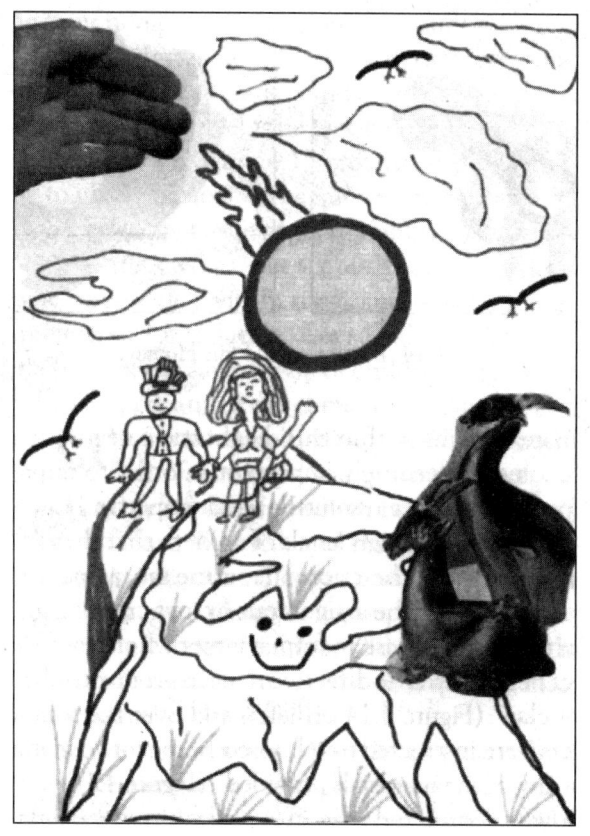

图 4.13　这是 G.O.D

问题解决

随着关系的成熟以及对于权力和控制的挑战减少，来访者开始可以从专注于问题解决的指引中获益，并开始能够容忍挫折。这一阶段发展出的努力感常常伴随着技术的获得，这来源于个体愈发有通过学习来扩展知识基础的需求，以及越发增长的责任心。

因此，那些专注于决心和任务完成的、鼓励合作力的指引，可以为个体提供一种在团队合作中抗击自卑感的经验。

第四章 指引

无论个体的认知能力或是诊断如何，问题解决的指引可以塑造成长中的孩子的人格，帮助他们做好准备，去接纳与他人分享时会产生的日益增长的亲密感。图 4.14 和图 4.15 提供了问题解决指引的案例，其中的来访者经诊断均处于广泛性发展障碍的范围。基于这一指引所做的作品（图 4.14 和图 4.15）前后历经了 5 个星期，这些来访者包括 5 个能力水平和沟通技能各异的男孩。

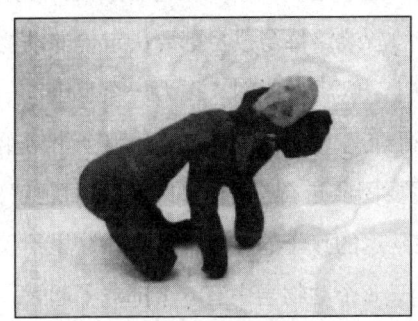 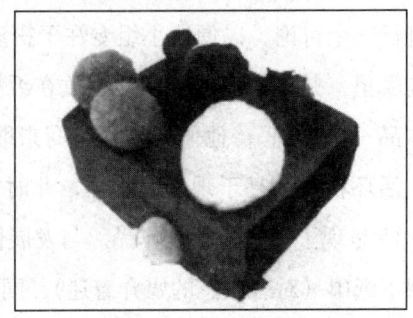

图 4.14　贝多芬和他的家

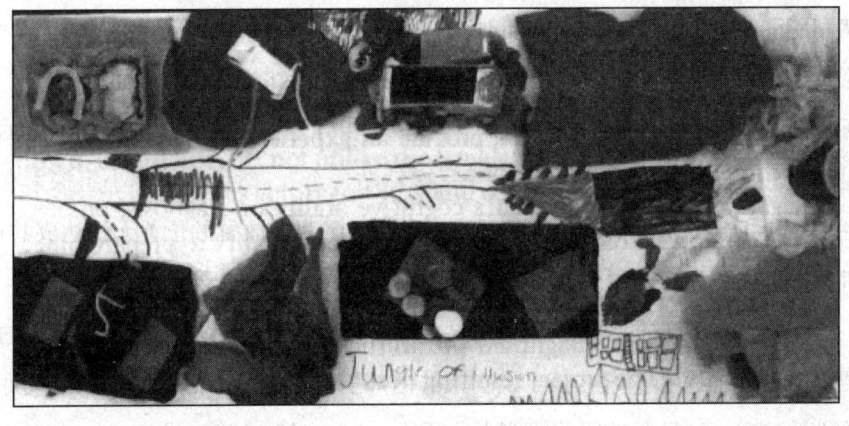

图 4.15　幻觉的丛林

当你对这一诊断类别的来访者进行治疗时，小组工作的技能训练就显得很重要，只有如此才能够提高他们的互惠、冲突解决和共情水平。但是，同样需要十

第二部分　解读线条画

分重视的是，当向这些来访者引介超出他们日常规律之外的任务时，他们会体会到很高的焦虑。因此，要缓慢地开始工作，先让来访者创作个人的作品，然后再把它们结合成一个更大的整体作品。

这一工作在开始时要求每名成员"用泥塑创作一个动物"（图 4.14 左边），在接下来的 2 周内请小组成员"为你的动物选择一个家并用所提供的任何材料来装饰它"（图 4.14 右边）。在完成这一步之后，给小组提供了一张包装纸板，在这之后进行一个讨论，以便让小组专注于扮演的游戏。每名成员都要决定他的动物要住在哪里，并把它们的家和动物放在纸板上；然后请他们"作为一个小组，一起给作品一个标题"，他们要相互协商来取得标题。最后一步包括让整个小组给这个生活环境加入基于现实的物体，此时需要团队进行进一步的商议和问题解决。图 4.15 呈现了一个完整的作品。与发展性延迟的孩子的症候群一致，这里不仅仅使用了纸巾（对有质感的媒介着迷），同时，8 个动物当中有 6 个都藏了起来，有一些还密封在了家里，这象征性地指出了他们更倾向于隔离而不是社会化。

在另一个指引中，同样一组孩子使用了拼贴画来探索面部表情，因为表情是情绪和感受交流的附属。指引开始时让每名成员选择一系列拼贴图像（每人两个，只限面部表情）。然后我给小组介绍挂在墙上的情绪饼图，上面有四个部分，分别标志着严肃、受伤、担忧和开心。然后，我指导他们"把你选的拼贴图案的表情粘贴到饼图中相应的表情类别上，每次粘贴一个"。然后，整个小组探索在这个活动中所用到的情感。在一些情况下，小组对于表情放置的位置无法达成共识。这种情况可以引发一个关于情感的双重性如何让人混淆的激烈讨论。

最后，当你对被标示为广泛性发展障碍的群体进行工作时，"工作进程的最重要部分是，描述和探索在孩子及别人的内部引发某种特定感觉的那些事或那些评价性的信息……这是获得共情能力的开始（Attwood，1998）。"

洞察和自我表露

按照发展阶段理论，对规则的理解和遵守是社会胜任力的关键，它们和自我感觉、共情以及亲密感的获得同样重要。正在形成中的人格会愈发具有动机去获取相互关系和进行自我探索。但是，在对有困难的来访者进行工作时，我发现他们更多是从自我专注中来获得肯定。由于对亲密感的回避，个体没有能力与人分享自己的思想和感受。于是，就出现了两极分化，来访者一方面显示出对社会支持的极度需求，同时他们又想要孤立，而这一孤立的愿望往往是由于他们害怕分享和亲密。

因此，在这一阶段的治疗中，重要的是治疗师要鼓励责任感和互惠性，因为，妥协的能力、分享、对不同意见的尊重以及能够讨论挫折是诚恳的人际关系的基石。

图4.16提供了一个两极指引的例子，案例中按指引工作的是一组正在康复中的物质滥用患者。这些青少年被指引着"在纸张的一面画上毒品或酒精为你做了些什么，在另一面画上毒品和酒精对你做了些什么"。

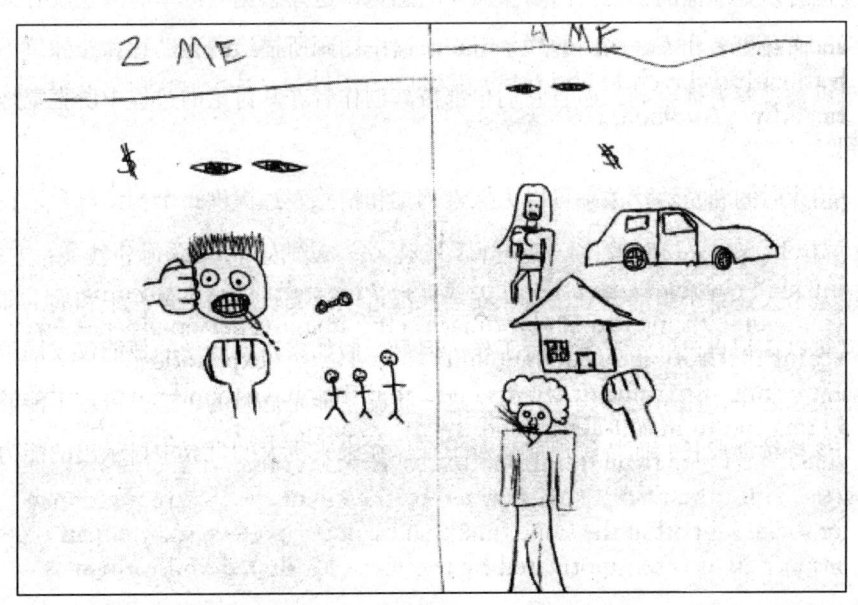

图4.16 对我做了什么，为我做了什么

在组员和组员的交互过程中，小组最初选择关注对他们过往的赞誉和理想化。

第二部分 解读线条画

于是，他们的讨论先是专注于图 4.16 的右边，上面有很多丰满的女孩、昂贵的汽车、很多钱以及其他一些可以定义他们对自我的感觉的物品。但是，当谈话转向了图 4.16 的左边时，谈话就变得更为清醒了。小组通过这一极才得以从幻想的回忆中走出来，并处理了滥用所继发的后果。于是，出现了一系列和以下方面联系的情感：由于滥用而导致的缺乏勇气、生理的后果（黄疸，体重减轻等等）、法律的牵连、与家人和朋友关系的恶化。

尽管不会每个组员都对反馈感到满意，但分享、倾听、探索和讨论的活动已经让亲密的交换得以运行。

同样类似的，一组成年男子把愤怒进行了重新的定义，它不再是一个驱动性的情绪，而是被受控而驱动的。在图 4.17 中，小组被要求"画出愤怒背后的感觉，并给每个情感一个标签。"这名男性尽管最开始时专注于不再运转的汽车上，但最终他可以处理他的伤心、出卖和孤立的感觉，这些感觉与汽车的问题没有太多联系，而是更多和家庭的问题联系起来。这一图画所描绘的无助感和悲惨感不仅仅可以被观察者体会到，而且它们也都被其创作者在其讨论的过程中所直觉地体验到。

治疗时间和及治疗关系可以为探索感觉和情感表达提供一个初始舞台，在此来访者不仅仅可以练习技巧，同时还感觉很安全，足以与他人交流和分享。于是，无论是个人还是小组的设置，这一安全港都可以让成长中的个体在平和的、即舒适又可以认识自己的情况下进行工作。但是，假如来访者所学的技能仅仅局限在治疗关系之中，而不能够泛化，那么这一状况可能是危险的。这种依赖不能够促使个体持续地成长，而持续地成长对于个体在未来更大的世界中显示出的能力是必要的。

第四章 指引

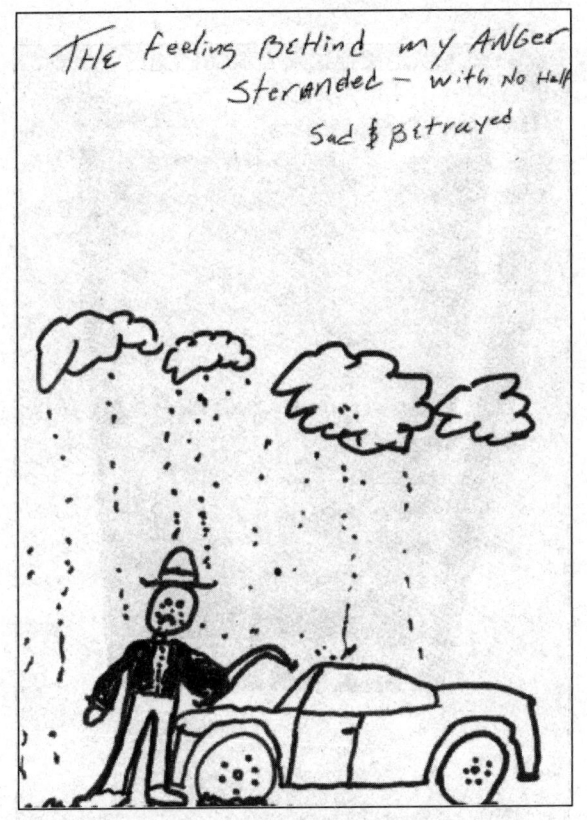

图 4.17 我愤怒背后的感觉

因此,所有获得的洞察都要泛化到保护性的治疗设置之外,这很重要。要这样做,其中一个方法就是将指引联系起来,让它们可以应用于内部和外部的两种状态。图 4.18 中,一名成年人被指引来"装饰纸袋的外部来表现外人如何看待你。而在所提供的索引卡上写下那些你不向世界展示的东西并把它们放在袋子里面"。

第二部分　解读线条画

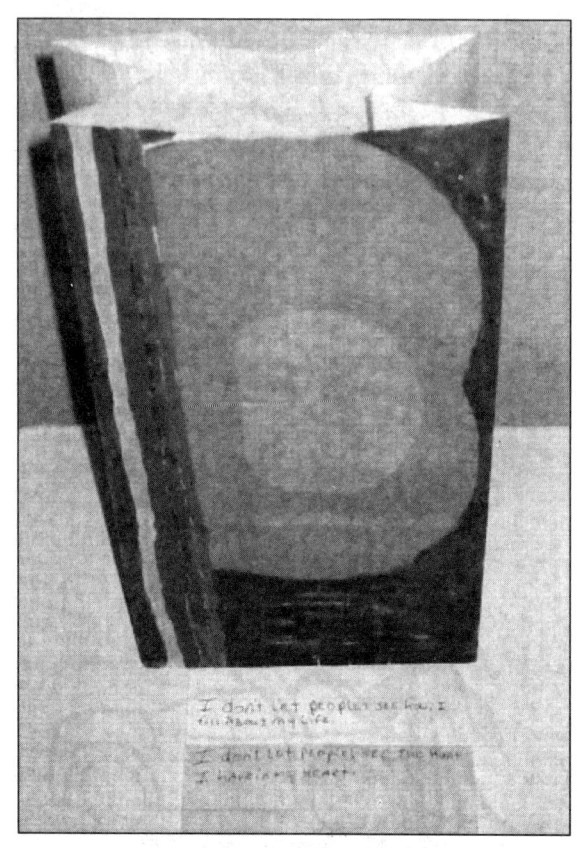

图 4.18　我不想让人们看到的

在讨论图 4.18 时，来访者说左边的条状表示光明而里面的圆圈象征着平静。但是，他的言语却专注于围绕袋子的黑暗的阴影。这表现了他的黑暗，这一黑暗总是围绕着所有的平静或光明，而他也认为别人就是这么看他的——阴险和威胁的。

察看袋子里面，他完成了两张索引卡。第一张说："我不让人们看到我对自己生活的感受，"而另一张写着："我不让人们看到我心中的伤痛。"我们可以比较他的绘画（人们如何把它看做险恶和威胁的）和他写的话（他如何不向世界显示他的伤痛），两个状态是两极相对的。从外部来看，他相信自己代表了所有被排斥的东西，而从内在来说，他体验着联系了孤立、忧虑和掩藏的悲痛。

这一指引可以让他通过象征性的表达来探索自己的身份，同时赋予他内在的恐惧和孤独以声音。那些内在的隐秘的担忧一旦被表达出来之后，它们就可以被讨论了，并且当治疗以未来导向为方向时，这还会提供一个未来改变的机会。

同样的，对于那不仅仅割断了家庭联系，同时又无法承认家庭动力如何促成了当前问题的来访者，情况也是如此。有一名男性来访者，他有很强烈的孤立感，他常以坚韧克制性的言论来表达他的丧失感，同时，对其自身及家人物质滥用倾向采用了理智化防御机制。考虑到来访者的隐秘和否认习惯，我使用了家庭系谱图的指引。Holman（1983）这样说："系谱图对于了解一定时期内的家庭历史是很有价值的工具"，而"它常包含了三代及以上的家庭成员，这提供了一个纵向的视角"。

图 4.19 中所示的系谱图和传统的方形及圆形构成的图不同，它给来访者带来了视觉的冲击，同时还可以让来访者对那些普遍的情境做出真实的反应。来访者在之前所做的绘画的基础之上又加上了言语的评论，用以修饰他的家庭历史，这继而引发了一个关于多代物质滥用的讨论，其中包含共情的和尊重的意见交换。

光是靠这个图像的家庭系谱图并不能提供所需要的改变，但是，这幅图可以为来访者提供一个安全的场所，在其中可以讨论和探索家庭的系统和家庭的交互、交流模式和结构。

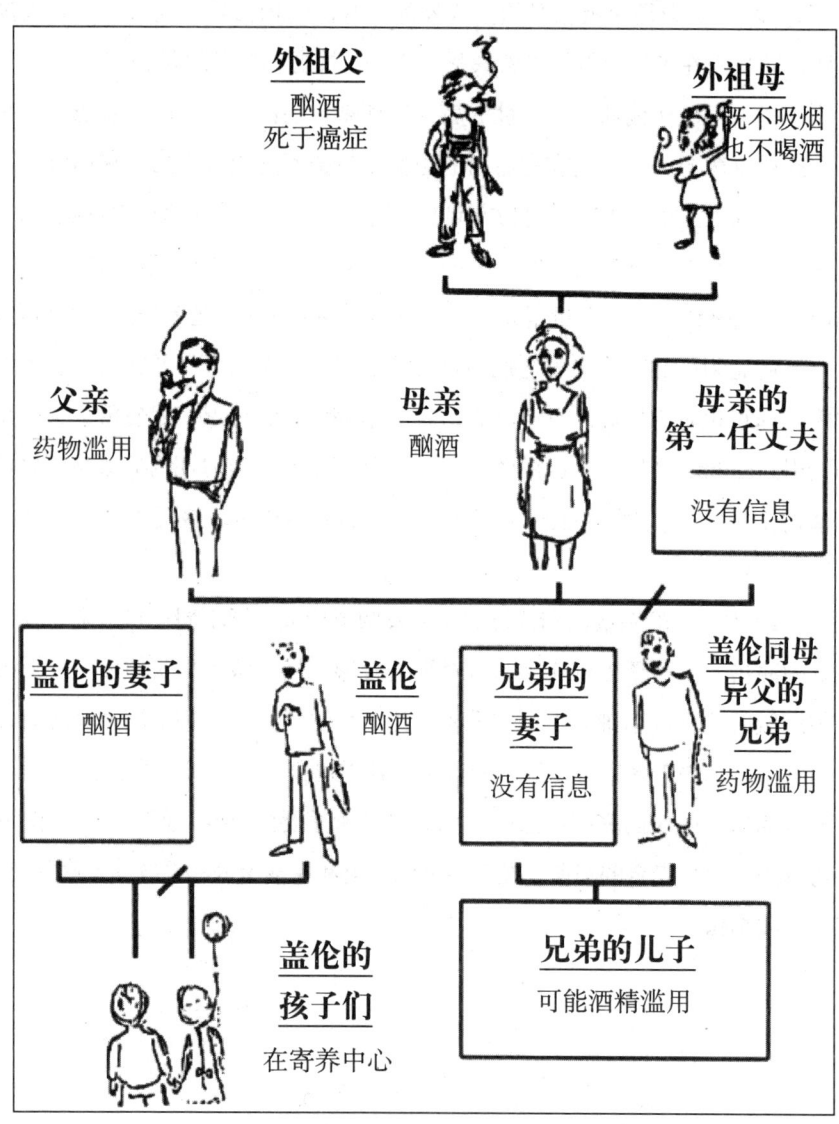

图 4.19 家庭谱系绘画

第四章 指引

结束

随着治疗关系的结束，来访者开始把前阶段获得的成就应用于当前情境，感受的表达和分享成为了首要的方面。随着来访者越发具有意图、胜任力以及给与和接纳的能力，他们早年的依赖转化成了产出的意愿。在此阶段，来访者可以获益的方面包括：对于前期进展的回顾，以及治疗结束所带来的多重感觉的表达机会。

图 4.20 中，所给出的指引是双重性的，这样这个小组都有机会来检验自己的感觉。小组被指引着来"画出一些你想要送给（将要离开小组的成员的名字）的东西，用来帮助他获得成功"。相反，将要结束治疗的来访者则被指引着"画出一些东西来象征你将要离开小组的感觉"。

图 4.20 左边，一名同伴给将要结束治疗的来访者画了一个成功的路标，上面写着"忍耐"。在右边，将要结束治疗的成员把成就与任务联系了起来，这是一个与工作有关的事业。他用粗体写着"我要出去着手开始做了"，这象征着他决心要继续自我照顾并成为社会有用的一员。这一任务完成后，小组向这名成员展现完成了的作品，而他的作品则被展示在房间的一面墙上，这面墙专门供进来及离开的人使用。不幸的是，并不是每个离开的人都表现出成就感。

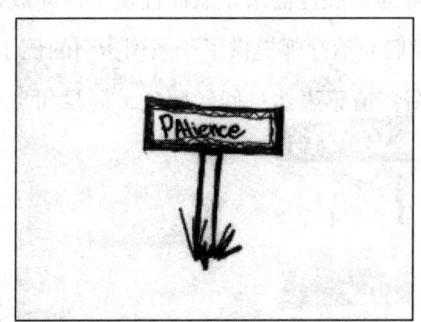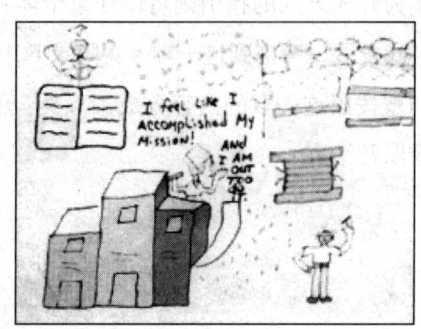

图 4.20 成功

第二部分 解读线条画

图 4.21 中表现的是一位要离开的年长男性，他被诊断为癌症晚期，因而计划离开以接受医疗。面对这一消息，小组做出的情感反应包括否认、害怕、悲伤以及想要通过玩笑和故事来"活跃"气氛。显然，小组成员想要照顾他们的朋友，然而，情感的强度却是淹没性的，超出了他们可以提供安慰的能力。因此，我为这个小组提供的是事先剪好的图画和词语，而不是绘画用的材料，以此来给那些需要被表达的多重感受提供一个容纳的空间。这一指引是"创作一个图像，用以在压力的情况下赞美你的精神，创作一些平静和让人安心的东西"，而当小组的注意力转向了创作过程时，小组的情感基调变得平静了。这一空间让小组成员可以个人的方式来讨论那些完全不同的部分，让他们可以专注于自身的想法和感受。

在他们完成了各自的作品后，小组被指导着"在一个更大的板报上把各自的图画组合起来，变成一个相互关联的图画"。这一指引的目的在于象征性地整合每个个体的表达，让它们和别人的表达联合起来，让每个人都作为一个更大的社会的成员来发挥作用，其中，关心和创造的成果可以提供给人们支持。最后，小组向即将离开的成员展示这幅海报，让它作为过渡替代物来提供希望、尊重和鼓励。

艺术治疗的指引可以为显现出来的问题提供综合的处理方案，而经过分类了的作为介入方式的指引则可以注重个体独特的发展性需求，从而促使个体向成熟的自我发展。考虑到这一项，在附录 F 中我们为治疗师提供了一系列指引的例子，它们被按照这一章的内容分成了五类：介绍、情感表达、问题解决、洞察和自我表露以及结束。

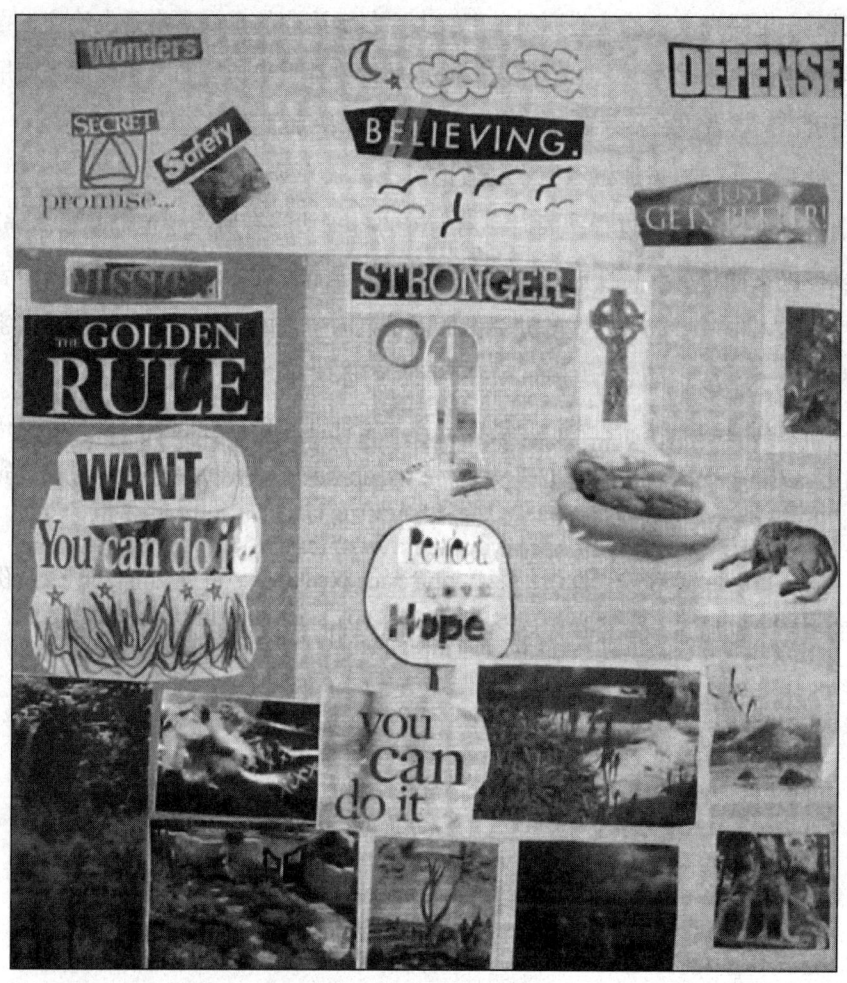

图 4.21 小组的告别

总　结

　　这一章的目的是向治疗师介绍一系列的指引,这些指引专注于正在成长中的个体从自我中心向社会互惠转变的能力。为此,治疗的介入都是根植于埃里克森的心理发展阶段框架之中,从而可以阐明成长和成熟的过程。但是,我必须强调,

第二部分 解读线条画

指引不一定要完全遵从这些原则。事实上，艺术治疗的介入常常是由治疗过程中个体的言语论述引发的，治疗师需要决定是否要基于来访者的言语陈述来使用某些指引，又或者是在治疗前就根据转换的阶段来决定使用什么指引。

最后，我们应该通过考虑来访者的广泛需求来选择指引。作为介入的一种，指引可以促进成长的过程，同时，当个体的自我功能有所呈现但仍然很薄弱时，可以提供支持。这一特性需要被所有的治疗师理解，因为，在治疗师和来访者的治疗性卷入中所形成和发展的社会信任正是亲密产生的基础。而正是这一亲密为洞察铺上了道路，同时让自我可以忍受综合的环境冲突。

作为沟通的基础，艺术治疗的指引鼓励象征性和创造性的表现、激发言语的表达、提供一个控制性的情境来探索和联系新的思维模式以及提供一个无意识思维与感受的出口。

总之，艺术具有关于发展的表达和诠释的双重力量。注重于整合以及身份形成的指引可以加强个体及其环境之间的沟通，同时使成熟的思维得以发展。

第三部分

艺术治疗实践

第五章

个体治疗——三个来访者

好的指引可以加强和增进自我与环境之间的交互，同样的，它们也可以为治疗师和来访者提供相互联系的机会。在任何地方你都无法找到和个体治疗时一样的那些被建立和测试的强烈关系。这种基于信任的一对一的互动，以及对心灵内部和人际之间压力的专注可以创造出一个亲密的关系，这一关系可以促发改变和认同。然而，对于个体治疗，特别是面对有困难的来访者时，所有的讨论都离不开对移情反应的考虑。

弗洛伊德的移情理论"在过去一个世纪以来一直被使用……用以理解病人对自己和治疗师的关系的体验和病人重要的早期父母经验之间的平行关系"（Luborsky et al.，1993）。随着来访者通过重复性的，且常常是多重的人际联系模式来进行工作时，治疗性的人际关系就变得十分重要。言语治疗中，治疗师和来访者必须辨认并讨论移情反应（也包括反移情），以便工作能够引发更为健康的概念化、感受和行为。不幸的是，病人常不愿意进行这样的探索。

移情常常是被过度夸大的、无意识的、重复性的以及以阻抗或防御性的方式

第三部分　艺术治疗实践

运作，因此，对其进行探索是复杂的。因为，当感觉、想法和行为被设计为保护性的，并最终成为无意识的时候，治疗师的观察则容易被驳回、否认或理智化。此时，艺术治疗的过程则可以对此时此刻的移情反应中的阻抗进行调停。正如前面所讲，艺术的作品是永久性的，并且是设计来让所有人观看的，它可以提供一条通往无意识表达的道路，通过它来穿越当前受阻碍的人际关系。同时它还有另一个作用——艺术作品可以作为一个过渡替代物，随着个体冲突解决的过程、从依赖中撤离以及向自主掌控进步，个体可以通过它来替代移情的感受（无论是积极的还是消极的）。

Margaret Naumburg（1953）这样来描绘艺术治疗中的移情：

> 在艺术治疗中，病人常创作出图象用以处理"移情"关系……有时候，无意识对让人敬畏的父母人物进行嘲笑和讽刺，并以一些大胆的且令人吃惊的肖像画形式突然出现……在治疗过程中，随着这些带有敌意的父母形象的释出，病人常把那些指向治疗师的来自于对自己父母的怨恨替代到自己的象征艺术上……当那些长期被压制和禁止的感受被投射到图画上时，病人就会开始瞥见那些真正的冲突的强度。

同样的，移情反应可以被艺术作品辅助和加强。图1.10～图1.16的作者是一个害羞的、极端冲动的青少年男性，他会辱骂和对抗同龄人以及成年人，直到他被人"拒绝"。如此，他重复着他家庭中的接近与拒绝的模式。这一消极的移情在其个体治疗中的体现最为显著了。

他所有的早期冲突都被替代到他生命中新产生的重要人物身上。由于言语探索被证明是不成功的，因此艺术治疗（橡皮泥塑）被引入，从而为这一驱使其所有人际关系的重复性和强迫性的冲动提供一个出口。最后，通过他在安全和结构性的环境中所创作和操纵的那些象征性物品的使用，他获得了机会来构建一个有意义的依恋，同时建构了新的积极的身份认同。

在这一章我将讨论三个来访者。第一个是一个严重的自我退行的成年人，他

第五章 个体治疗——三个来访者

亲近的需求（生理的和情感的）所面对的都是一种恐惧，而这种恐惧又是那被他认为是拒绝和孤独的家庭关系的简单重复。第二个来访者是一名38岁的男性，惯犯，精神分裂。他在20年后终于通过药物和探寻治疗稳定了病情。第三个是关于一名抗拒的少年的，他构思杀人，在学校用碎玻璃顶住一名比他小些的同龄人的脖子，因此被指控人身攻击。

正如书中所有的来访者历史一样，关于治疗和临床的信息均是真实的。但来访者的私人信息，包括名字（当需要使用名字的时候）、时间、地点都被进行了替换，以保护来访者的隐私。

来访者研究 5.1

我们将把这个来访者称为约翰。下面是他的临床背景。

临床背景

来访者已婚，56岁，他人生的大部分时间都在隔离机构中度过。他是一名个头矮、毫无特征的男性，走起路来姿势僵硬且没有手臂的运动。他的面部表情是静止的。约翰以温和的方式说话，但是当允许他不被打扰地讲话时，他的语速会加快。

他出生于美国中西部，高中退学后，他离开了家，并移居到了西海岸。他之前做零售员的工作，直到成年后应征入伍。他一年之后被体面地释放，但在紧接着的一年后他被捕了，他受到的第一个指控是妨碍治安的行为以及教唆性的猥亵行为。

在随后的一些年间，约翰又因为另外两项性犯罪被定罪并入狱，最后，他在州立医疗系统中找到了一个家。他一直逗留在这里，由于他患有以散漫性的联想和活跃的错觉为特征的慢性精神分裂，他无法被释放到社区之中。约翰最后的定罪的细节是他对一个自己正在照料的3岁大的婴儿实施了猥亵和淫荡行为。警察来的时候，约翰说："我妻子不再上教堂也不再向我示爱。可能因为我是基督徒，

第三部分　艺术治疗实践

所以她不高兴了。"

在童年早期，约翰被描述为是一个孤独和孤立的男孩，他"从不和别的孩子玩。什么都不会让约翰操心。事情从他身边流逝而过，就像水从鸭子的身边流过一样"。他的父母在17岁时结婚，他们的关系仍然很好。他们有3个孩子：除了约翰这个最大的孩子以外，还有一个女儿和另一个儿子，而这个儿子是家里的女性们最喜欢的人。约翰非常嫉妒自己的弟弟和妹妹，并常说希望自己的弟弟从没有出生。此外，约翰的母亲曾说："约翰不太在意宗教，他只是忍受着它。但他的弟弟和妹妹喜欢宗教，他们两人到哪里都在一起。"在约翰的整个青春期期间，他都把自己的母亲看做是控制型的，同时对父亲的脾气感到十分害怕。在与其母亲谈话时，她把约翰描述为"有说谎的坏毛病。他会和别人说自己想要过的生活，或是他希望他曾经过过某种生活。比如，他告诉我说他希望自己出生在农场"。他母亲还说："约翰的父亲很有制作东西的技能。在过去两年间我曾觉得约翰也有这种天赋。事实上，我总是会看到约翰在能力方面有更多和他父亲一样的地方。约翰太像他父亲了。当面对明摆着的事实他还继续在说谎的时候，他总是先让自己看起来比我好，比我强大。"

我首先注意到约翰站在走廊的尽头，向那些固定的装置说教。他站在那里，脸朝上，胳膊做着手势，他背对着医院里其他的人们，同时他背诵着他自己发明的经文中的一些混乱的片断。

我第一次和约翰接触是在一个小组的艺术治疗中，他被分派到了这个小组。在小组治疗中，约翰的表现和在走廊里没有两样，他继续以无组织的和不关联的形式说话。图5.1是他的第一幅画。小组被指导着把他们的纸张分成三部分，并"在第一个区域画出你从哪里来，中间的部分画出你现在在哪里，最后一个地方画出你将去哪里"。在反馈的阶段，约翰这样来描述他的三个部分（他通过把纸张折叠起来进行描画）：(1)"他从哪里来"部分，他简单地认定是来自密苏里州的小木屋；(2)"他现在在哪里"部分，他画了一个站在"柔和的山脉"前面的安置机构的建筑。(3)"他将去哪里"部分，约翰在此给出了更多的能量和时间，他展开了他的错觉，认为自己只有5岁大，在和父亲一起做巡游的传教。两人在密苏里州的山脉区域旅行，并向一群教区居民们布道。

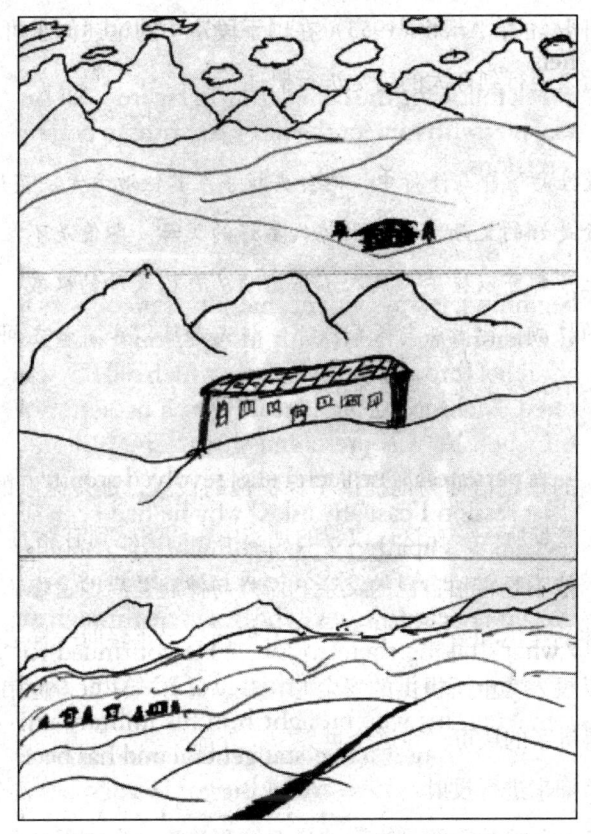

图 5.1　密苏里州的小木屋

小组成员毫不对质地听着约翰那矛盾的并常常没有逻辑联系的话，但是这一个构成其初级思维过程的愿望满足性的幻想并没有逃离我的注意。在此，在他所接受的第一个极性指引作品中，约翰通过被投射出来的愤怒，简要地表述了想要重复其家庭关系的强烈情感。在这种情况下，这一过程主要体现的是他夸大的错觉和歪曲的现实。

假如我们把约翰的论述与我们所知的关于其个人的历史相结合，就会发现，

第三部分　艺术治疗实践

很有趣的是他把自己的父亲结合到了自己的幻觉次要系统之中。弗洛伊德（1947）曾说："父亲情结和对上帝的信仰显示，个人的上帝在心理上不是别的，就是一位尊贵的父亲。"同样的，Arieti（1955）在以下段落中的论述似乎可以对约翰的性格形成期及他后来退行到夸大的错觉进行概述：

> 在宗教性的信仰与修行中，他会去找寻在其他地方无法获得的安慰。宗教和上帝是好的父母，它可以替代不好的父母。即使是不足的和最差的孩子，上帝都可以接纳。病人不愿意顺从自己父母的权威，但是却会尊重上帝的权威。他无法与人们联系，但是却可以和上帝之间发展出某些联系。人不会给予爱，但上帝会。

于是，约翰的错觉信仰为他提供了保护性的设置，那是温顺的人的救助者，是被拒绝的人的避难所——在这一改善的现实中，约翰感到有能力、自尊和尊敬。在这个世界中，他不是害怕自己的父亲，而是与他肩并肩地合作，并为那些需要的人提供无条件的接纳和爱。在其中，他不用像自己年轻时一样去回避宗教的观念，他在此可以投入教堂所提供的安全感，并以此方式来取得他弟弟和妹妹们的陪伴，以及获得母亲的认可。在这个世界中，外部的真实被退行性地扭曲、否认，并通过夸大的信仰来进行投射。

大约在图 5.1 完成后一周，约翰被分派给我治疗。在之后的 9 个月中，我在个体和团体治疗中与他见面。

治疗

开始时，当约翰面对人际间的不安全感和焦虑时，其代偿失调的倾向性明显增加。他通过错觉来寻求解脱，这未曾动摇过。正如 Arieti（1955）曾说的："错觉是病人的现实，而不是虚饰。"尽管真实的信息向他呈现了，约翰固着的错误信念仍然会持续。其中一个信念与他一触即发的冒犯行为有关。在我们的第一次治疗中，我随便地问起他为什么会进监狱。他的第一反应是冷漠。他耸了耸肩，

第五章 个体治疗——三个来访者

他说他完全不知道自己犯了什么法。当我们安静地坐在那里的时候,他编了个故事,故事是这样开始的:"警卫们一旦做完了我的文件工作就会来释放我的。我不知道他们怎么这么久还没弄完。"他继续说着他的"人"如何在他10岁的时候把他送到医院。而在他家人热情地祈祷了两年以后,他的妻子带来了他部队的制服,他就这样简单地出来了。他现在是有五颗星的将军,被错误地指控和判定有罪了。

约翰所描述的这些由他的"人"以及一般的权威体所带来的不公平,形成了一个在其治疗过程中持续存在的主题:(1) 安全感(以及需要感觉到自己被需要);(2) 拯救(以及与拯救相关的希望);(3) 爱的失去(性方面的情感方面的)和与之伴随的孤独感。

在治疗的第一个月,随着约翰正在应付着个体治疗中互惠的交互过程,我使用了拼贴画来减轻约翰相应的焦虑。拼贴画的工作为他提供了某种"封闭性",包括身体和情感方面的,其中包含了安全的非威胁性的互动,只需要他出席便可。为了提高他的安全感以及减轻他的焦虑,我不对他做出要求。图5.2中,他给了一个标题"有爱的孩子"。这是他第一个月的艺术作品的典型代表。

约翰多次使用拼贴画的盒子,其中有孩子的图像,而在图5.2中,孩子的图像再度成为主导。他的解释从具体的——"这是在树里面的3岁大的孩子",到左上角的愿望满足性的,"这是在家里的一家人,他们互相拥抱,谈话,向对方展现爱,"以及到他对下面的火的描绘,他把它们描绘成"以一个城市为背景的山脉和光芒"。

他的言语陈述可以体现出他思维的过程,同样的,他所选择的图像也可以指向他对情感、爱和陪伴的需求,同时,它们还可以表达他对人际联系的恐惧。图中,中间一幅是一只总是很警惕的猫,它赫然耸立在一个相互不连接的家庭系统之上,边上是火焰(强烈的欲望),它们点燃了约翰错觉的次级系统中的绝大多数地方(那个他被尊重、重视和被需要的想象的世界)。此外,他对于右下角图像(树中的3岁孩子)的口头上的迷恋显然象征了他所犯的罪。

第三部分　艺术治疗实践

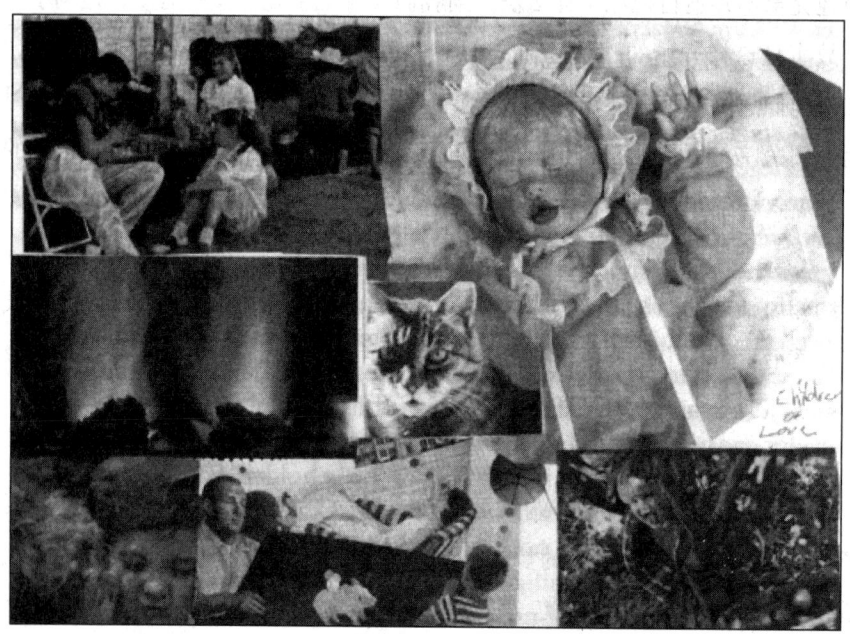

图 5.2　有爱的孩子

在约翰所有的艺术作品中，他明显在反复描绘这一年龄段的孩子。在他其他的作品中（包括个人和小组过程中的作品），则包含了回归家庭的倾向性，其中联系着早期童年所关注的附属和羡慕，还包含着婴儿般的性欲表达，这些指出了约翰想要在媒介中创作的需要，这些媒介应该可以让他进行关于过往的相关探索，同时又可以使他获得深度的经验。

因此，我选择了橡皮泥塑这种提供触觉经验的媒介。"附在纸张上的和世界中的物体仍有很大的差别。物体具有确切的三维空间，是有形的、有深度的、固态的，并且可以在行动和互动中使用（Gardner，1980）。"对于约翰，这名生活在个人象征、弥散的边界以及社会孤立之中的人来说，我觉得让他通过泥塑的实体来创作（参见表 1.3）属于他自己的保护性环境，这样的活动很重要，其重要性与通过建造来自我提高的活动的重要性不相上下（回想他母亲前面的评论，"约

第五章 个体治疗——三个来访者

翰的父亲在制造东西方面很有技术。我过去两年间曾觉得约翰也有这种天赋。")

在接下来的两个月，约翰使用橡皮泥塑工作，同时也使用拾得的物品，一起来创造保护性的环境。在治疗开始的几次中，我向他介绍媒介并指引着他来"创造一个家庭"。图5.3描绘的是母亲（最左边）、一个3岁大的女儿（在中间）以及父亲（右边）。约翰在母亲人物上花费了最多的注意力，他为她加上了珠宝、眼睛的瞳孔，以及用脸上的棕色来代表唇膏。在工作中他说："美丽存在于旁观者的眼中。"在制做父亲人物时他要了一个泥塑"工具"来进行面部细节的制作。除了这两次的论述外，治疗中他再没加入任何别的说法，而我也没有额外的要求什么。

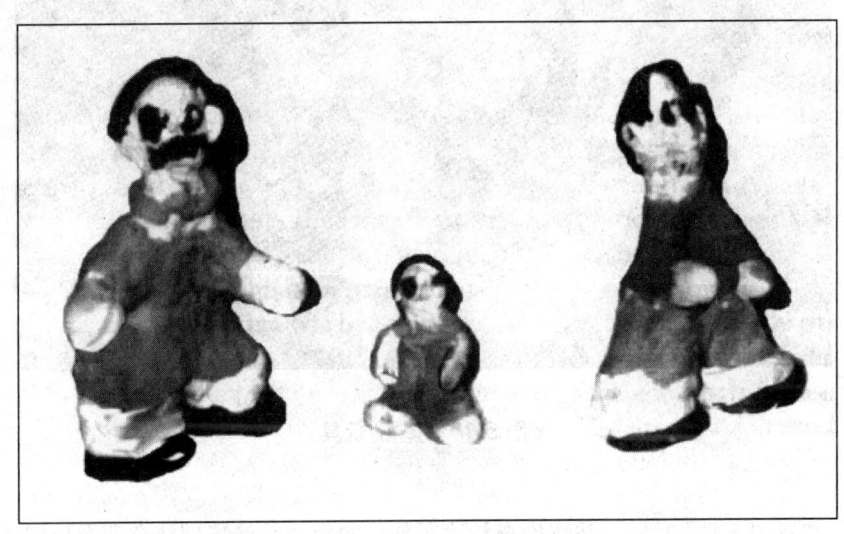

图5.3 约翰的家庭

在接下来的一次治疗中我问约翰："这个家庭需要什么？"这里向约翰询问的问题与Buck（1948）的HTP技术有关。在Buck的绘画后询问中包含这样的部分，建议这样问"最需要的是什么"，这个问题可以让来访者进行象征性地回应，同时又让治疗师可以洞察到一些相关的个人意义和问题。

第三部分　艺术治疗实践

约翰象征性的回应内容是要让他的家庭被物质性的东西包围。在图 5.4 中，这些东西包括一张野餐桌和长椅子、游泳池、滑梯、秋千和娱乐性的玩具。他为这个家庭的母亲提供了一个跳绳用的绳索，为女儿替供了一个球，给父亲一个红色的槌球游戏用的棒槌。

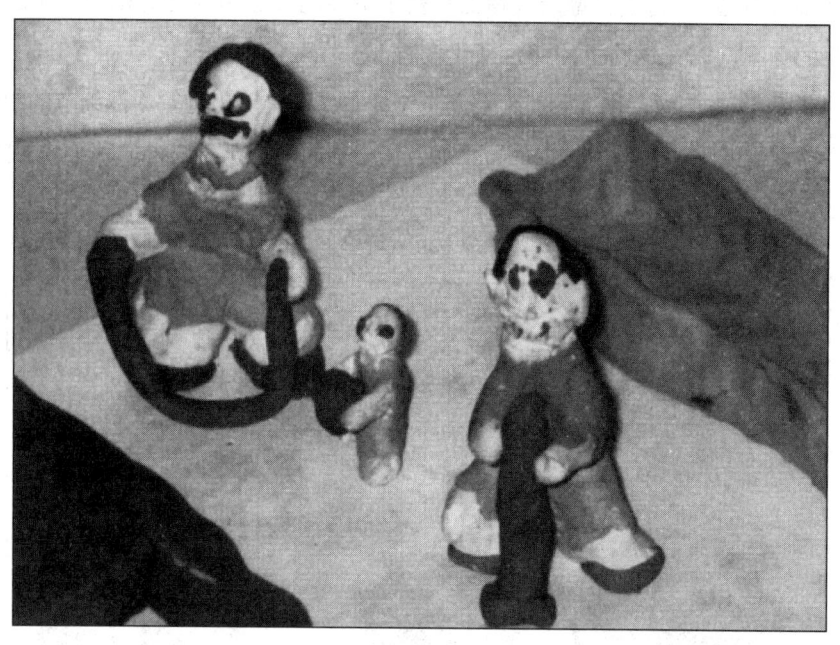

图 5.4　约翰的玩具

在看图 5.4 的时候，注意检查约翰所创作的物件并请特别注意那个棒槌。装备基本都是红色的，那个阴茎般饱胀的棒槌象征性地表现着力量以及约翰的冲突。这一个人的象征（有时是高尔夫有时是棒槌）常出现在约翰的言语论述和艺术作品中。在他完成这一指引之前，他曾创作一幅拼贴画，其中描绘了阁楼中的一个父亲和一个 4 岁大的男孩；他们二人准备好了要去"儿童高尔夫课程"。于是，当我们联系图 5.4 中的图形表现后，这一论述就显得更有意义了。

随着投射过程的继续，约翰逐渐熟悉了重复出现的指引和任务，他变得更加

第五章 个体治疗——三个来访者

主动。很快他就可以创作物体、拿媒介进行实验、进行装饰以及在没有干预的情况下进行细节的描绘。于是，约翰通常所呈现的依赖问题慢慢地缓和了，同时他个人人格的渐进性膨胀也开始动摇。此时，我把自己的角色当作是"好的父母"：在约翰的功能仍然柔弱的时候提供支持，为他提供接纳和友善。简言之，我努力增强他的适应性功能（通过使用让自己觉得像好的父母的反移情），同时为他那些与早期家庭关系有关的情感（移情情境）提供一个表达的手段。

然而，有趣的是约翰用了好多次治疗来建造一个房子，这一建筑工作是为了回应"这个家需要什么"的提问。但当房子建好后（图 5.5），却缺少了曾在那些人物和他们的玩具上使用过的细节。

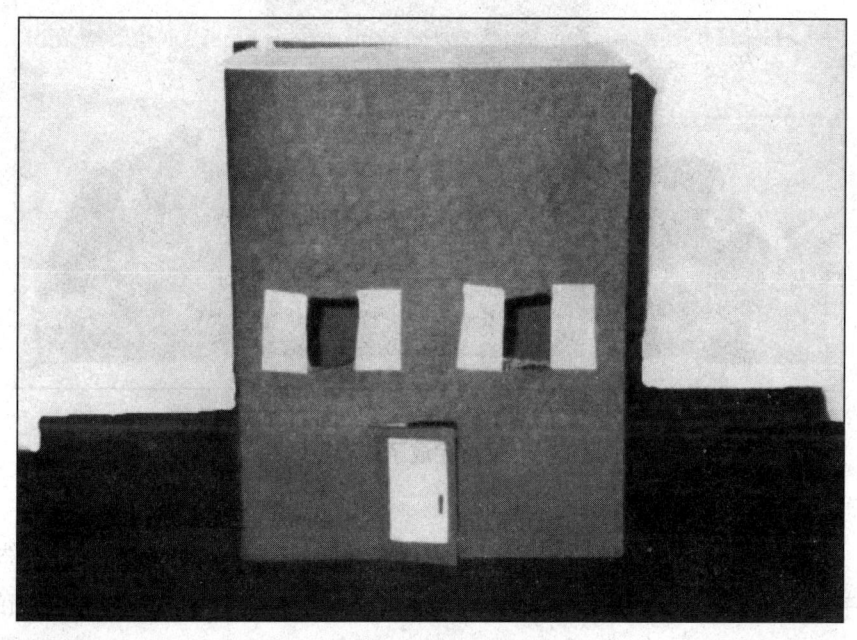

图 5.5 约翰建造的房子

对于约翰的情况来说，这作为家庭动力表现的房子空洞地躺在那里。我们可以查看附录 C，并把诠释运用到房子的形态方面，就会看到其中有小门，一维的屋顶（他在小组三维物体制作中曾创作过很多三角形的屋顶），没有烟囱，以及挂在低处的窗户，这些都指向了情感局限的感受和距离感，同时这些感受的投射都指向他的家庭并且来源于他的家庭。

当我们观看最终完成的作品（图5.6）时，这一意义更为突现，在图中的灌木林、小路和花卉细节中可以找到重要的细节。对环境建构的需求常常也是想要通过发展自我防御屏障来实现情感保护的需求。

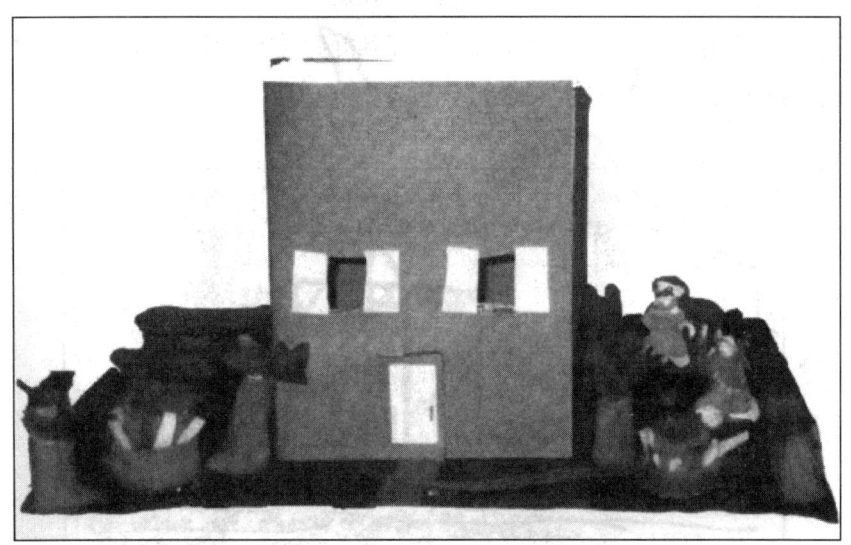

图 5.6　最终完成了的泥塑作品

约翰为他的家庭创作了"背景"，为他们慷慨地提供了娱乐性的项目，然而房子看起来却像是后来添加的东西，这是一个必然的"恶魔"，它的存在是必须的，而不是为了快乐而存在的。

此时，约翰明确表示作品完成了，我于是请他告诉我"在这里发生了什么"。他说父亲（他是那个父亲）想要和家人玩高尔夫，他正在把人们都叫过来。他们是一个快乐的家庭，父亲从没有上过学，当他（和自己的父亲）做传教士的时候他遇到了他的妻子（她在为教堂做志愿者）。

第五章 个体治疗——三个来访者

在约翰这个简短的故事中，我们看到了错觉、象征性和现实的融合。他坚定地相信自己和父亲一起做传教士，同时很精确地报告了他与妻子在教堂认识的事情。此外，他使用了高尔夫或槌球游戏的主题，用来表现他的性欲以及与此伴随的对爱的需求，无论这一需求是通过亲密关系还是骚扰获得的都可以。

在接下来的治疗中，我提供了很多类型的媒介，同时允许约翰根据自己的需要进行选择。他没再使用任何三维的物件。毫不惊奇的，他的绘画继续表现着他固着的虚假信仰。但是，在一次治疗中，在他画"密苏里州的教堂"时，他做了过量的评述，这让我相信他的洞察正在增长。

图5.7显示的是约翰称为"关于爱的米斯岛"的画。在他画的时候，他先是专注于树，这是最近开始出现的一个主题。当他把注意力转向教堂的时候，我预期他会再度转向他的幻想，但是那天他却没有这么做。相反，他指着教堂说："这是一个骗人的外表。左边的是一个长耳朵兔子，它走出来只是为了吸引注意。"我本希望我可以说这一洞察得到了进一步的发展，并帮助他通过言语而不是象征性的活动沟通。可不幸的是，精神分裂的退行是阴险和深入的。能够与脆弱感和焦虑对抗的只有幻觉的产物，它们可以为那个倾向于淹没精神病患者最弱的自我感的世界提供秩序和结构。在相继的治疗中，约翰的洞察枯萎了，而他错觉的精神状态占了优势。

随着他在错觉的功能和基于现实的思维的瞬间之间震荡，我决定把自我调试的指引引入。

约翰对于由自己决定治疗时间的工作方向已经习以为常了，当我建议一个话题的时候他吃了一惊。但是，我们的关系正是这样的，他于是在很短的时间内按照我的要求作了画。约翰对这一指引"画出你为什么会在这里"作出的回应包括四幅不同的绘画，他画出了那些他曾经到过的地方。第一幅是一个教堂，由一个坐落在方形上的三角形的屋顶来象征；勉强附上的是教堂的钟楼。接下来的绘画是一个矩形的汽车，他给出了标题（"在车里"）。最后两幅绘画仅仅是方形，标题为"监狱"和"医院"。全面来看，所画出的每个细小的项目都缺少细节；缩减为最简单的形态，约翰这些年来的生活被由此而隐喻地表现了出来。在描述他的

第三部分　艺术治疗实践

艺术作品时，他的描述风格也是具体和线性的，就像他的绘画一样；他指着左边的教堂说着自己被替代到车里并送去监狱，最终被安置在医院。然而，我开始停止对约翰的感受、恐惧、焦虑和防御功能进行共鸣的评论。随着我们进一步的谈话，我开始点缀一些事实，用以充实约翰所述的年代记事里，而他说："我不想记起来了。泪水和斗争，泪水和斗争。"

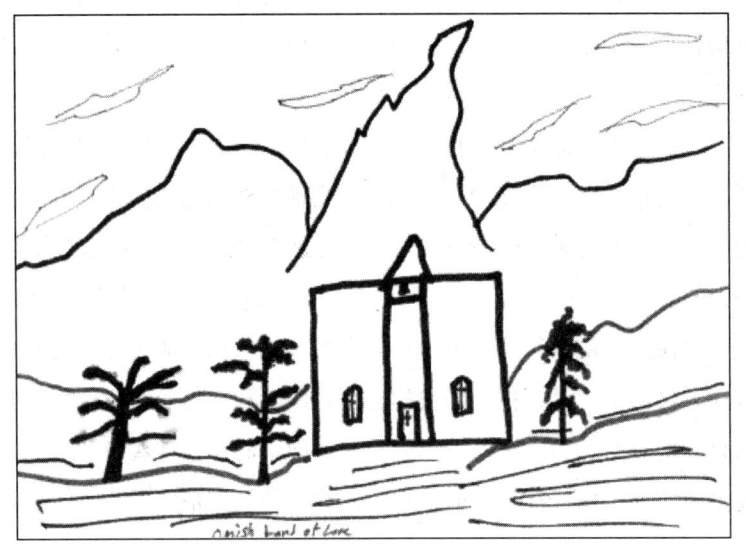

图 5.7　关于爱的米斯岛

约翰通过错觉的信念找到了他那无组织的世界，在其中演示的那些实事的记述引发了基于现实的焦虑，而不是冷漠和木然——这是一个重要的、尽管很细微的收获。在接下来的时间中，我尽量把治疗专注于此刻此地，我希望这可以帮助他在社区中找到自己的角色，并扩大他的社交领域。

于是，每当约翰采用错觉的功能来对抗焦虑的时候，我都会引入此刻此地的指引。图5.8是他对我的要求的一个回应，我请他"画出过去5天发生的事情"。我让他没办法试图绕开指引，最终他画了一个花园，他仅仅是从自己的窗口看到的这个花园。在对这幅绘画讨论之后，我们去了那个花园，并在那里漫游了一番，这样约翰就不会只是个自身世界的消极观察者,而是一个积极的参与者了。

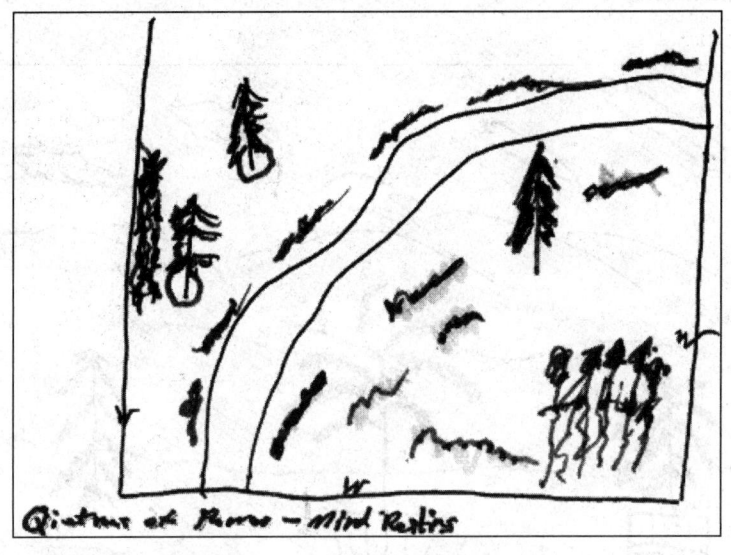

图 5.8　花朵的寂静——心灵的休憩

随着绘画和漫游的持续,约翰开始收集一些花朵,用来向一些被选择出来的职员展示。他申请在园艺俱乐部工作,开始"照看花园",学习树木和花朵的正确名字,同时还有的时候把自己的基本问题投射到各种花朵之上。在一次治疗中,他在一群向日葵中找到了单独的一枝花,他说:"我只是尝试着在这里活下来。"此外,约翰的艺术作品(在个体和小组工作中完成的)转向了对树木的绘画,画它们的发芽和成长(图 5.9 是其中一个例子)。从隐喻的角度看,"树似乎特别适合于作为人类自性化过程的投射承载者……在其成长过程中,它必须站立、挺住并稳稳地站住,就像我们一样"(Kast, 1989)。

而在约翰对"人生"和成长的兴趣中包含了他与现实建立联系的渴望,尽管这只能保持很短暂的时间。随着约翰对自己的治疗越发负责,他与环境的交互也显示出进步。他不再向电灯组件布道;而是把这一项留在娱乐室里进行,那里有很多的听众。随着他越发通过言语来表现自己的权威,他的退行性叙述也越发减少。随着他的人际关系的成长,他参加了更多的小组,尽管他常喜欢说小组提供者"尝试把你挤干"。

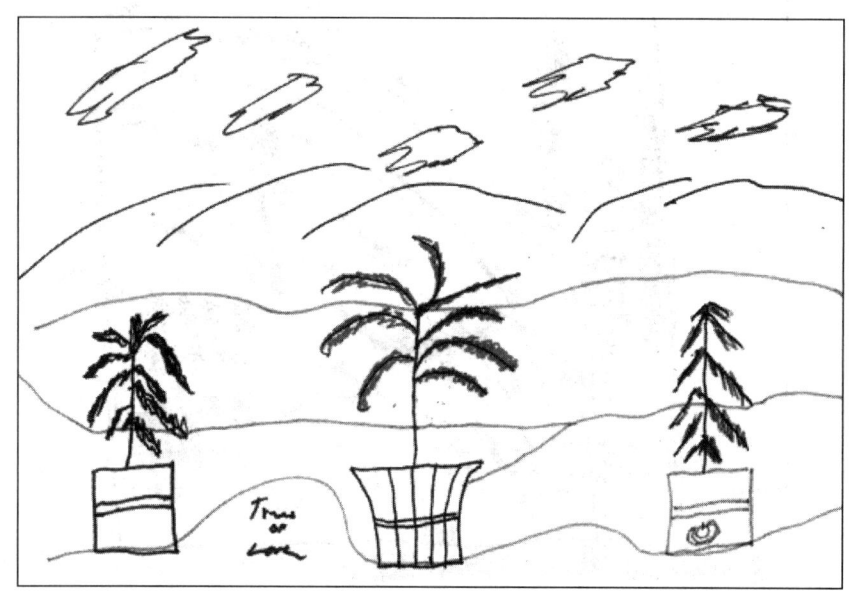

图 5.9　爱之树

一天,当我们在花园中漫步的时候,约翰在走楼梯时表现出明显的困难。在少量的询问之后,约翰提到自己长期有一种"心痛"感。在我们回到治疗时间时,我指导他与护士进行谈话,当他按照我的要求做的时候,我在一段距离之外看着。一系列的测试显示约翰的病很严重,必须要转介到医疗机构。因此,我们的最后一次治疗专注于结束,以及为约翰将要适应改变的环境来创作过渡性客体。他最后的创作是一个花园的壁画(图5.10),我们通过把花朵和树木拼贴上去,来一起完成这幅作品。这样,约翰就可以把那个他喜爱的花园带在身边,希望他在那里所获得的安慰可以带入到他的新环境中。假如我们的治疗可以继续,我工作的方向会是指向进一步的关于其自身精神病症状的管理和理解、继续在环境中互动以及支持性的生活管理技巧。最终,我们以理解和陪伴开始,随着我

第五章 个体治疗——三个来访者

允许他坚持自己的权利、感觉到被需要以及从依赖性的角色中扩展出去,我们获得了相互的联系。总之,我在治疗中使用了指向好的父母的反移情——这是约翰年少时所渴望的。遗憾的是,他遗传性的生理紊乱,加上他的焦虑、困惑以及压力,这些都转化成为了今天固执的错误信仰,这些个人的象征让约翰在醒着的时候继续做着梦。

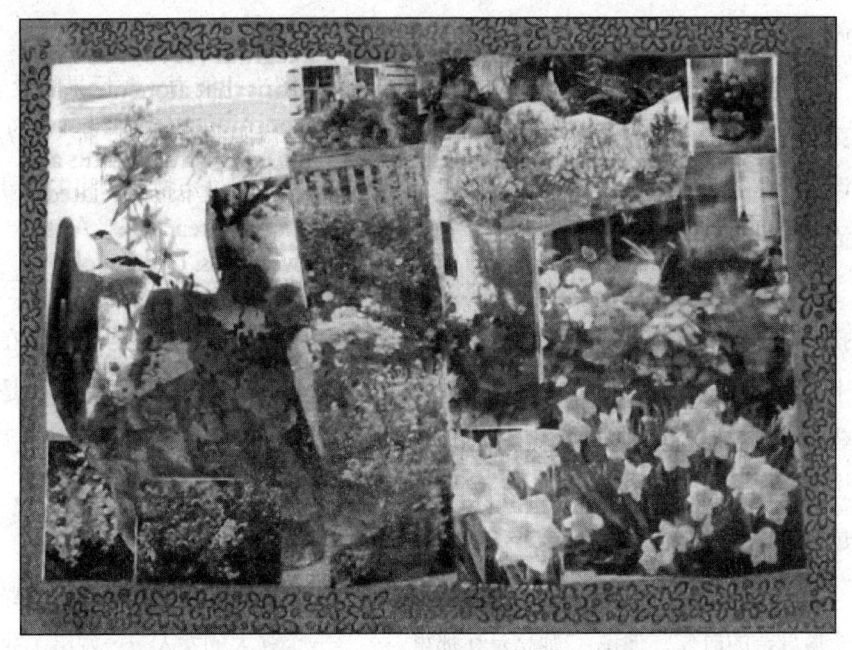

图 5.10 结案壁画

来访者研究 5.2

这个来访者是一位38岁的已婚男性,我将叫他戴恩。

临床背景

戴恩自13岁开始就有物质滥用的历史,自18岁起出现了妄想性精神分裂。

他毫不停歇地走来走去，带着一种悔恨和担忧的情绪。他有投入于某些事情的热情，但这却被他矫正过往错误的强烈需求所掩盖了。这一情节有多种形式，其中一个就是他渴望要参与所有可能的活动，这远远超出了现实的计划。抵消(undoing)的防御机制出现在他重复性的言语评论中："我在付自己的账，"这显示了弥补性的抵消或对之前行为的废除。此外，他的物质滥用历史、他的回想、记忆和讨论常常显露出 Laughlin（1970）所说的"宿醉悖论"，即宿醉之后的早上所体会到的疼痛和肉体症状中常存在着赎罪。

因此，戴恩想要进行抹除的动机阻碍了他问题解决的能力、对后果的设想、在克服内疚上的问题以及有效地让自己从依赖行为中解脱的能力。此时，我为戴恩设定的主要治疗目标是增进意识。和约翰不同，戴恩通过药物治疗和主动寻求的治疗介入已经稳定了病情，同时能够进行洞察。

戴恩的童年是稳定但混乱的。他所属的家庭有四个男孩（包括戴恩）和三个女孩，而由于父母均需要工作，他们让年长的孩子来照料年幼的孩子。戴恩在孩子中排名第四。在童年期他的同胞关系就已经很紧张。当前，他的兄弟们不是在和药物滥用的问题对抗之中，就是处于积极使用之中。他的姐妹们中，最大的"就像妈妈一样，照顾我"，而最小的"是我唯一可以谈话的人，她很诚实和直接，我们每个月在电话里谈一次"。

他父母的婚姻一直持续着，直至他的母亲在我们会面的六年前去世。当要求他谈谈母亲的时候，他说："她总是在那里……是一个强大的女人……她给了我很多爱。她知道自己是个被依赖者。"他会继续说出一些相关的故事来说明她的母亲如何在他成年后还把他当作幼儿对待。相比而言，他把父亲描述为"一个可爱的人……像钉子一样坚韧。他知道我病了，我母亲却从不接受这个"。

我是在戴恩所参加的一次愤怒管理课程中和他见面的。在这个特殊的治疗中，小组讨论了那个让他们卷入罪刑司法体系的罪行。戴恩的罪刑指控是配偶虐待。这一罪刑主要是指戴恩监禁他的妻子超过一个小时，间歇性地让她读圣经或是打她的脸和身体。图 5.11 中他描绘了他的妻子想办法逃出来之后如何从痛苦经验中走出来。

第五章 个体治疗——三个来访者

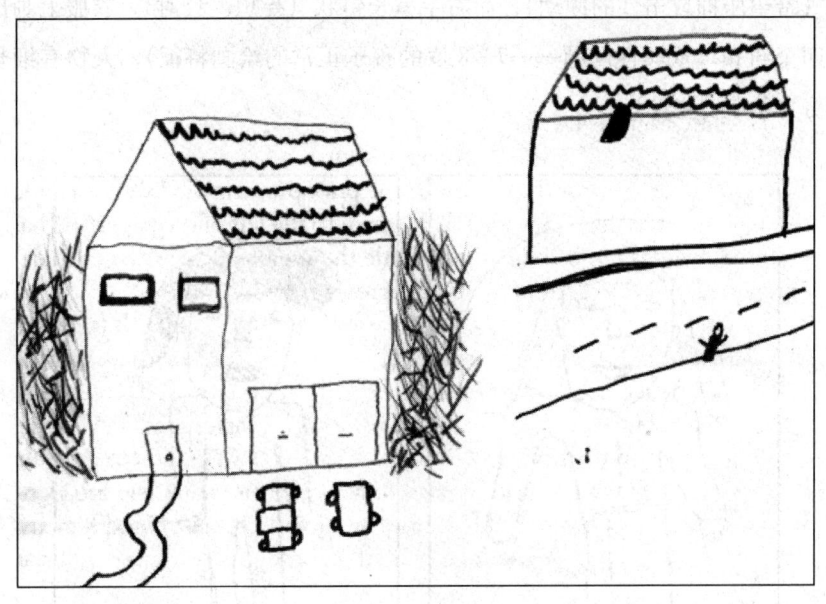

图 5.11 逃离犯罪

戴恩在他母亲去世那年和他妻子相遇。那时候他已经通过抗精神分裂药物的治疗稳定了病情，在相遇之后他们很快就结婚了。在他们第一个孩子出生后，戴恩突然停止了吃药，于是在 7 个月内，他错觉的思维就变得很严重，以至于他的妄想再度出现，并导致了对妻子的攻击。他入狱 8 个月，恢复了药物治疗，带着一年期的限制令获得了缓刑。在被释放后他想要见他的妻子，但她执行了限制令，他于是回去继续服刑。在我们的第一次会谈中，戴恩回忆起自己错觉的症状，并说："我当时以为我只要把手放在房子上就可以移动它。"

正如我在第三章所讲，我常常以艺术投射评估来开始个体治疗。而我为戴恩所选择的是 8CRT。我决定用这个测验是因为 8CRT 可以鉴别应付模式以及描绘被投射出来的自我概念。图 5.12 的第一幅描绘的是一个过大的（敌对）女性人物，她站在纸张的中间。她的头被放大了（异性被看做是更聪明的或是拥有更大的权威），并且头部直接在肩膀之上（退行）。她的牙齿被强调（攻击性），鼻孔也被特别强调（原始性的侵犯）。她的手指以两种完全不同的风格画出：左手由环线圈起来（希望压抑攻击性的冲动），而右手呈长钉状（妄想、敌对）。衣服上画出了一连四个纽扣（依赖性问题——7—8岁的孩子正常的绘画特征），人物有细长的腿（努力争取自主性）。

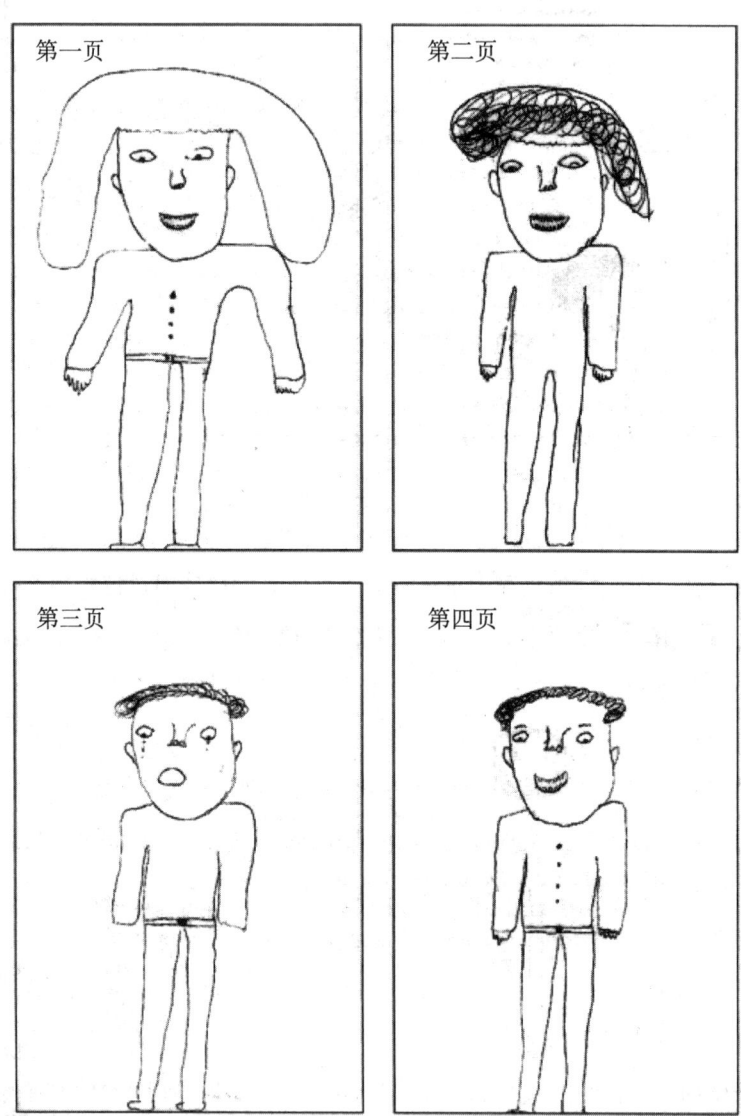

图 5.12　戴恩画的 8CRT

第五章 个体治疗——三个来访者

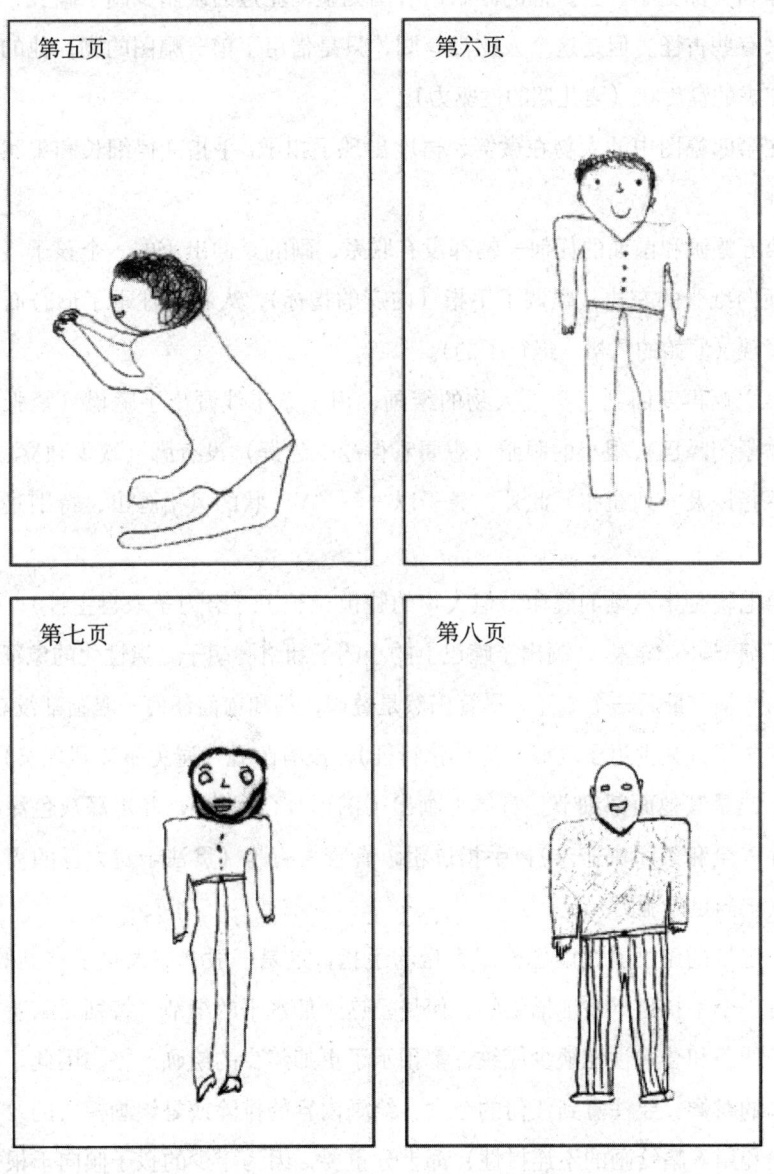

图 5.12（续）

第二幅绘画基本和第一幅一致（叠印），但这个男性不那么具有侵入性。他的身体和头部更小一些。他的眼睛没有画完整，左边的眼睛少画了瞳孔，这让他看起来有些古怪。但是这个人物没有脚，只是借用了前一幅图的脚，他的头发画成了焦虑的盘旋状（婴儿期的性驱力）。

在第四幅图中的人物在微笑，再度出现了扣子；手指变得细长和尖状（原始攻击性）。

第五幅画和前面的任何一幅都没有联系，画的是伸出手的一个孩子（退行）。人物面向纸张的左边，强调了手指（内疚的指标），人物更注重了形态而不是细节的表现（原始的风格，退行了的）。

第六幅再度回到了男性人物的绘画，用一条单线画出了嘴巴（紧张，对某些事物紧闭嘴巴），很小的眼睛（想要看得越少越好），没有脚（缺少独立，退隐），尖的手指以及一列纽扣。此外，鼻子以一种"V"状的风格画出，特别是缺少了鼻孔。

第七幅是第六幅的叠印，但人物的腿被拉长了（努力争取自主性），他的鞋画出了细节（有鞋跟），画出了嘴巴上的小胡子和络腮胡子（男性化的象征）。

第八幅，最后一个图像，尽管仍然是叠印，却和前面任何一幅画都没有联系。头发缺失了（缺少男子气概，男性化特征），没有瞳孔（避免感知到现实），也没有鼻子或是其他面部细节。身体上画出了图形（合理化），并用深灰色涂抹了底纹（在安全和禁闭中避难），手指过粗，有着大肩膀（贯注于对力量的需求）和躯干（未满足的驱力）。

从定量的角度看，戴恩画了大量的手指，这是一般 9 岁大孩子常见的模式，但没有一个手指是严格地描绘的。但是，这一低水平的细节（特别是衣着方面），以及长线条和普遍性地缺少底纹，都预示了更加年少的绘画风格。因此，在评估其绘画的时候，要注意到任何的夸大、绘画内容的排除或是绘画模式的改变（如第 5 幅和第 6 幅绘画的不连贯性）都十分重要，因为年少的孩子倾向于根据情感的效果来作画（Lowenfeld & Brittain，1982）。

此外，他的绘画在开始时很大，但到第 6 幅的时候尺寸已经降到了正常高度。这可能是由于其测验焦虑以及内在控制发展的不良。另一个重要的方面是，戴恩

第五章 个体治疗——三个来访者

直到第八幅时才为手指涂上阴影。这名男性看起来男性化，有力量，其身体被强调（基本需要和驱力的所在地），但是却缺少面部细节特征，无法表现出任何社会需求和响应——在我们整整一年的治疗中，这是戴恩所专注的主要内在冲突。

总体来看，象征性的丰富映象指向了戴恩的攻击性冲动以及想要压制这些感受和想法的诚挚希望。如此，他的重点大多专注于男性化和力量的需求。但是，他的依赖问题（特别是对母亲人物和一般女性的依赖）引发了想要独立的渴望和无助及内疚感。我们可以看第三幅，那是一个恐惧和无助的自我投射，它变为了攻击性的微笑的图形（第四幅），但最终变成了依赖性的孩子，以退行的方式伸出手寻求情感的满足。整体来看，戴恩的症候群显示了 Barton 和 Kovan（1978）所描述的：

> 在成年人的精神病中，特别是在剧烈的精神分裂期间，会出现惊慌，这一惊慌是一种融合性的惊慌。其中，自我界限丧失了，在成年人的自我中开始出现这种融合的精神状态，这一状态是从最早的生命阶段中便开始延续下来的。自我倾向于在感知的洪水中迷失：结果是毁灭性的恐惧以及吞没性的恐惧……会出现自我万能的感觉……严重的病人会觉得自己是全能的并表现出随意的活动过度……表现出破坏性的和攻击性的反应。

因此，我对戴恩的治疗包含两个部分。通过药物治疗，戴恩已经稳定了一年半，但是他的适应性防御机制仍然是原始的（回想他主要使用抵消的防御来缓解焦虑）。因此，在我的介入中，将会帮助他进行过往的探索（用以促进其掌控发展性的任务）以及对当前的探索（以提高洞察和意识），同时，通过问题解决的技术来提高生活压力应对的能力。

治疗

在 8CRT 完成之后，戴恩来接受下一次的治疗时，显然为了与一位职员之前的谈话而不开心。他把拳头紧紧握成坚硬的球状，坐在我边上紧绷着嘴唇。这时候只要问一句"你看起来生气了，你想要谈谈吗？"就足以释出一些慌乱的猜想（"他试图要控制我"）以及轻视性地评论（"他不过是个傻瓜，他永远不会理解"），最后还可能突然导致生硬的治疗局限（"我放弃了"）。因为戴恩曾参与我们的愤怒管理小组，我于是通过改变戴恩的厌恶链来修正他的行为。

在这个来访者中我使用了一个艺术治疗的练习，这一练习被设计来为来访者提供洞察和意识。我给了他一张纸，自己留了一张，并对戴恩说他将是这个沟通驱动练习的领导者。我请他选择五个简单的项目（"一些简单到连孩子都会理解的东西"）来作为他"作为主人"的绘画，然后把这些绘画秘密地自己收藏着。我们背对背坐着，同时我请他画出五个项目中的四个，然而，当他画完的时候，请他给我（作为跟随者）特定的绘画言语指令。最后，我们比较我们的绘画，这时我们所画的应该是完全一样的才行。

但是，在比较我们的绘画之前，我先问戴恩他想象我们的绘画相近的程度有多大。他回答说："完全一样。我选择了简单的东西，并且在告诉你该如何画的时候很明确。"

图 5.13 显示的是完成的练习。左边的是戴恩的，右边的是我的。它们并没有惊人的相似。除了云朵和太阳，我画中几乎没有什么地方和"主人"的绘画一致。山和那些明显代表闪电的几何形状都彻底难倒了我。尽管我们只是基于形态和结构的特征进行的练习，但却能够清晰地让戴恩觉察到，即使在我们相信自己的沟通是清晰明确的时候，也仍然会发生误解。

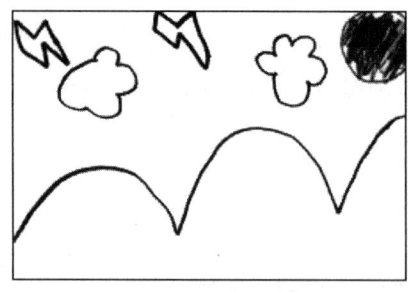 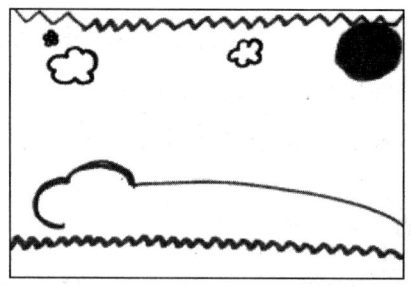

图 5.13　孩子都会理解的东西

第五章 个体治疗——三个来访者

在接下来的几个月中,我开始使用那些用以提高沟通以及在此时此地进行问题解决的指引。随着戴恩获得自我控制以及可以成功地进行冲突解决和感受表达,探索他内在记忆、想法和疑惑的时刻到来了。

接下来,我在每次的治疗中把埃里克森的发展阶段进行了分解,指引着戴恩来"画出婴儿的、儿童的、青少年的、青年的以及中年的自己"。图 5.14 是他这一系列绘画中的第一幅。

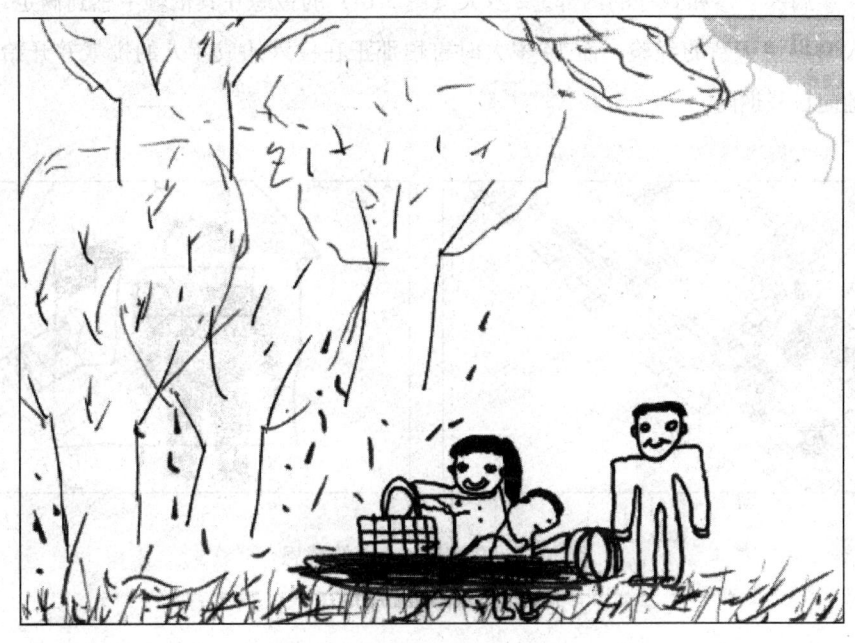

图 5.14　作为婴儿的戴恩

在此,戴恩重新创造了一个有着爱和温暖的家庭环境。一次野餐,没有兄弟姐妹,人物间显示出互动;在婴儿戴恩和他的母亲之间存在一个共生的透明之处,此处有一种舒适感,在其父亲宽大的肩膀上有一种信任和力量感。但是,当我们不再看这个家庭的集聚,而是看周边环境的时候,图画则显得愈加紧张了。显示着担忧的线条特征,短而粗的笔划给外部的世界加上了一种惊恐的感觉。

第三部分 艺术治疗实践

戴恩接下来画了他 8 岁大（图 5.15 的左边）的时候，他是一个愈加社会化和活跃的孩子。他和一群朋友在城市的街道上骑自行车，这是一个共同参与的活动，可以扩大他的社交圈以及增强他的胜任和效能感。相比，在图 5.15 的右边是 14 岁的戴恩；那些关于更大的社团的细节消失了。取而代之的是一个在荒地中站立的家，戴恩在那里欢迎着两个十来岁的朋友。在这幅画中，我们不能够只是去看，还要去感受其中情感上的差异。在这 3 幅绘画中，戴恩让我们可以看到精神分裂疾病那衰落和封存的内部。2 岁大（图 5.14）的戴恩在其依赖中感到满足，8 岁大时纵情于新的经验，而 14 岁大时害怕那正在侵入的成年人的挑战并开始坚定地向自我退隐。

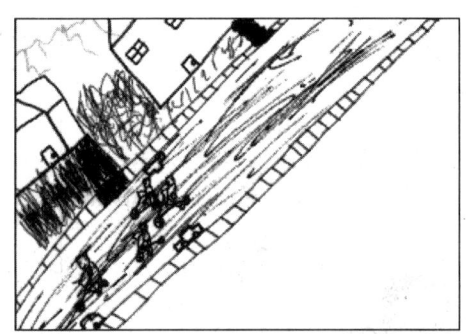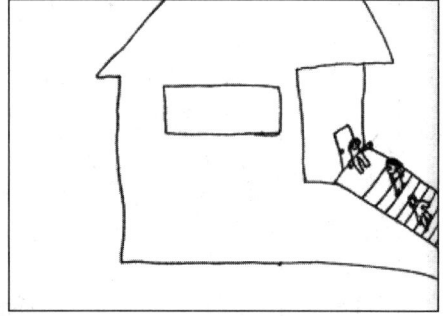

图 5.15　8 岁和 14 岁的戴恩

在最后两幅画中（图 5.16），左边的他 23 岁，在县拘留所，右边的他 30 岁，在监狱。在第 2 幅画中，在戴恩的世界里，除了戴恩以外唯一的他人是他的室友，他在帆布床上睡着了（很右边的地方）。戴恩花了过长的时间用于描述药物的作用。他指出当他被监禁的时候，他常常拒绝治疗，因为"我不想呆头呆脑的"。

此时，在戴恩的治疗中，越发明确的是在他快到 20 岁，并得了心理疾病的时候，他的生活就已经结束了。正如他的绘画所描绘的，他没有掌控好那些发展性的任务，无法从儿童的依赖性发展到成年人的胜任性。疾病所产生的冷漠让青春期的困惑加重。他没能在他的关系、工作和社会互动中找到成就，而是在自己的错觉信念中找到了。他可以把手放在房子上就移动它——有着这样的"力量"的人又怎么会渴望日常生活中的那些单调和责任呢?

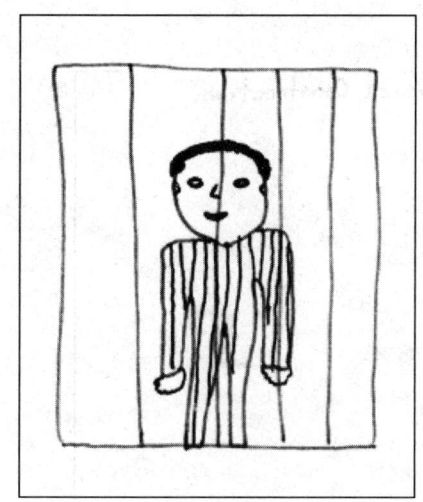 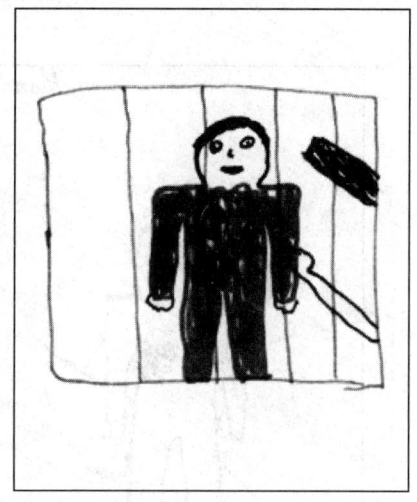

图 5.16 23 岁和 30 岁的戴恩

为了帮助戴恩准备好在未来的生活中可以让责任、行动和现实问题超过无所不能的错觉力量的诱惑(他可以通过拒绝药物治疗来唤醒这种错觉),我们的治疗专注于自我的成长,这一自我可以从对"家庭单位"(他的出生家庭等)的依赖中独立出来。

通过几个月来使用的用于加强其自我力量、扩大其应付能力的艺术指引,戴恩宣布说:"我不知道该如何生活。"这一赘述概括了戴恩的发展现状,同时强烈而清晰地指出了他正在增长的意识。现在是时候要去挑战那让他在掌控上固着于青春期的疾病了。图 5.17 是他对"画现在的你"的指引所做出的回应。

有趣的是,绘画的风格以及戴恩给画起的标题忠实地传达了他的感受。人物由点状连接起来,这些点是用来加强身体屏障的。这常被解释为需要包容以及是自我界限的描绘。因此,身体屏障的加强与一种人性的功能相平行,即"自我不仅仅在个体与环境之间调停,还在各方面人格的冲突间调停"(Goldstein,1984)。

戴恩正是在这幅绘画中开始通过坚定的陈述和思想来调停无意识的感受。在谈到他的绘画时,他说:"我知道这样是好的,但是去学习新的东西实在是太艰难和痛苦了。"

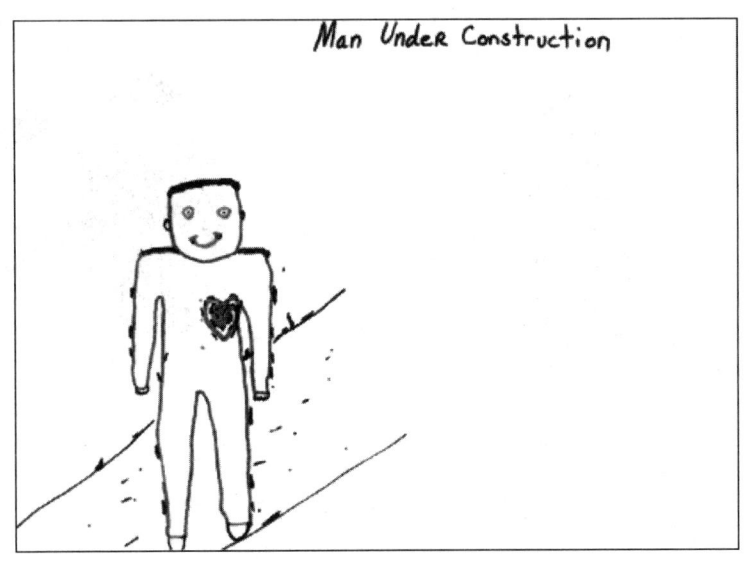

图 5.17　建造中的人

随着我们继续把工作放在问题解决能力的加强之上,戴恩的言语陈述开始集中在"无力"这个词上。在团体治疗以及整个机构的生活中,只要出现冲突,你就可以肯定他又会回到无力的想法中。在个体治疗中也是如此:我们当时在探索着他青春期早期,那时退隐和退却成为了他应对环境压力的方式,同时外部的系统又为他日益增长的心理疾病让了路。图 5.18 描述的是戴恩压倒性的无力感。

注意看,起重机的司机和被击倒的人都是戴恩的投射。在讨论中,戴恩把球下面的人当作自己:"当我无力的时候,我会整个蜷缩起来。"但是他所描绘的"坐在司机位置上"的那个自己则指向了对未来的感知。对这一隐喻的利用可以以言语和象征两种方式对戴恩起到重要的提示作用。掌握力量的不再是那个掉落的球,而是那个起主管作用的人;个体可以以无数的方法来控制环境事件。这一洞察让

第五章 个体治疗——三个来访者

戴恩可以付诸行动,去成为一个不受过往身份(被排斥者、疯狂的人、隔离和退隐的人)纠缠的个体。

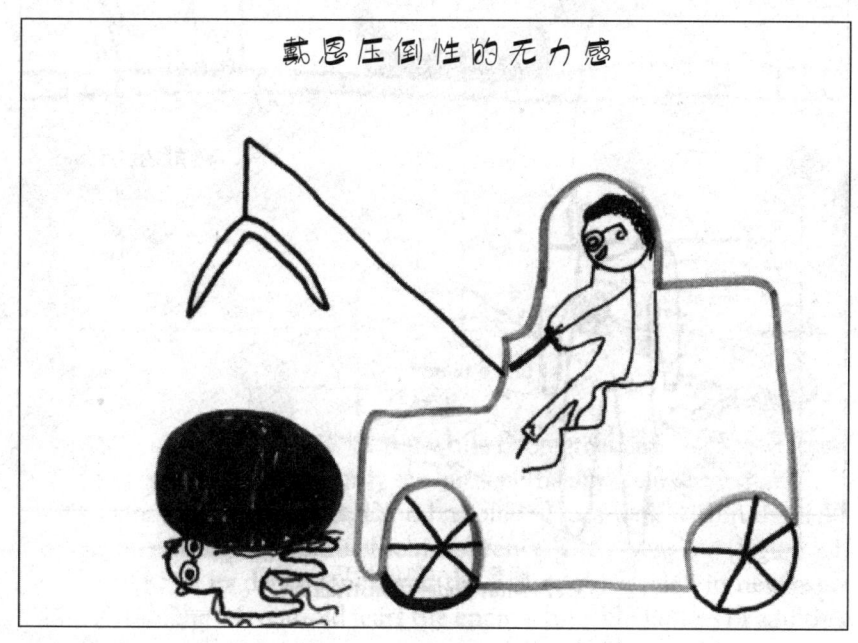

图 5.18 戴恩压倒性的无力感

到了第 11 个月,戴恩开始在团体治疗中扮演越发固执的角色。他的大多讨论都集中在对未来计划的规划。随着一个截然不同的人格的浮现,戴恩的生活核心中开始出现一个典型的青春期的疑惑:"我是谁"。他继续努力发展,图 5.19 可以为此证明。在这幅图中,他把自己过往学习游泳时的成功(8 岁)与当前作为成年人对新技能(在此是跳绳)的学习结合在了一起。这幅简单的绘画在很大程度上让我们对戴恩寄予希望。回想他早期的作品,画中的环境倾向于显得混乱和焦虑。画中的路向上面倾斜,树木在头顶不吉祥地耸立,只有很少的社会交互和学习。而在这里围绕着戴恩的是一个有秩序的环境,他也不是孤独的。这里的社会接触以及知识的获取都显示他是一个合作的社会成员。

第三部分 艺术治疗实践

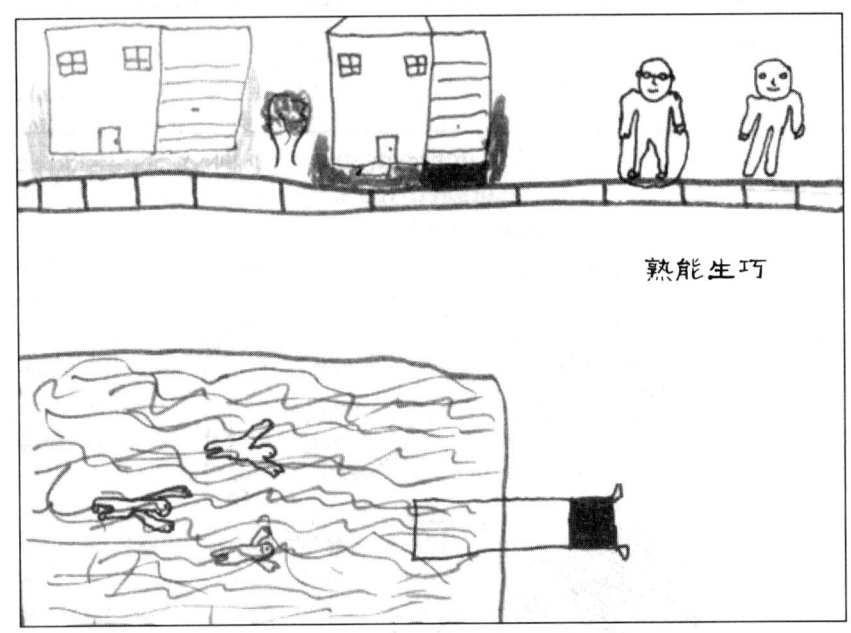

图 5.19 熟能生巧

在我们治疗的最后一个月,我觉得让戴恩回顾所有的艺术作品可能很重要。他从很多方面描绘了一个时间线,其中不仅仅体现了固着于儿童期的依赖和孤立,还包含了向成年的附属和胜任力的逐步发展。总之,戴恩总共完成了 65 幅绘画,我们按照时间的顺序对它们进行了回顾。有力的介入常常对观察给予澄清,这一过程让戴恩有机会去见证自己的进展是如何展开的,在他观看自己作品的时候,他既是观察者也是参与者。

在整个回顾过程中,他的反省包括他的感受("我责备他们 [朋友] 离开我。我因此恨他们"),他的思想("我可能不会成为那个 [治疗师];可能我会成为赞助者,我可以以这种方式帮助别人"),以及在整个治疗过程中他与我的关系(自我的理想——想要成为治疗师——随着他获得了自己的身份认同,他不再觉得这是重要的了)。

第五章 个体治疗——三个来访者

对戴恩来说这是一个艰辛的历程，他不仅仅发展了战胜抵消的防御（一种迷人的生存方法）所必需的意识，还发展了力量让他在获取更多成果和关爱的道路上可以坚持不懈。对于依赖的放弃、专注于自己作为一个更大的社会的人，以及知道自己不是无力的而是有能力和勤勉的，这些都给戴恩一种自信和自尊感。

我相信，艺术的工作不仅仅让戴恩在安全的环境下练习了新的技能，还为他的无意识防御提供了出口。在过去 20 年间，他受着精神分裂症的折磨，在自己的错觉中找到了安慰，并曾无休止地使用着不良的应对方式，试图以此来塑造他所处的环境。而此时，在他快 40 岁的时候，他通过药物治疗获得了病情的稳定，戴恩此时认识到纯粹的沟通治疗在他身上是失败的。他自己要求以唤起性的方式工作，这种方式可以为他提供一个象征性的方式来处理社会关系。结果，治疗的时间让戴恩可以在不用言语的情况下去表达被压抑的情感，给他机会来增强在世界中的现实感，瓦解适应性的退行，让他可以按照自己的步伐来顺利度过各个发展阶段，并在最后为自治的功能奠定根基。

来访者研究 5.3

这个来访者是一位 13 岁的男性，我们叫他兰迪。

临床背景

兰迪有着蓄意杀人的重要历史。在我们见面的那些年里，他曾经三次因为威胁别人而入院；在学校时，他曾经因为拿一块玻璃碎片顶住别的孩子的脖子而被收入青少年司法系统。他被诊断为行为障碍，考虑到他可能是处于萌芽期的反社会者，他先是被安置在各种群体之家，后来由于他越发具有攻击性以及无法纠正的行为，而被替代出来。

兰迪的社会关系在挑衅和冷漠之间游移。他带着克制的情绪，以过于警惕的方式审视自己周围的环境。在他这种从不停息的监视态度之后，常常是高傲的、专横的和侵犯性的人际互动，特别是当他感觉到任何形式的威胁的时候。这种与

第三部分　艺术治疗实践

同伴的冲突变得越发危险，特别是当他缺乏判断的时候。于是，一个急躁的情绪会很快变成残暴；一次警戒的态度则会导致多日的隔离。

兰迪所成长的家庭中，他的兄弟姐妹们（生父均不同）都离开了家，自己照顾自己。他的父母均对高纯度可卡因上瘾，他们让最年长的孩子（10岁）来照顾年龄小的孩子（兰迪在五个孩子中排行第四）。在4岁时，兰迪被自己的生父重复地实施生理虐待；7岁时，他和兄弟姐妹们曾有好几天被丢在一边没人管。直到有人联系了儿童保护服务，所有的孩子才被带离了家庭。

在接下来的几年中，这些孩子被分开了，而兰迪也无法联系自己的生身父母。他唯一想要联系的人是他最年长的同母异父的兄长。兰迪很少提到自己的童年，他倾向于把这些记忆深深地埋藏在心里。而一旦被迫提及时，他会简单地说："那是一个地狱之洞。"

不幸的是，他无法隐藏自己的过去，尽管他想要这么做。他常常做噩梦，并在一种惊慌的状态中醒过来。他以一种含糊的术语来描述这些梦，他只是说"我看到人们死去"或"他们正走向地狱"。

总之，兰迪不光是一个拒绝探索的孩子：他还是一个无法以任何方式表达自己情感的人，他所会的只是通过防御的功能来投射自己攻击性的感觉，然后再回复到依赖的反应。他的行为掩盖了他适应不良的能力、内化了的对童年压力的感知及相继的妄想性的感觉、对其自己和更大的环境所丧失的信任。

我想要识别和改变兰迪以病态的方式所决意掩盖的象征性构造，于是我使用了唤起式治疗。我觉得假如他无法通过言语来沟通自己的恐惧，那么一次关注无意识的象征性的干预会有所帮助。

> 心理动力治疗注重无意识的重要性。症状被看做是那些常常无法通过意识努力而接近的内在混乱的外部表现。在弗洛伊德学派的背景中，来访者被带回到童年早期的创伤性事件，目的是要把那些相关的经验带入意识。在认知疗法中，来访者则受到帮助，以获得对这些事件的新的解释（Goetze，2001）。

第五章 个体治疗——三个来访者

在这个来访者中,治疗专注于发展洞察、提供宣泄、加强自我,以及改变兰迪对自身、对未来以及对自己的世界的歪曲而消极的看法。把心理动力治疗以及认知行为理论结合起来,可以作为一种干预的方法来介入紊乱的信念系统,这一系统不仅仅渗透到了他的思维和情感,还渗透到了他真正的自我感觉中。

为此,我使用了 Richard Gardner (1986) 的互相讲故事技术。这一方法可以让来访者以一种安全的、具有良好掩饰性的方法来表达那些充满冲突的感觉,同时"通过孩子所讲的故事,治疗师可以对他们的内在冲突、挫折和防御进行非常宝贵的洞察"(Gardner, 1986)。

正如童话、神话和传说可以对发展中的人格起到帮助作用一样,互相讲故事的技术可以通过健康的改编来揭示问题解决的途径。一项对孩子所讲的故事中所呈现出来的幻想内容的分类研究确定了八个主题:"进攻、死亡、受伤或是不幸、道德、滋养、服装、社交、哭泣 (Gardner, 1986)。"在这八个主题中,有大多数都与兰迪童年早期的发展性问题以及当前那些无声的设想相关联。他内化了的自我,那个被世界关在外面的不相称的人,在呼喊着要获得一个人际间的依恋,这一依恋可以制止那个充满剥夺和遗弃的环境所带来的破坏。

考虑到这些,那么我在治疗中扮演一个积极的参与者就和兰迪要投射自己内化的自我同等重要了。兰迪所需要的是回到童年时和成人的重要关系之中,这一成人可以重新保护他、提供支持、加强他婴儿期获取的增长、在绝望时提供希望,以及在冲动时提供自我控制。

于是,结合了唤起和沟通治疗的互相讲故事技术可以作为一种方法,为我们提供必要的共同计划的过程、问题解决过程、在象征性的框架中的互惠互动,且不会导致任何焦虑。这种方法最完美的形式是,先通过一次会谈让来访者适应记录的过程(录音或录像)。在这一阶段,治疗师会问及一些和来访者自身有关的简单问题,以降低焦虑。一旦他们显示出一定程度的适应,就可以把来访者正式介绍给"听众",并且可以开始讲故事了。当来访者在讲自己的故事时,治疗师记录下最突出的问题以及人物中象征性的元素。当来访者的叙述结束后,治疗师要选出突出的主题并重新讲故事(使用同样的人物和名字),在治疗师讲的故事中,

第三部分　艺术治疗实践

治疗师提供补充性的、可供选择的、更为健康的调节方式。

在相互讲故事的技术中，治疗师要像仪式的掌管者一样，在来访者自我力量纤弱的时候提供指引，同时以认可和关注的形式给予"母性"的关爱。如此，孩子的存在被赋予了意义。假如我们通过发展阶段理论来比喻这一技术的元素，那么我们可以把初始的故事和治疗师回应的故事对应最早期的关于社会信任的阶段。

治疗

由于我们是在相互讲故事这一以言语为主的技术中合并使用了艺术治疗，所以，必须要按部就班地向兰迪介绍治疗过程。兰迪对艺术室并不陌生（图 I.2 和 I.3 是兰迪完成的面具），由于他已经在自己的绘画中显示了胜任力，所以他在这一区域很自在。因此，我们使用了艺术室而不是在办公室见面。尽管他还未曾使用过泥塑，但他对这一媒介只显示出最小限度的焦虑。开始时，他想要使用泥塑模具，而不是自己创作人物；为了缓解他的担忧，我提供了一个模子（是脸的模子）。

在叙述之前，我先指导兰迪为他的故事创作泥塑的人物。这完成之后，他又创作了这些人所生活的环境（一座岛）。我有意地选择了岛，而不是别的环境，这可以让兰迪象征性地把自己童年的生存和被遗弃的感觉与岛屿所唤起的荒芜与孤独联系起来。我想说，当兰迪在创作那些人物的时候，他越来越有活力。他自发地给他们分配了名字和不同的个性。此外，当他要叙述他的故事的时候（尽管这是在四个星期之后），所有人物的名字和生理信息都被他保留了，和开始时一模一样。在完成艺术作品后，兰迪讲了这个故事：

治疗师：欢迎来到"主人的剧场"，今天我们将由兰迪来给我们讲一个故事。你好，兰迪。你今天将要讲的故事是什么呢？主要的人物又都是谁呢？

兰迪：故事是关于如何解决问题和冲突的。主要人物是阿直和沙直，还有大象、熊、猴子、乌龟和龙（见图 5.20）。

第五章 个体治疗——三个来访者

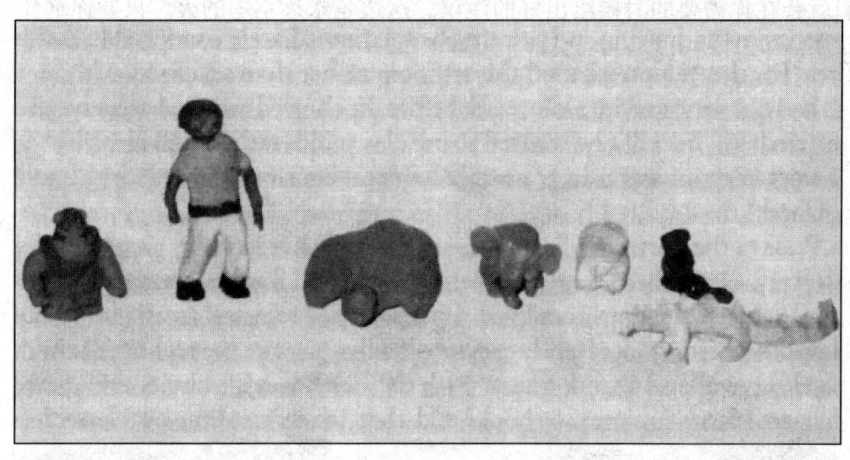

图 5.20 阿直，沙直，以及天堂岛的其它部分

治疗师：女士们，先生们，下面有请我们讲故事的人。

兰迪：有个人叫阿直，他和沙直之间出现了问题。阿直住在天堂岛上（见图 5.21），而沙直尾随了阿直，因为他认为阿直所有的金子都在天堂岛上，但是当他到了那里才发现，阿直只不过是想要独自住在那里。他还发现这里没有金子。于是他开始和阿直战斗，他上了阿直的船，他发现整个岛都没有金子，也从来没有过金子。于是沙直向阿直和大象道歉，他们成了朋友。

治疗师：那么他向大象道歉了？大象做什么了？

兰迪：沙直对大象造成了严重的伤害，因为他让熊去杀大象，但没成功。大象接受了道歉，然后他们成了好朋友。于是他们永远幸福地生活在这个岛上了。

治疗师：你能不能再进一步描述那条船？

兰迪：那是用来载阿直的巡游船，现在用来把沙直从大陆载到天堂岛。那真是一条神奇的船（见图 5.21 右上角）。它后面有一头熊掌舵，它可以腾云驾雾。它使所有这些小人们维护它，而龙则让这些小人们遵守秩序。

治疗师：你能解释一下这两张脸吗（见图 5.21 岛的右下角）？

兰迪：那是些神灵的脸，他们给人们建议。对于每个人来说，只要询问他们，

第三部分　艺术治疗实践

他们就会在你需要的时候给出好的建议。这边是永远不熄的火。只要你拿什么东西接触到了它，这些东西就会着火。

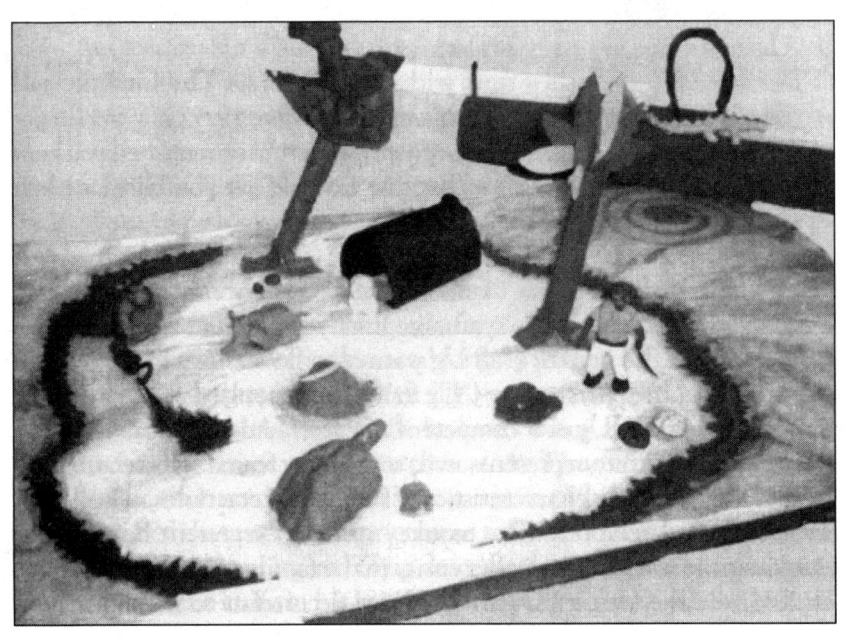

图 5.21　天堂岛

治疗师：你能和我们说说那只猴子吗？

兰迪：这只猴子和他的家人在一起，他们有很多的兄弟姐妹。他和这个家不相称，因为他受到了伤害并且比别的人小，所以他们对他说："你得离开。"于是他只能在大陆上来回游荡，快死了。阿直找到了他并把他带到了天堂岛。

治疗师：你提到了熊，能说说它吗？

兰迪：熊的父母是棕熊，但它是北极熊，而天堂岛的气候适合每个人，他仍然住在那里，因为他买不到去南极洲的机票，所以他必须住在那里。

治疗师：我有没有漏掉什么人或东西没有问到？

兰迪：那只乌龟是只很大很大的乌龟，阿直找到了它，并用船把它带到了岛上。

第五章 个体治疗——三个来访者

它在网里快要淹死了。所以现在它翻转了过来。在这里是那个导致不幸的沙洲（见图 5.21 在两个脸的后面）。如果你掉进去了，沙洲就会问三个关于你生活的问题，而如果你回答得不诚实，它就会吃了你。这是阿直的洞穴（图 5.21 左后方）；它看起来很小，但当你进去并向前爬行时，它会变成巨大的东西。这边是通向世界中心的洞（图 5.21 在船的前面），你如果被它抓住就会被吸到下面。如果你被吸了下去，你就会永远和那些坏人呆在那里。那艘船可以渡过那里。这个岛是供所有不相称的人或是那些认为自己不相称的人居住的。他们可以只是想着这个岛还有上面那些快乐的人们，在头脑中有个他们可以去的地方。他们可以翻转过来放松，做他们想做的事情。

治疗师：嗯，这真是个好故事。这个故事的寓意是什么呢？

兰迪：在每个不相称的人的生命中都有自己的一席之地，尽管他不这么想。总有什么人会来帮助他们，但他们需要站起来，去努力寻找。

治疗师：在这个故事中还有一个故事，是关于沙直和金子的，那个故事的寓意是什么？

兰迪：有时候你需要和人交谈并信任别人，即使是在你觉得别人可能会欺骗你的时候，因为如果你不这样做的话，你可能会被杀害、受到生理或心理的伤害。

在兰迪的故事中，不相称的主题居于主要的位置。可以说，岛屿上的每个人物都象征了不同生命阶段的兰迪。阿直是当前的兰迪（"阿直想做的只是独自生活"）和理想中的人格 ["兰迪找到了猴子并把它带到了天堂岛"（阿直作为有能力的拯救者）]。此外，总是带着刀的沙直代表了邪恶，一些让人害怕的东西。他的人际关系与兰迪人际互动中的攻击性特征一致，也和兰迪虐待性的家庭关系一致。猴子似乎代表了兰迪受伤的、婴儿性的状态，是家庭中那个比较小的被抛弃的一员。熊是另一个被抛弃的存在，它似乎与兰迪离开家庭有关（"熊的父母是棕熊，但他是北极熊，天堂岛的气候适合所有人……所以他必须住在这里"）。有趣的是，在他故事中那些神秘的成分不是无法触及的（船）、邪恶的（通往世界中心的洞），就是基于严格的超我的形式存在的（神灵的脸和沙洲）。

总体上讲，天堂岛上居住的都是被大陆抛弃的人，是一群不相称的人，而阿

第三部分　艺术治疗实践

直可以在这里找到自尊和重视。不幸的是,可以利用的"指引者"没有被利用起来,而是闲坐在那里等着给出忠告。相反,这一群人在岛上则满足于"翻转过来放松,并做他们想做的事",完全跟随自己的愿望和原始冲动。

为了回应兰迪的故事,我讲了下面的叙述来与他的故事关联:

治疗师:从前,有个年轻人,叫做阿直。他来到一个岛上,因为他想要从大陆上逃离。大陆是邪恶的,那里发生了很多对阿直不好的事情。他觉得他受够了,于是他建造了自己的船,并划着这艘神奇的船来到了大海的深处,远离了所有大陆的踪迹。他上了一个在所有地图上都不存在的岛,并把它命名为天堂岛。阿直开心地生活着,并建造了一个小屋,与那些对他很好的动物们一起生活着,直到有一天,有一名叫做沙直的人来到了岛上,沙直说是来抓他的。阿直非常吃惊并声称自己是无辜的。沙直说:"你偷了我的金子,这就是你为什么逃到岛上并藏起来的原因。"阿直继续说明自己的无辜,但是沙直不相信他。沙直尝试抓住阿直,但是他做不到,因为阿直被自己的熊保护着。熊很有力量,和任何的棕熊一样有力量。这头熊是阿直的保护者。在沙直忙着的时候,阿直跑向船,他意外地滑入了流沙之中。在他下陷的时候,大象跑来救了阿直,他跑向了船,并开始被龙保护着。他不知道该做什么,直到猴子告诉他要和沙直把问题解决。阿直于是去找智慧的乌龟,乌龟向阿直解释说他需要向沙直显示他不需要金子,因为他们在岛上已经很富裕了。所有的动物和阿直一起去和沙直对质,并按照乌龟的说法向他解释。但是沙直还是不相信他,因为沙直是个很愤怒的人。在沙直追阿直的时候,他跌倒了,头撞到了椰子。在他睡着的时候,他梦到两个神灵来到他身边,并祈求他改变自己的方式并向阿直道歉。沙直诚心要改变,他放下了手中的刀并向人们道歉。现在,沙直也住在了岛上,于是动物们帮助阿直建立了一个更大的家(见图5.22),还让他穿得更好。他们两人成了好朋友,从此永远快乐地生活在一起。

兰迪:那么那些不相称的人呢?

治疗师:所有的人都可以来,但他们必须以和睦的方式来。这就是为什么阿直现在住在了陆地上。他不再害怕了。

第五章 个体治疗——三个来访者

兰迪：你的故事的寓意是什么？

治疗师：去找别人保护你，并以非暴力的方式解决自己的冲突。

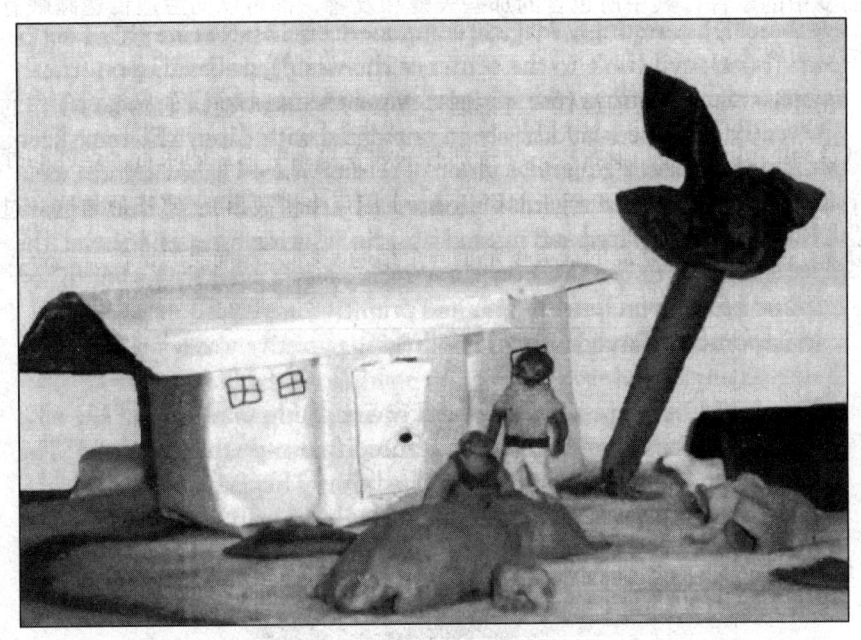

图 5.22 阿直的新家

这个故事把阿直描写成是可以通过行动来实现自己的胜任力的（"他建造了自己的船"），而非采取孤立的方式来逃避虐待性的人际关系。此外，熊（兰迪自卑的象征）是友好的，同时"和任何棕熊一样有力量"，这些动物们不是懒惰的被抛弃者，而是团结地在一起工作。在这个重新讲的故事里，阿直从智慧的人以及尊崇的超我象征那里寻找忠告，但他必须通过自己来充满勇气和力量才能完成任务。故事显示，一个人不能够通过许愿、白日梦或是盼望来完成任务，而是要通过行动。

因此，故事的主题都是关于合作以及和别人分享的，这些都是安然度过潜伏期和青春期所必需的技能。对这一点的强调很重要，它可以抵消兰迪那导致

第三部分　艺术治疗实践

攻击和孤立的不相称的感觉。此外，兰迪曾持续地有零星的噩梦出现，这些噩梦包括一些死亡的征兆。尽管通过魔法的方式来解决冲突不现实，但沙直所体验的梦中的事件，其中所包含的那些关爱和友善，都可以向兰迪传达睡眠有助于治愈的观念。

在整个故事再叙述的过程中，兰迪以敬畏的方式倾听着。他显得对创作的过程（言语的和动作的）很着迷，并特别有兴趣要重新听治疗的录音。这样的疗程花了4个星期才完成（3周用于制作背景，1周用来讲故事）。鉴于他与这一过程的联系，我主动为天堂岛的任务设定了一个结局。图5.23描绘的是指引之岛。

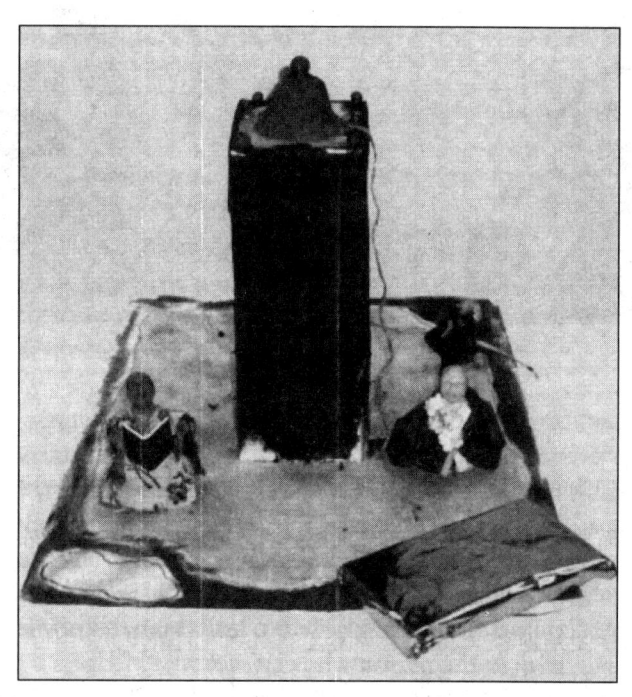

图5.23　指引之岛

治疗师：欢迎回来。我和我们的故事讲述者兰迪在一起，我们将会讲之前"天堂岛"故事的结局。那么，我们的故事讲述者将简单地向我们介绍"指引之岛"

第五章 个体治疗——三个来访者

上的人物。

兰迪：这个棕色的塔（图 5.23）是"希望之石"，它会在你有任何希望的时候给你指示或是告诉你在哪里可以得到指引。上面的蓝色球体会指向指引的方向。人物是穿着蓝色斗篷的鲍勃，穿着雨衣的约翰，还有怪物泰瑞。这是指引之桥。救生艇包着金子，它被上帝祝福着。假如球指向了它，那么他们就会被带向知识，同时它会把他们带到那个可以找到知识的人那里去。

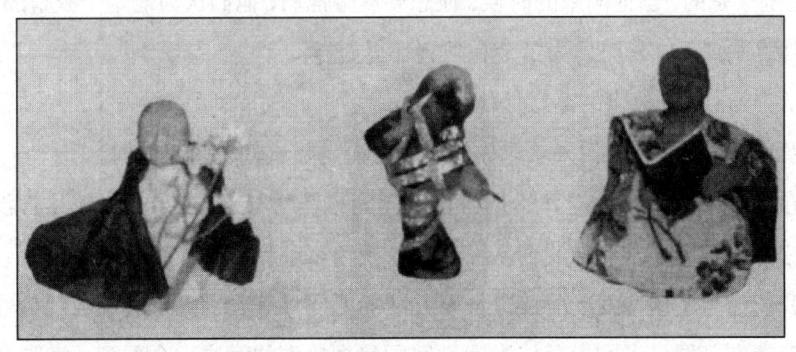

图 5.24　鲍勃，怪物泰瑞和约翰

治疗师：下面请兰迪讲他关于指引之岛的故事。

兰迪：故事开始于那个来自下面的怪物，他在小时候被更高的力量判刑了。那高级的力量所做的只是用绳子围绕着它，并告诉他拿开绳子——绳子带走了他的欢乐——的唯一方式就是找到他所需要的获取成功的指引。他很聪明，并在那里等待着，直到有人前来指引他。最后，他听说了指引之岛，于是到那里去寻找真理。到了那里之后，他先是尝试欺骗他们（鲍勃和约翰），但他们知道他的手段。于是他又试着去强迫他们，但他们还是知道他的伎俩，并在天堂岛上藏了起来，被藏匿他们的阿直和沙直保护着。戴瑞的时间快用完了，他就快要必须回到海底了，他于是开始乞求他们把绳子拿掉。他说他不想回到之前呆着的那个下面的地方，因为那里不是个好地方。然后他友善地向他们询问，于是他们把指引岛所在的位置向他指了出来。他爬上了绳子，并被告知他需要对自己做的事情道歉，且不再犯。之后他使绳子从身上解脱下来，然后他在与人相处上变得非常聪明，并开始帮助别人。

治疗师：他是怎么解脱绳子的？

兰迪：当他找到了需要的指引时，就在头脑里想着它，于是绳子就丧失了它原本的功能，你知道，就是把他的欢乐取走，然后它就掉下来了。

治疗师：你说当他刚来岛上的时候，人们害怕他？

兰迪：是的，当他刚来的时候，他想要欺骗他们，他们认为他是个狡猾的怪物，就像沙直刚到天堂岛时以为黄金在阿直那里一样。

治疗师：这个故事的寓意是什么？

兰迪：不要虐待人们来获取你想要的，而是要试着去询问他们。

在这个结局中，兰迪开始把自己认同为"怪物"，他在年轻时，尽管没有犯什么错却被判了刑。假如我们从发展性的视角来解释这个故事，就会发现，兰迪带着我们经历了这些发展阶段。从婴儿期的愿望（等着别人来满足自己的需要），到青春期有了领导者的模范。当我们回顾整个故事的时候，会看到，兰迪婴儿期关于关爱和滋养的愿望只有在怪物泰瑞"去寻求真理"的时候才能够得以满足。这一自治性的态度迫使他开始了寻找；但是，他的反应仍然是原始的，他先是试着欺骗，当欺骗不好用的时候，他又试着去威胁那些慈善的超我象征（鲍勃和约翰，他们两个是唯一拥有模具脸的人——或许是无意识在说这样的仁善之举不能够由我们施行）。这一退行给人性让了路，他向智慧的咨询者讲述了他满载着焦虑的恐惧。然后，我们看到泰瑞爬上了绳子（勤勉），并在获得指引后，能够以关爱和可以被信赖的特性来帮助别人。

按照这个诠释，我讲了接下来的故事：

治疗师：从前有个叫做阿直的人住在天堂岛上，在很早以前他和沙直之间有过一些误会，但他们解决了分歧，并且现在成为了好朋友。他们在一起工作得很好并建了一座房子。他们发现在隔壁的岛上出现了一些问题，很快泰瑞就出现在了天堂岛上，他正为了各种问题而恼怒。当他很小的时候有人对他进行了诅咒。泰瑞来天堂岛威逼和欺骗阿直及沙直，但是友谊的力量太大了，没有人能够伤害

第五章 个体治疗——三个来访者

到他们，而他们却可以看穿他的愤怒。于是阿直和沙直把泰瑞送到指引之岛去获得帮助，他们建了桥来为他的旅程提供保护和光明。泰瑞到了指引之岛，他原本很害怕和恐惧。但他一到了那里之后，就注意到了那些智慧的人所表现的关爱和温和，他于是和他们交谈起来。他们告诉他要爬上那个绳子，但这很困难。他花了很长时间才到达了顶端，但他一直没有放弃。到了那里之后，蓝色的球显示出了他内在的秘密，并向他展示了自己的真实映像。他不是个怪物。在这个过程中，那条原本围绕着他的绳子松开了（注意兰迪在此时开始解开他的绳子）。他还修整了他的爪子，因为它们没必要存在了。然后，泰瑞和智慧的人，沙直和阿直永远快乐地生活在一起了。

兰迪：这个故事的寓意是什么？

治疗师：寓意是愿意面对真相的人都不会是不适应环境的人。

在故事的重述中，把"不适应环境"的主题和合作的冲力结合在了一起，同时它还把阿直和沙直表现为有能力的指引者，他们不仅仅可以互相照顾，还可以照顾其他处于痛苦中的人。和兰迪的故事相比，这个故事提供了一个更健康的版本，其中包含了所有人物的行动，无论是故事的主角还是反角。一旦泰瑞（年轻时便被判罪的迷失的人）找到了力量去寻求帮助和支持，他就得以看到自己的真实映像：他不是怪物。在兰迪进入了想象的游戏并解开绳子的时候（见图5.25），他正在象征性地允许欢乐包围泰瑞以及他自己。这一隐喻性的动作十分重要，因为兰迪终于对自己的过往采取了行动，而不是消极地重新体验那些经验。

第三部分 艺术治疗实践

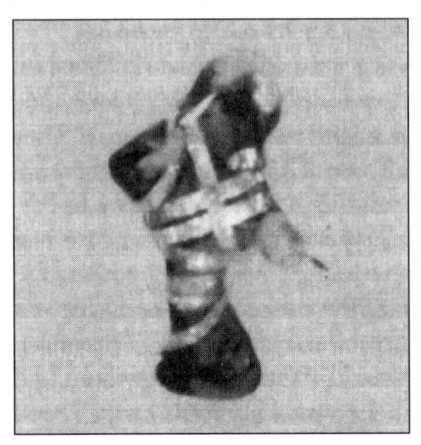 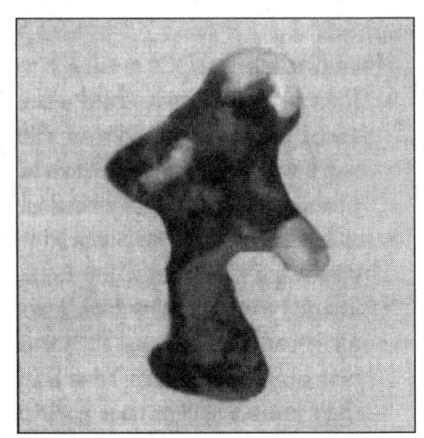

图 5.25　之前和之后的泰瑞

两个作品（图 5.26）花了 8 周时间完成，在这段时间里，兰迪在环境中的行为改善了。他的同伴关系不再那么紧张，噩梦也减少了。在以唤起的方式工作之前，兰迪花了很长的时间来改变环境；他惩罚性的报复使他进一步遭到拒绝，并让他内化了的"怪物"的自我感觉更加强烈。象征性的丰富映象在安全的象征性空间里指出了兰迪的创伤经历。在每个故事以及之后的故事重述中，兰迪都让自己认同于他自己所创作的人物，同时内化了他们的意识、洞察、问题解决和从属的关系。在幻想的游戏中，他既是英雄又是坏人，是拯救者也是孩子。通过相互讲故事的技术，他分享了自己的痛苦，并打开了一扇门，对他的经验进行了纠正性的治愈。

第五章 个体治疗——三个来访者

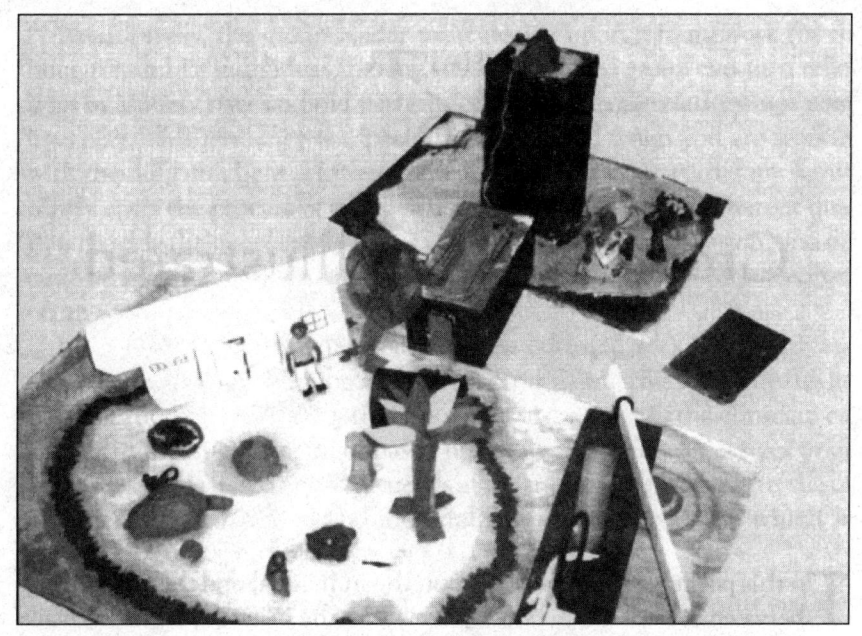

图 5.26 连在一起的兰迪的作品

最后，我相信讲故事的使用可以让兰迪开始去解决那困惑着和占据着他思想的基本问题。

第六章

团体治疗案例

到此为止,我们一直在关注个体以及来访者与治疗师间的关系。我希望所提供的案例已经清楚地说明,我们与困难的相互作用以及解决困难的方式是在我们生命早期就建立起来了的。这些过往的记忆、行为以及感受定义了个体以及他们在世界中的位置。而当我们把注意力转向团体治疗时,我们所关注的就不再是个体治疗的微观世界,而是关于性格学上的问题的宏观世界。在个体进入小组圈子的那一刻起,他们就会开始使用有生之年的所有角色、行为和响应方式来应对眼下正在增长的压力因素。因此,这些行为上的交换可以为心理动力学派的治疗师传达大量的信息。

这一章中,我们将把艺术治疗的技术与 Irvin Yalom 的理论基础结合起来。如此,小组内部的互动就会围绕着通过此时此地的经验表达而实现的人际学习。尽管这一章专注于来访者以及他们与环境的关系,但不要以为这样小组的领导者就很容易做。在个体治疗中的重要方面(移情反应)在团体治疗中也同样重要,因为任何小组的领导者都必须要真实地面对自己的问题、力量和弱点,才能够有效

第三部分　艺术治疗实践

的工作。所以，治疗师自己的需要和期待一定不能够投射到小组之中。

同样的，你还必须要探索当工作围绕着感受谈论、愤怒反应、以及挑衅和依赖问题带来的挫折感时，你相应的容忍水平，以便提供纠正性的人际经验。

此外，小组领导还必须要决定每次治疗的框架，因为，和个体治疗不同，一个没有结构的小组可能在焦虑问题出现或是旧有的人际关系模式起作用时而变得反叛。当你对有困难的来访者进行工作时，这一倾向性更为突出。但是，结合了艺术治疗的工作可以显著地放松小组的互动过程。艺术治疗与生俱来的特征可以为治疗提供必要程度的任务引介、完成和讨论，同时还可以提供机会让大家在平等的基础上谈话、回顾以及提出反馈。

我们先来介绍治疗任务，以此开始前述治疗结构的讨论。当对艺术作品进行工作时，个体实际上是在执行艺术任务指引的要求。正如第四章所讲，治疗师可以根据长期的目标来预先制定指引，或是根据治疗某个时刻的需要来发展治疗的议程。在任何一种情况下，指引，包括言语方面的和图形方面的，都会带有特殊的目的，正如 Jay Haley（1976）所概述的：

> 首先，治疗的主要目标是让人们以不同的方式来行动，并由此而获得不同的个体经验。指引是让这种变化发生的一种方法。第二，指引要用于加强与治疗师的关系。通过告诉人们该怎么做，治疗师卷入了行动之中……第三，指引用于收集信息。

尽管 Haley 所谈的是言语的指引，而非图形的指引，但是我们引用的这一段话仍然与在治疗中引入艺术治疗干预手段的讨论有关。在前面几章我们已经看到，艺术治疗不仅仅为个体提供在安全的环境中练习新的行为的方法的机会，对个体层面和集体层面来说，它还提供了评估的机会以及铸造关系的机会。此外，艺术作品的隐喻性特征让个体表达无意识的反应，而不会像言语化的洞察一样造成冲突。

当我们基于任务完成水平来对团体治疗的结构性进行评估时，我们会发现，

第六章 团体治疗案例

唤起性治疗的应用具有一种天性,可以让每个成员都专注于指引之上。在这种对任务的专注下,每个来访者,无论诊断、能力或是年龄,都可以参与、完成任务、以及体验到胜任力。即使遇到了困难,来访者还是可以从全体成员以及他们的同伴那里获得支持、鼓励和友善,以解决困难,并接近成功。

图 6.1 是一来访者画的。这幅绘画由一名严重抑郁的成年男子完成。这幅绘画看起来很可能不会激起观看者的任何特别反应。作为治疗的一个里程碑,这幅绘画显然不那么突出,但它的确是一个里程碑。在 5 个月的时间里,这名成年男子象征性地用一支单调的黑色水彩笔在白纸上画着他的社会隔离。这些绘画,与他同伴们通常亮丽的绘画色彩有着十足的差异,它们象征了人际的分离,这一人际的分离在小组治疗外的时间里表现出明显的行为。

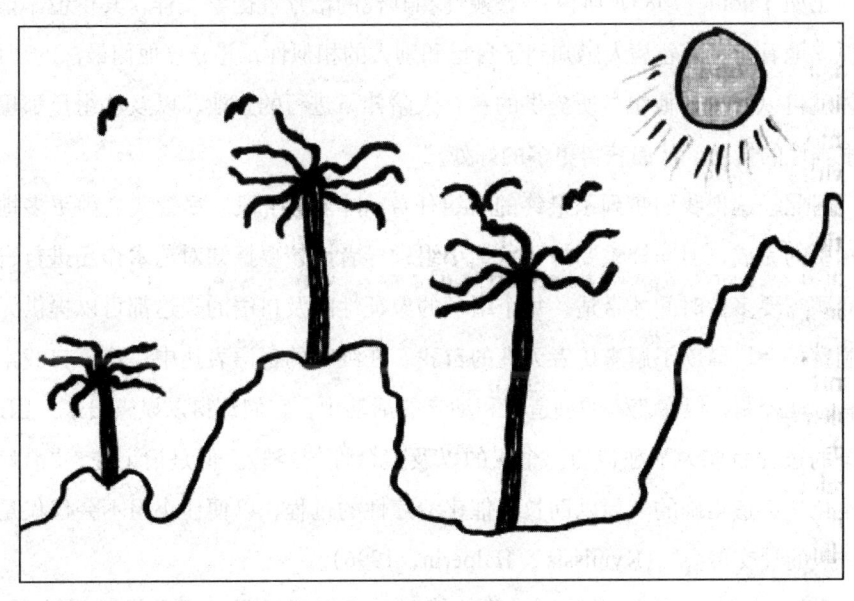

图 6.1　乌鸦山脉

然而这一天,并且在这一天后的每一天,这名男性都开始用色彩来强调他原本单色的绘画(在太阳内,在树叶的外周)。于是,图 6.1 是他达成群体身份或是

第三部分　艺术治疗实践

Yalom（1985）所说的术语"普遍性"进程的一个里程碑。Yalom 说，当普遍性缺乏的时候，就会出现隔离，用以防止个体体会亲密关系。这一狭窄的领域让个体脱离了日常生活的平等互换，他们不是感觉到自己作为"一员"的附属感，而是感受到一种分割及疏远感。

和图 6.1 同样重要的是，这并非小组中发生的唯一一个意味着改变的治疗性因素。那些额外添加上去的色彩并非来自来访者的独立想法。坐在这位来访者边上的一位组员主动接触这位黑色山脉的作者，并鼓励他添加额外的色彩。这一自发发生的利他的互换，以及它的结果一起使两位组员获得了接纳、赞扬以及对成就的自豪感。事实上，这一举止以及相继发生的赏识为小组的凝聚力和社会化创造了基础。

正如 Yalom（1985）所说："普遍性和其他的治疗性因素一样，其价值不能够被孤立地看待。随着病人感知到了自己和别人的相似性，并分享他们最深的思虑，个体就可以通过其他组员所提供的在有人陪伴下进行的宣泄，以及从组员那里获得根本性的接纳，从而获得更多的好处。"

因此，这把我们带到了最终的小组任务：讨论的阶段。尽管我之前更多地关注指引的完成，但同样重要的还包括小组领导者应该要探知对艺术作品进行言语的回顾需要多少时间才合适。每个组员的象征性的及口语的表达都可以提供无价的洞察机会，借以了解来访者天性的自我。在纯粹的言语表达中，这一自我常会被有意地控制，但在艺术的创造性和动态的活动中，它们却得以显露出来。因此，分享的过程就成为了独特的、个人的以及整合性的经验。但是请记住，"治疗师的角色是创造正确的气氛以助长和催化治疗性的过程，以便让小组不会仅仅是一个一般的社交聚会"（Kymissis & Halperin，1996）。

在这一章我将描述三种结构化的练习，它们可以用来提升人际间的学习：(1) 此时此地的互动，(2) 共情，(3) 自我暴露。这些类别的人际学习是根据 Yalom（1983，1985）颇具影响力的关于团体治疗的工作而总结的，并且我对它们进行了改编以适应唤起性的工作结构。

第六章 团体治疗案例

此时此地互动

在和难以治疗的来访者进行工作时，包含人际程序的小组对于治疗性的改变来说是重要的部分。因为，在小组中人际的困难才会显现，适应不良的互动才会被识别，成员们才可以提供相应的反馈。于是，小组的焦点不是关于个体成员的历史，而是关注此时此地的互动，这些此时此地的互动驱动着成员们按照旧有的模式重复进行行为。总之，小组成员当下生活中发生的事件为治疗提供了方向，而小组成员互动的探索则提供了改变的动力。重要的是，两个因素都要有，因为，假如没有了来访者之间相互的交流过程，那么学习就无法被普及。

把 Yalom 的治疗策略与艺术治疗结合起来就成为了一个有效的达成两个目标的方法。当你把唤起治疗，比如艺术治疗，纳入到治疗过程中，那么你就制造了一个超级工具，这时你不仅仅有了言语互动，还有了一种艺术形式的永久的记录，用以查阅和探索。这一过渡性客体可以向所有的人展示，它不仅仅鼓励组员互动，还可以让他们同时作为参与者和观察者来检视这些互动。

通常对住院群体的治疗工作会遭到非难，因为很多观点认为这些病人是无法被影响的、是无可救药的、是不愿意接受治疗的等等。但是正因为这些理由，我才相信团体治疗必须要助长那些可以培养人际学习的互动。这些个体常在一起互相陪伴着度过很多个小时，而治疗取向的环境则提供了多重的心理邂逅。于是，小组的设置可以促进人际目标的发展、提高小组领导的技能以及培育新的问题解决的方法。举例来说，一组成年男子被配对，并被指导着"找出你们二人相似的两个地方，以及两个你们二人不同的地方（Yalom, 1983），当你们找完之后，把你的反应画出来"。在这个练习中，每一对都有四个不同的任务需要完成：(1) 通过言语互动，(2) 象征性地画出这些讨论，(3) 和小组其他成员一起来讨论他们的不同与相似，(4) 阐明过程。

我们可以回想约翰（第五章）的来访者历史，这名非常紊乱、孤独和孤立的男性参与了个体和团体治疗，并在这些治疗中对自己的很多问题进行讲述。约翰

第三部分 艺术治疗实践

是我们在讨论中将要关注的一员。他的同伴是一名 20 岁的发展迟滞的男性,他有着严重的物质滥用的历史,而且消极,我叫他马丁。在指引的第一阶段,约翰没有问问题,而是不假思索地对马丁作了完全不正确的描述。他认为马丁是一名天主教的传教士,和他对自己的幻想一样。而马丁则想要坚持指引的规则(和 9 岁孩子会做的一样),他尝试着把方向扭转,要收集约翰的信息,而约翰却没有对自己的幻想产生动摇,于是,马丁的反应从最初的平静变成了受挫后的愤怒,再变成了诙谐的默许,一直到最后的撤退。

当小组按照指引到达了绘画阶段时,马丁划分出了两个方块给约翰,两个给自己。这一制造界限的行动为马丁提供了他所需要的距离,为约翰提供了结构性的基础,以便让他的幻想产物可以落回到现实。此外,这也让马丁可以摆脱配对的身份,变回一个更为舒适的身份,个体的身份。

当小组进入到讨论的环节时,约翰再度用他想象出来的东西来描述马丁,这让马丁受到了挫折,因为他原本尝试着要改变约翰的错觉。

在最后的阶段,小组对正在发生着的此时此地的行为进行了检查。人际间的学习正是通过这一小组过程而培养出来的。因此,我先是根据配对的过程询问言语和非言语沟通方面的问题。这些问题包括"谁对对方的沟通意图不理解"到"在尝试沟通时有什么事情不对劲",这些澄清性的问题让马丁可以表达他对约翰薄弱的倾听技巧的不满。尽管约翰在这一部分说得很少,但其他组员在此时是允许评论以及处理相互之间关系的问题的,但不是以一种愤怒的方式,而是以一种尊重的方式,要以互让的观点和观察来进行。最后,可以精确地看出其中暗含的约翰与他人的关系:他像是对待宗教会众一样对他的搭档布道。这里没有明显的互惠,因为约翰倾向于说教而不是注意环境中存在的他人。过了些时候,约翰才开始说:"我不是个倾听者,倾听者是个好朋友。"

小组还处理了马丁的行为模式,这是在通过提问进行的练习中进行的,这些提问的例子包括"当你提要求但被拒绝了的时候,你是什么感受?"以及"假如要你告诉约翰你的感受的话,你会用怎样的信号或是身体语言来向约翰表达你的感受?"这些询问把马丁的注意力从约翰身上转向了他自己,并迫使马丁从专门的个人化的角度来看待自己的行为所能够产生的影响。

图 6.2 中，我们可以看到另一个小组对以下这一指引的反应："先把纸张分成三份，然后画一个给你自己的愿望，一个给小组中的某个人的愿望，以及一个给整个小组的愿望。"我使用这个指引来帮助小组从自我专注以及常出现的对别人的依赖习惯转向对自我以外的关系的专注。

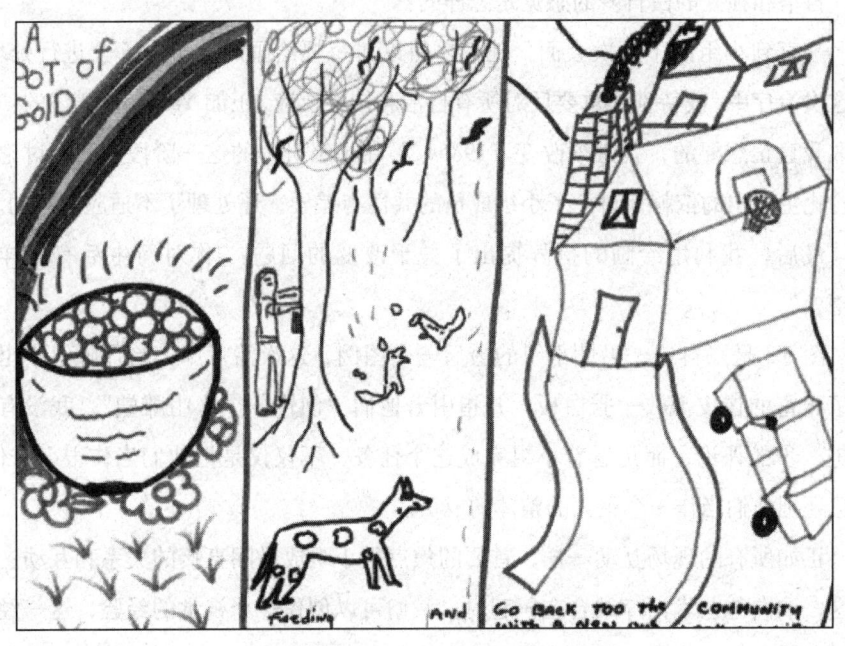

图 6.2　我的三个愿望

图 6.2 展现了许多来访者都具有的一个典型的带有冲突情感的愿望。其中，与想要改变的愿望相伴的是改变是不可克服的障碍的感觉，这导致了幻想性的愿望，它们比现实更容易实现。在这来访者例中，来访者的愿望是有一罐子金子；当他想象着在他人生中，如何用这笔金子购买各种东西的时候，他每说一个字，他言语的解释都变得越发有张力。这种言语上的对话让整个房间都充满了骄傲和力量的感觉，每个小组成员都马上被拉到了他的幻想里。

第三部分 艺术治疗实践

此时，组员们在高度地进行着互动并都被卷入其中了，然而让小组踏入了改变的最重要步骤却来自于对这一互动过程的检查——阐明。在这一过程中，我把焦点从奇思怪想的十足享乐替代开来，并转而重视那些妨碍他们愿望实现的责任和此刻的行为。我鼓励他们去把那罐金子看做是金钱所带来的威信、尊重和自由。治疗中用于处理问题的那些提问主要围绕着这一主题："做着那些有着无限的赞美、自信和独立的白日梦的感觉是怎样的？"

一直到小组的下一次会面，他们才得以对每幅绘画的第三个部分进行处理。在这次治疗中，我特别注重要反对所有自治和依赖反应，正如 Yalom 所描述的："去获取我真正想要的，我必须改变（1985）。"在小组进程的这一阶段，我们讨论了机构化生活中的依赖，讨论了小组成员的共性与差异，还处理了不适应的互动。

最后，我利用绘画的措辞提出了关于改变的问题："你对新生活有怎样的展望？"

图 6.3 是来自这一男性小组的最后一个图例。这次治疗中，治疗师给小组提供了丰富的橡皮泥，一张白板，并指引着他们"创作一个小组雕塑"。我没有给出进一步的评论，而是看着小组完成这个任务，不仅仅是把他们当作很多个体，而且还把他们当作一个更大的整体的成员。

正如所有的现场互动一样，首要的焦点是小组成员间直接的关系和互动。当把这一取向与艺术治疗结合在一起时，我们可以创作一个视觉的经验，这一经验可以冲破那用尽一生而充分磨练的言语防御。这样的话，往往在反馈和讨论发生之前，每个个体的三维创作中便已经显示了他内在的关注、问题和需求。

一名有着器质性缺陷的男子在团体治疗中花了大多数的时间来建构他的泥塑之外的基础部分，用以隐喻地描述他对结构和支持的需求。当他的同伴向他指出纸板本身就是基础时，他抛弃了他曾经如此细致地创作的基础，并创作了房子的墙壁。另一名成员患有慢性精神分裂，他创作了一个围绕着作品的篱笆，用来象征他对界限的需要，篱笆可以发挥容纳和保护的作用。一个退行性的精神分裂症患者做了三只熊，并把他们放在了家门口，而一名发展延迟的年轻人过度地幻想着和传说中的金发姑娘住在一起，还一起做饭。

第六章 团体治疗案例

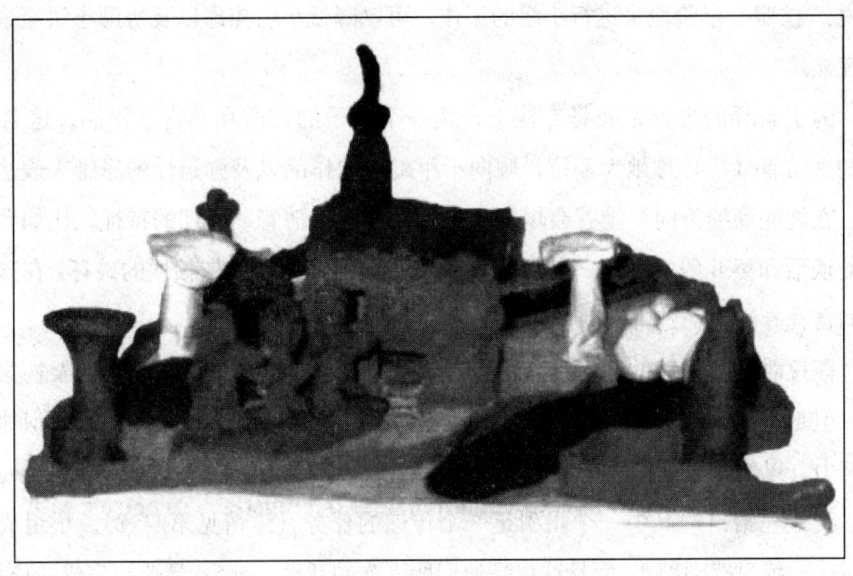

图 6.3　更大的完整体的成员

小组的领导者创作了一些用于运输的物件，而副领导则焦虑地指导大家完成细节。最后，他把注意力集中到了房子的屋顶和大量的烟雾之上，这隐喻了他内在的压力。

我考虑到所观察到的现象，于是把他们导向了谈话，以关注对过程的阐述。我所提的问题围绕以下方面展开：小组如何做出决定（"今天小组任务的领导是谁"以及"当你们想要退缩的时候，谁可以藏在小组的后面"），他们对别人的判断的顺从性如何（"你对别人的判断满意吗"以及"当别人告诉你要怎么做时你感觉怎样"）以及在三维创作中出现的个人象征（"对于你来说，能够根据清楚和简明的指引来创造有多重要"；"你如何对小组其他的人封闭自己"以及"当你孤独、焦虑或被困的时候，你如何保护自己"）。

在我所工作的青春期前期和青春期的女孩的小组案例中，开始的任务是个人的工作（最简单的合作任务），而在一个半月后结束的时候我指引她们把自己所有的二维和三维的作品合在一起创作一个"小组雕塑"。正如 Landgarten（1981）

所说:"按照一定阶段来进行小组的工作,可以降低小组焦虑以及协助小组凝聚力的建立。"

为了解释的方便,我将专注于介绍一个孩子的言语和非言语作品。这名13岁的来访者(我将称她为莎拉)倾向于用幻想的作品以及强迫性的思维来表达自己。在她遇到挫折时,她就会爆发攻击性,同时伴随着婴儿期的特征,比如婴儿般的谈话和婴儿般的发怒。莎拉的社会关系受到她的消极依赖性的破坏:在孩子般的自我专注下,她不管别人的人际界限。

莎拉时常参加我的艺术治疗小组,于是对任务介绍、完成和反馈的架构很熟悉。但是,此时此地的过程对所有的女孩来说都相对陌生;于是,我有意识地做了努力,以便减轻他们关于沟通增加的焦虑。

我首先给出的其中一个指引是一个传递的任务(详情见第四章)。小组成员们对这一练习感到熟悉,而且这也是他们所喜欢的活动。图6.4是莎拉完成的作品,她把它命名为"迷宫"。

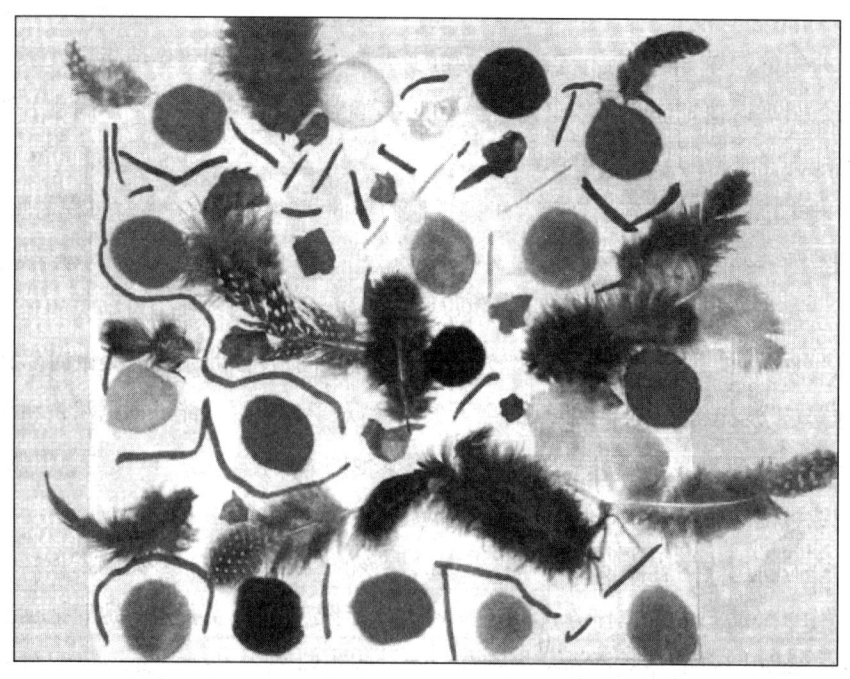

图6.4 迷宫

第六章 团体治疗案例

莎拉是唯一一个询问别人希望在他们自己的初始画板上加上什么的人,选项包括弄皱的纸巾、羽毛、啦啦球以及标记。尽管大家都复制了她把纸巾先弄皱再使用的技巧,但是当莎拉所取的标题模仿了别人的时候,他们却把她挑出来嘲笑。这种沟通方式却是莎拉所适应的,因为这一情节吸引了她的注意力,为她提供了机会来扮演那个气馁的受害者或是浮夸的无辜者的角色。

图 6.5 是根据第二个指引完成的一个更大的小组任务,这基本上是一个自由绘画,其中她们被指引着"创作任何你希望的,可以补充你的第一个艺术作品的东西"。在这个任务中,莎拉再度提供了一个模仿的势头,而其他成员偷偷地跟随着她的领导。但是,当莎拉画了一个自画像并在上面加上梦想的男友哈里·波特时,这些内在的幻想产物变得无法抵抗,她于是开始大声地嘀咕她的这些愿望。当她的同伴嘲笑她的话时,她开始愤怒地在自己的画上加上东西。

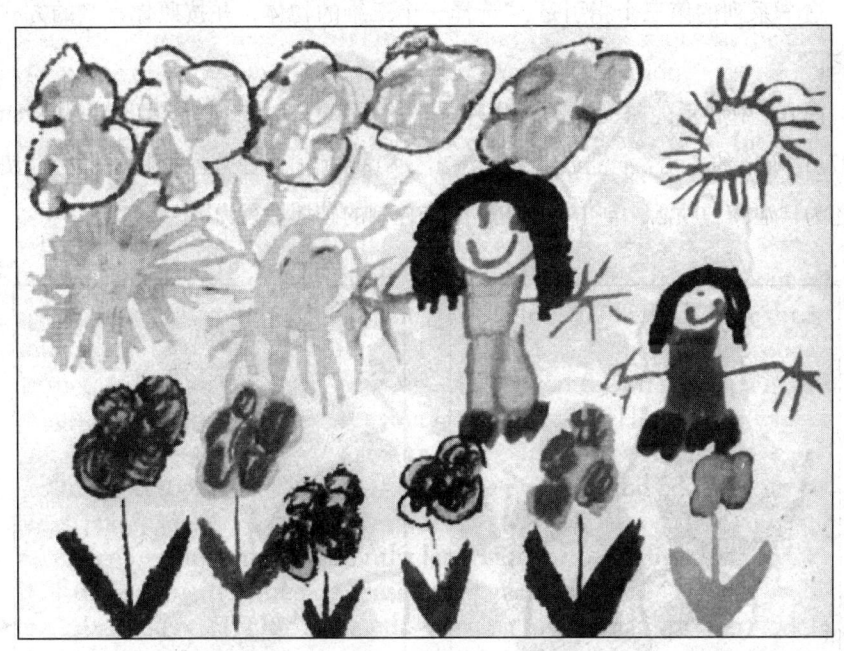

图 6.5 我将要嫁给哈里·波特

第三部分　艺术治疗实践

她先是加上一系列的 5 朵云彩，然后在自画像的左边又画了两个太阳。莎拉的弱点再度浮现出来。她自己发明出一些现实（无论是幻想式、行为上的孤立，还是言语影响的），来让她可以逃避自己在应付社会互动、压力和冲突时的无效努力。

当我们开始进行此时此地的互动时（使用这些问题，如"你能否想一个你今天对小组中的某个人进行判断的例子"以及"当你受到挫折或紧张时，你是如何表达你的焦虑的"），许多小组成员不知所措。他们还从没有在这么深的层次来讨论他们即时的沟通，小组开始变得焦躁不安。为了让他们整合已有的经历，以及为小组的力量提供支持，我让成员们完成下面的句子："今天，我对＿＿＿＿感到骄傲。"这一需要填空的陈述可以获得赞许性的评论，以及为之前的小组讨论提供一个结尾。莎拉完成的句子是："今天，我对自己感到骄傲！"

这一系列的第三个指引是："选择一个三维的物体，并按照你喜欢的方式装饰它。"

图 6.6 中展示的是完成的艺术作品，这可以作为一个例子用以说明 Kramer（1971）所用的术语：混乱或情感的流出。Kramer 把这些艺术材料的退行性使用描述为"泄露、喷洒、重击、倒置、失去控制的破坏性行为"。

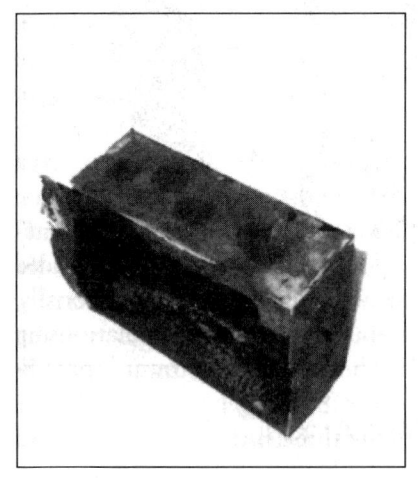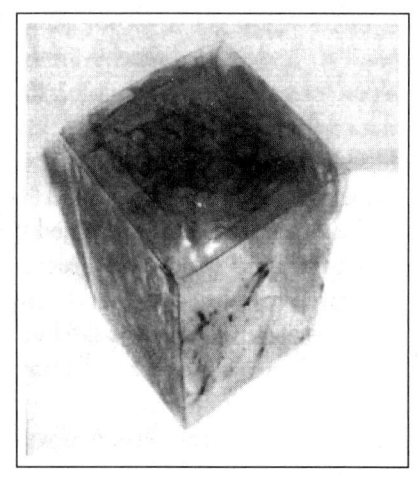

图 6.6　莎莉的盒子

第六章 团体治疗案例

在完成这些盒子的创作之前，莎拉以一种烦躁的情绪进入了团体治疗。她花了很多时间来让自己坐在座位里，花了更长的时间来开始创作。她先是选了左边的盒子，并用可以找到的最鲜艳的粉红色涂抹了它。在她把颜色扫过盒子的时候，她沉浸在过程中，并加上了绿色的圆点，这提高了她的乐趣。她的同伴们谨慎地看着，而图画逐渐有了自己的生命。颜料飞溅出来，围绕着她的作品，同时她愈发激动，直到她抛弃了刷子开始把颜色抹到一起，变成一大块棕黑色。

很快，这一退行变成了莎拉强迫性反复行为的一部分。唯一能让她恢复平静的是把颜料拿开。这一切实的介入让莎拉可以从激怒的行为中平静下来，我为她提供了记号笔并让她再挑一个盒子。她选了一个塑料容器（图 6.6 的右边），并把各种颜色盘绕在各个面上。随着她的动作更有力量，她再度变得混乱并失去了控制，而由于记号笔的墨水在她的盒子上不会变干，她开始用鼻子尖触碰盒子（留下一个点），并把手指尖放到面部和胳膊的重要地方。

现在，莎拉成为了注意力的焦点。有些女孩惊慌地看着她，有些在大笑，这变成了对她的鼓励；另一些指责她的不成熟。这些反应都不能够容纳莎拉的焦虑，反而加强了她持续的退行。我拿走了第二个盒子，并指导她清洁自己的区域，并清洗手和脸。这一从自我专注向具体的举止以及确切的任务的转变，为莎拉提供了愈合、回到小组以及加入到讨论所需要的时间。

但是，我们没有专注于讨论莎拉隐喻性的沟通——对此她毫无疑问会享受其中，只要是关注都是好的——我选择了要通过专注于人际的目标来改善焦虑。于是，我让每个组员按照秩序来对结束的指引做出反应。这些指引为"说出一样你将要努力去做的事情，以便提高你在未来的小组中的人际关系"以及"说出一样你在小组中完成的好的事情"。在对这些指引做出反应时，莎拉说她将"不再那么傻"，以及"我把自己弄得脏乱的东西清理干净了"。接下来一周，我小心地计划了活动。通过结构化的指引和媒介的使用，我有意地提供了界限，我希望这些可以容纳任何余下的焦虑。此外，在小组开始之前，我让每一名组员重复自己上周制定的人际关系目标，并要求每个人在这个小组中向这个目标努力。

在这次治疗中，指引是在纸桶上画三条线（图 6.7）。然后，一步一步地，我

第三部分　艺术治疗实践

指导他们加上两个球,一个羽毛以及两条绳子,再写上自己的名字。将图6.7和图6.6比较,会发现有巨大的不同。

尽管这幅作品比起莎拉之前的作品来看,不那么具有表现力,但图6.7显示了一定水平的组织性,同时也显示出小组互动,这一互动,既包含图画性的互动,也包含言语性的互动,具有了建构性的特征。在反馈阶段,莎拉的同伴赞许了同时也加强了那些非退行性的行为。通过小组的言语陈述,莎拉找到一个通过从属于更大的群体而获得自信和尊重的途径。

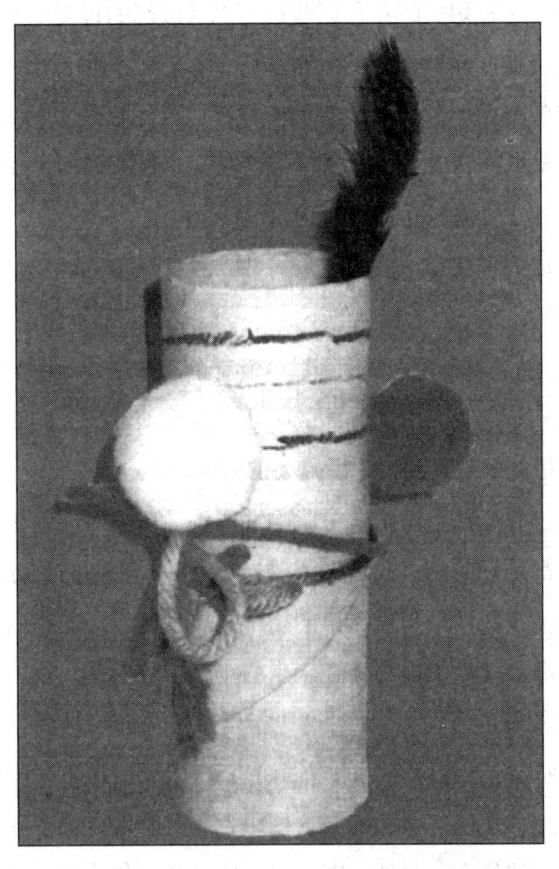

图6.7　不同的指引所引发的巨大差异

第六章 团体治疗案例

在小组准备好要把所有的创作结合到一起前的最后一个指引中,女孩们被指导着"画一个愿望"。这一简单的指引让大多数的女孩发出快乐的尖叫,她们马上开始描绘自己的婚礼。图6.8是莎拉的作品,这里描绘了莎拉是一个公主。

在讨论的阶段,莎拉尝试要进入到绘画的幻想中,而不是谈论当前的现实。每当她转入到这些婴儿期的产物时,我都会提一些问题涉及有效沟通的价值以及通过合作性互动做出贡献的价值。通过强调此时此地,这些处理取向的论述强调了莎拉人际失败的原因,并为她提供了获得正确经验的机会。

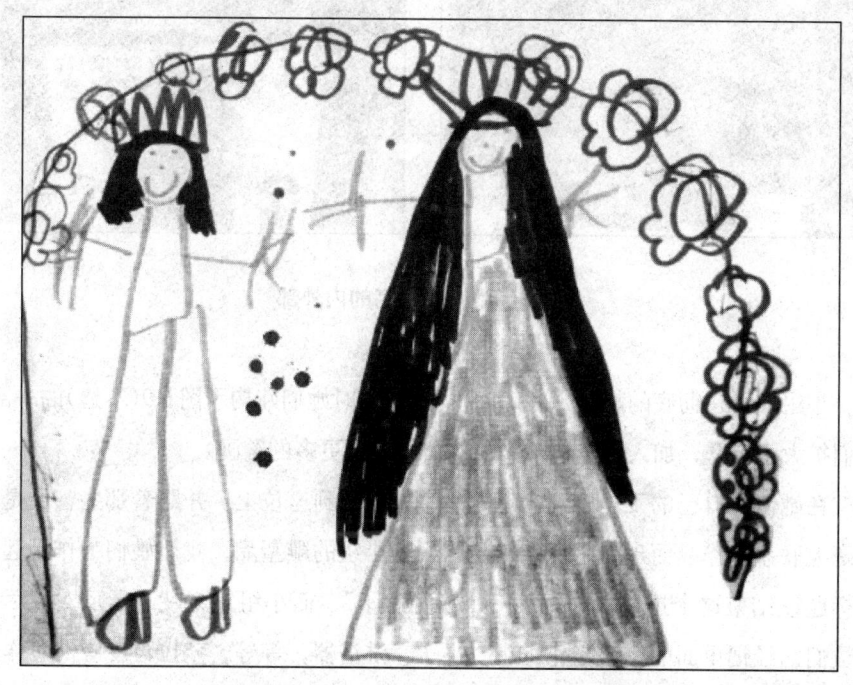

图 6.8 画一个愿望

在最后的阶段,我把成员所有的艺术作品给了他们,并指导他们通过合作来创作一个雕塑。然后我从小组中抽离出来,让他们通过倾听、领导和协作来做出小组的决定。

她们花了好些时间才开始。她们安静地坐在那里看着盒子，然后看看大家，然后仔细观察我所提供的媒介，然后再看看大家。最后，一个组员拿起自己球状的传递作品，把它贴在了盒子上。这引发了一阵骚乱的行为，莎拉在其中也跟随着一起做，直到她感觉足够舒适了，才扩展出去并在作品的内部进行了创作（图6.9左边）。

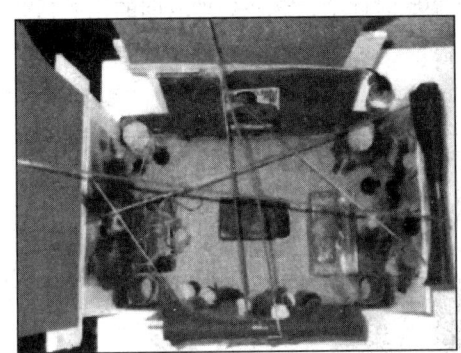 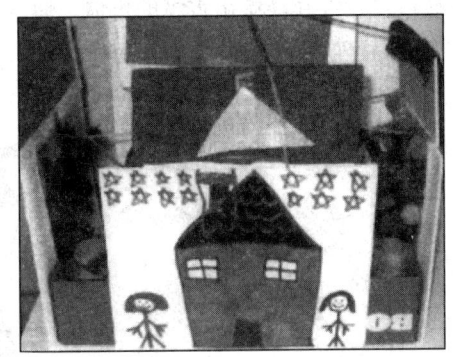

图6.9　闹鬼的大宅的内外部

小组成员在彻底的静默中在房间里移动，同时她们建构了图6.9（右边）的外部，她们扩大了墙壁，加入了毛毡、染色的纺线以及更多的绘画。

在她们对自己的工作感到满意之后，她们回到座位上，并盯着那些曾经是完全毫无联系的作品而现在是已经被建构好的小组的雕塑品。我让她们为作品起一个标题以结束这个过程。莎拉第一个说"房子"，而小组立刻就表示反对，尽管组员们已经把里面的东西当作电视、桌子、淋浴器，等等。莎拉再度澄清着作品内部和外部的内容，以进一步倡议自己起的标题，但是完全没有用。女孩子们努力通过合作来做出小组的决定，同时莎拉留心地倾听着，然后提出一个标题叫做"闹鬼的大宅"。小组接纳了这个标题，而我们进入了此时此地的讨论。

我提出的第一个问题是："在整个小组过程中，谁是领导？"莎拉毫不犹豫地说"是我！"，然后就开始尝试用言语来证明自己的说法，完全不理会自己同伴的角色。在小组加入了意见后，莎拉纠正了自己的说法，并对自己的说法道歉，

第六章 团体治疗案例

她承认自己在开始的时候是个跟随者，但在给作品命名时起到了领导作用。

随着这个小组的进展，莎拉的互动更少地专注于自我，而更多地专注于对互惠的认同。作为小组身份的认同阶段，这一进步标志了关键性的一个改变，通过这一过程，所有的小组成员都在一定程度上开始了相互的关系。

共 情

当我们利用结构化的练习来促发共情性理解的时候，来访者主观上此时此地的经验必须不仅仅具有熟悉感，同时还要能够把这作为一种途径来产生对他人感同身受的认同。这种对感觉、情感和行为的意识可以延伸自我，并获得更大的群体性的洞察。

在面对低功能来访者进行工作时，Michael Monfils（1985）概括了三个哲学性的结构，它们均与以主题为中心的小组有关。第一个原则是"提升自主性以及每个组员的独立，但同时要强调小组成员之间的相互需要及相互关联"，第二个概念涉及联系三角。在这个三角中，"'我'代表了每个个体的人……'我们'代表了小组成员对于他们属于同一个小组的意识，而'它'是主题或焦点。"最后的公式是他所称为的"球体"。简单地说，这是指小组的结构，从小组会面时时空中的一切，到所罗列出的小组目标。

在我对难以治疗的来访者工作中，我发现这些理论的信念有无限的价值。一个低功能的来访者倾向于专注眼下的自我需求，而在这样做时，他们放弃了对他人的意识、认可以及他人的需求。如此，来访者无法获得共情和洞察。在接下来的例子中，一组被收容的10来岁男子在一个开放性的小组设置下会面，每周一个小时。这个小组包含了多种诊断，其中大部分符合普遍性发展障碍的诊断类别，同时伴随着轻微到中等程度的智力缺陷。这些年轻人住在一起，一起去学校，一起吃饭，几乎每个清醒的时刻都在一起。此外，他们认知上的能力缺陷以及低水平的自信都产生了片面的共情，忽视别人的感觉，同时，在以处理问题为中心的探索中，他们以做出简单化的反应为主。

第三部分　艺术治疗实践

回顾 Monfils 的三个哲学结构，若把它们应用到艺术治疗的指引中，就会发现在传递的指引中所包含的坦率刚好完美地符合前两项：每个成员都自主地互动（先独自完成他们自己的作品），接下来作品的传递则可以集中体现他们与他人的联系。此外，艺术作品的每个步骤都让每名个体专注于自身——专注于在小组成员内部及成员之间的互动——以及推动了此时此地互动的处理进程。

举例来说，思考我所制定的包含了拼贴图象和纸盘子的传递任务。每名组员都要选择拼贴图象，并把它贴到纸盘子上。在这一项完成之后，我指导着组员向右传递纸盘子，并一直这么做下去（按照预先制定好的次数），直到最初的图像再次回到自己手中。图 6.10 展示了一个由其中一名组员完成的作品。这名低功能的来访者选择了熊猫的图像，而其他组员为这个图像加了外框，他们为它的边缘加了色彩，用单一的线条强调它，以及在边界的部分使用了彩色的标记。但是，当作品传递到了第五个组员的时候（一名婴儿化的愤怒的年轻人，他首次被安置在家庭之外，我将叫他托尼），这名成员充满敌意地在拼贴图上涂抹，而这没有遭到制止，他于是焦虑地等待着下一个作品传来，这次他写上了贬损的绰号。此时，小组注意到了他，并开始报复性的对峙。直到托尼离开了小组，大家才开始使用言语过程来进行关于尊重、感觉表达以及信任的探索。

第六章 团体治疗案例

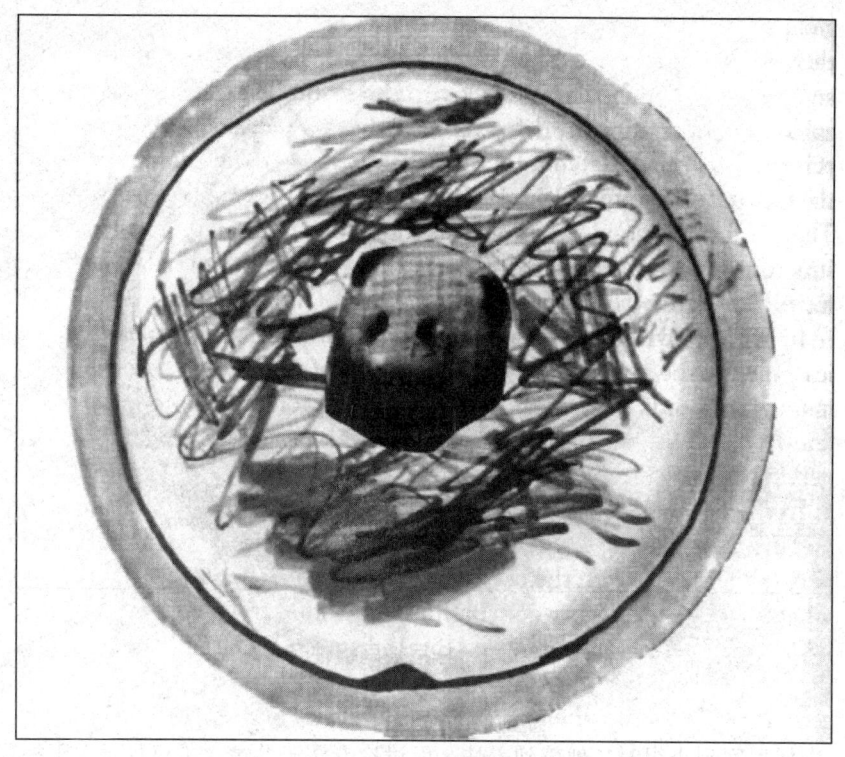

图 6.10 共情的缺乏

可是，我们要注意到，托尼自己画的图像（他独自选择和画出的那个图像）为讨论提供了更深的层次。在回看他的图像时，我相信它在隐喻地描述着他深层的丧失感、恐惧感以及被困的感觉（见图 6.11）。

图 6.11 是托尼所画的图像，其中，一只蜘蛛被一个夸张的网捉住了。在托尼把盘子递给下一个人的时候，只剩下很少的位置供别人来互动。他们于是只能加重蜘蛛的圈套，他们使用了一圈圈的色彩。这对于一个吓坏了的以及不友好的男孩来说，这是多么恐怖和孤独的象征啊！

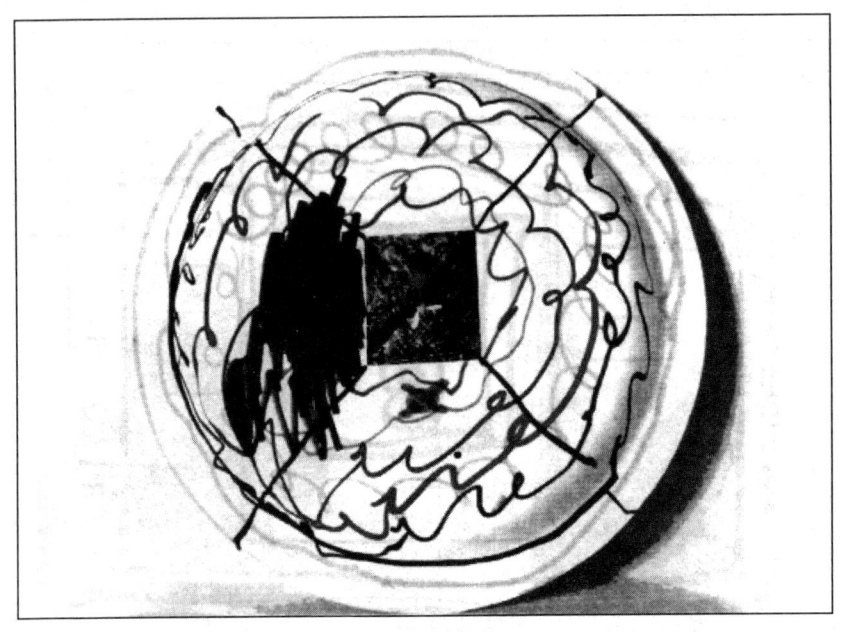

图 6.11 托尼被网捉住了

当托尼回到小组时,他感到羞怯,而讨论专注于共情,不仅仅是关于托尼对其他人的作品的丑化(因此而失去信任),还涉及所有人在离开自己安全和熟悉的家庭时所感受到的孤独。通过托尼所画的盘子的象征以及之后的解释,小组开始以反馈为中心,此时组员们以彼此相互搭档的方式探索着托尼愤怒背后可能隐藏的恐惧。相互理解的重要性怎么强调都不过分,因为对他人共情的意识正是在此基础之上建立的。

在治疗中利用艺术的其中一个好处是它可以让组员们在安全和支持的氛围下练习新的行为方式。为了利用这一点,我常把这一周的指引与下一周的联系起来,企图以此来加固目标,以及增强前一次小组会面时所练习的技术。

因此,在接下来的团体治疗中,我给这一组的组员提供了一张纸,上面已经事先画好了黑盒子。我指导他们在方框内部画出任何他们想画的东西。在他们传递艺术作品的时候,我进一步告知他们没有人可以穿过黑盒子的界限。这次治疗和前一次有所不同,这次托尼可以在象征的水平和意识的水平来尊重他人的空间、感觉以及情感。

不幸的是,托尼不是那么走运。当传递到第二步时,上次被他丑化的受害者采取了报复策略,在托尼的方框内部画了个圈。当托尼发出口头抗议时,另一个伙伴平静地介入其中,并又给了他一张纸(见图 6.12)。

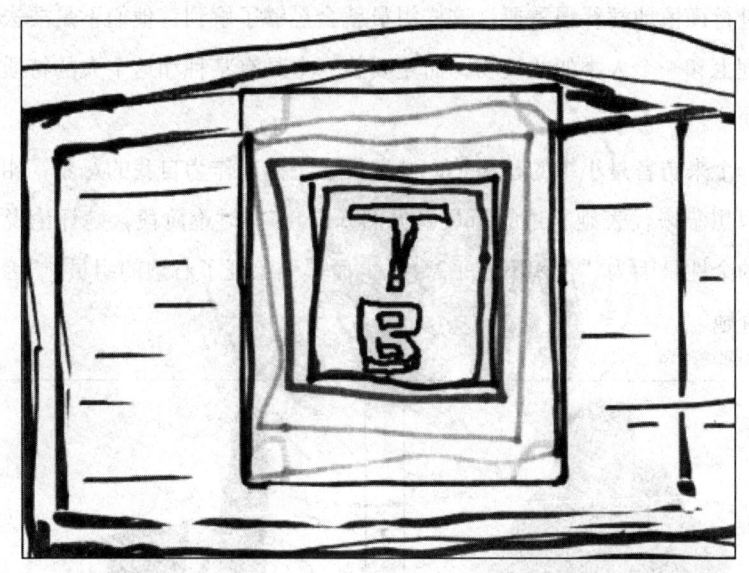

图 6.12　这是我的盒子

托尼马上在盒子内部画出了他名字的缩写(已经过数字化处理)。通过这样做,他象征性地坚持了自我的感受,同时把这个空间完全当作自己的来进行保护。那名为托尼提供了另一张纸的同伴为他提供了一个用以面对压力情境的建设性反应。

随着组员间的承认以及对他人的感觉和想象的关注,这种伙伴间的互动可以帮助来访者增进人际的学习。

当目标是感觉取向,如这个来访者的目标是共情化的认同时,那么可触摸的媒介的使用,比如橡皮泥,则常常会有益处。创作三维形态的过程可以为艺术家

第三部分　艺术治疗实践

提供更深水平的成就，因为对物理媒体的工作需要付诸智力的思考，可以照亮无意识以及提供具有动感和立体感的生动作品。

在对一组高功能的青春期女性进行工作时，我在艺术治疗的指引中使用了 Yalom（1983）的言语练习。我指导小组制作一个可以代表自己的泥塑动物，在完成这一步之后，再制作一个动物来代表坐在自己右边的人。Yalom 写道："对这一练习进行谨慎地解释很重要，这样组员就会足够了解到，他们不是要去找到一个在生理上和一个人类似的动物，而是要找一个具有某种和这个人的特质相同的特质的动物。"

有一个来访者是小组的替罪羊，她选择了企鹅来作为自我的意象，相反地创作了一只黑猫来代表她右边的组员（见图6.13）。在讨论阶段，她评论说企鹅表现了她的个性是因为"企鹅不在乎寒冷"，而黑猫象征了右边的组员，"因为你可不想惹着她"。

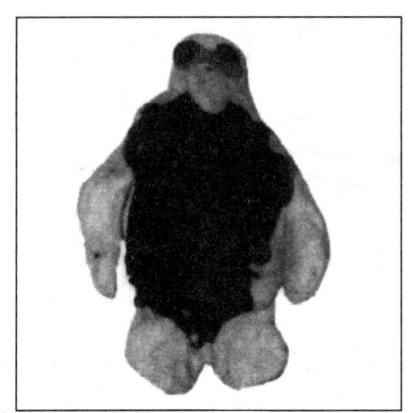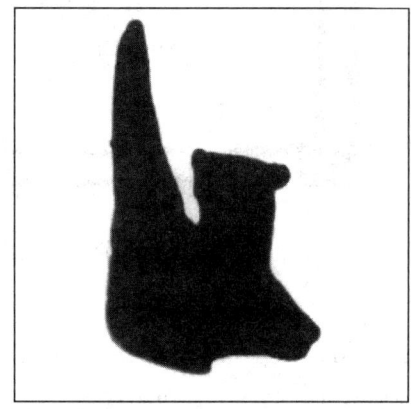

图 6.13　我和你

在另一次的泥塑练习中，对象是一组成年男子，我指引着小组"用泥巴做一份礼物，并把它送给小组中的某个人"。

一个年轻人做了一面美国国旗（图6.14），送给他的同伴并说："吉米做的东西很美丽，万一我们要把这个作品加到其他的作品上的话，我希望由他来做。"

第六章 团体治疗案例

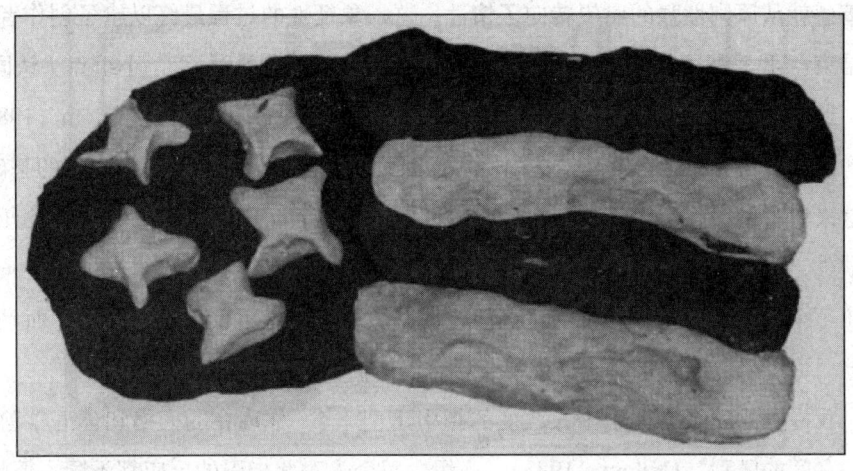

图 6.14 关于忠贞的礼物

在以上每个例子中（图 6.13 和图 6.14），所创作的作品都提供了一个自然的自我象征，并进一步地阐释了无意识。相应的，对于那名创作了企鹅的女性，她的自我象征以及她对此的言论，都隐喻了她同伴的"冷漠"，以及相继产生的要通过隔离来保护自己的需求。对于所有的同伴来说，这一表达以及与之对应的很大程度上以焦虑为中心的互动过程，推动了事先计划好的以接纳、感觉的动机、合作为焦点的指引的实施。

因此，对于这些女性来说，对成员间互动所引发的焦虑进行必须的探索和体验是必要的（而不是在相互的攻击中分散精力）。

和企鹅的个人隐喻相比，图 6.14 中的旗子有着丰富的象征性历史，它不仅仅是个人的象征，它在很多方面具有普遍性，它代表了小组的忠贞、尊重和独立（Matthews, 1986）。因此，这一创作和表现包含着多个水平上的意义，既包含个人的又包含集体的。因此，在更深的水平上对意象进行处理和讨论很重要，而不是停留在创作者自己的评论之上（"吉米做的东西很美丽，万一我们要把这个作品加到其他的作品上的话，我希望由他来做"）。

小组讨论以对旗子的个人解释开始（主要围绕着尊重和自豪），但很快复杂的情感就从原则性强的愿望转向了惰性。这一象征性的过程最终以旗子创作者的话结束:"我一辈子都在这么活着,现在已经太迟了,我弄砸了。"小组点头认同。

　　这一绝望的集体之中埋藏了团体未来的种子——个人成长。Yalom(1983)的句子完成任务和这一章其他指引一样,都可以为艺术治疗活动提供良好的基础。在这来访者例中,小组正在生活意义的问题上挣扎着,围绕其中的是一种胜任感的缺失,取而代之的是依赖所带来的舒适和懒散。于是,我为小组提供的是一些聚焦于个人改变的指引,希望这些话题可以激励来访者不仅仅进行互动,而且还让他们可以采取行动来对抗那威胁着要淹没他们脆弱的自我感的恐惧。

　　我提供的一个有助于个人改变的指引是:画出"你现在的人格和你五年前的人格之间的区别"(Yalom,1983),小组中每个人对此指引的反应都不同。但是,正在从酒精依赖中积极康复的两名来访者的绘画(图6.15,图6.16)却可以概括小组成员的感觉。

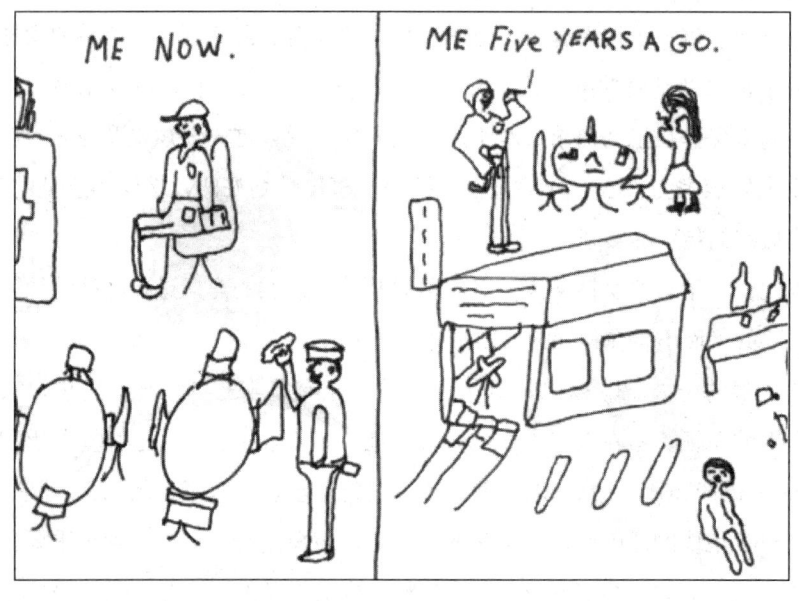

图6.15　在停车场昏倒

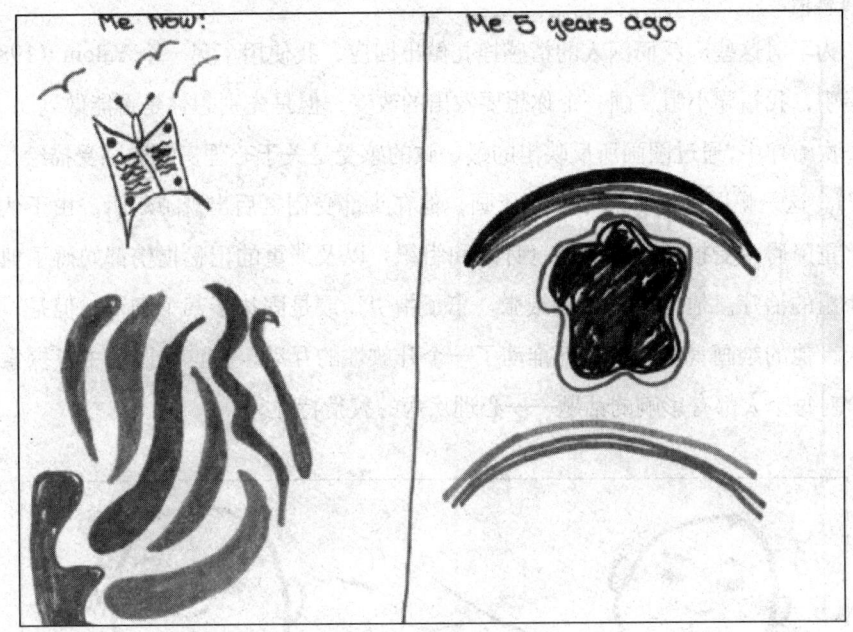

图 6.16 调和痛苦

图 6.15 的右面显示了来访者一生关于酗酒的挣扎。这幅绘画描绘了他复杂的关于喝酒的情感——包括从社会情境中获得的自信（现在失去了），到与昏眩及多次被捕经历有关的忧伤。来访者最近开始讨论和酗酒有关的问题，并开始接受它们。作为结果，图 6.15 左边描绘了他已经采取的积极举措，包括他设定了的未来的目标，并准备好要开始改变。

同样类似的，图 6.16 象征性地传达了另一名男子的回忆、思考和感受，他表达了自己过去所带来的破坏性影响，还带有一种空想的乐观主义，希望纯粹的意志力就可以带来自由（左上角的蝴蝶和鸟）。

随着小组成员开始积极地处理关于希望、动机和每日生活的变迁的时候，这两个艺术任务开始为他们带来更多的反馈。在这些讨论中，个人成长被小组成员定义为想要达到的目标，但却是难以达到的目标，因为恐惧和淡漠再次压倒了小组的意识。

为了对这些广泛而深入的情感挣扎做出回应,我使用了另一个 Yalom(1983)的指引,我指导小组"画一个你想要做出的改变,但是先别想你是否能做到"。在这一次治疗中,通过图画所反映出的最一致的感受是关于心理疾病的感受描绘(图6.17)。这一幅图画由一名年轻人所画,他在头部受创之后出现了幻听。由于认知的严重障碍,受损的执行功能(计划和组织)以及严重的记忆损伤都妨碍了他参加小组的治疗。他常会多要些纸张,忘了指引,或是固执于某个细节。但是,这一天,他的绘画(图6.17)却推动了一个开放性的互动,在这一互动中,探索了一个对每个人都有影响的话题——心理疾病的狡猾特性。

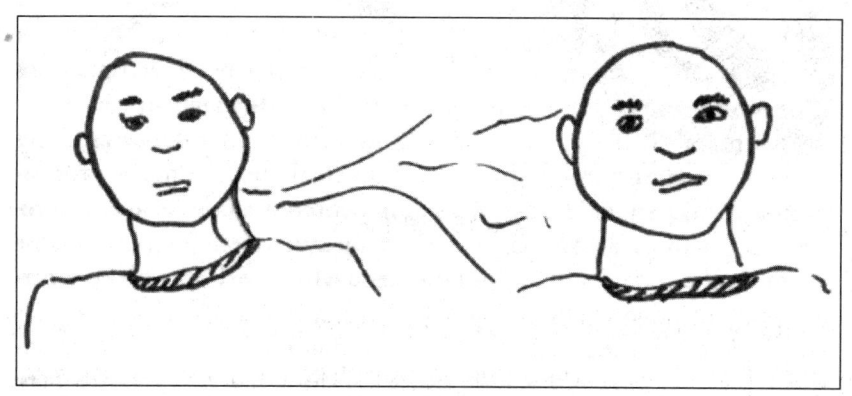

图 6.17　器质性损害

在接下来的讨论中,小组成员分享了他们用一生的努力来减轻症状的挣扎及其相关的问题。对于一些人来说,药物可以让他们从错觉以及紊乱的症状中解放出来;对另一些人来说,药物消灭了那些让他们独特的方面(图 6.18);而对于图6.17 的艺术家来说,药物仅仅是促进了他的低效率。

第六章 团体治疗案例

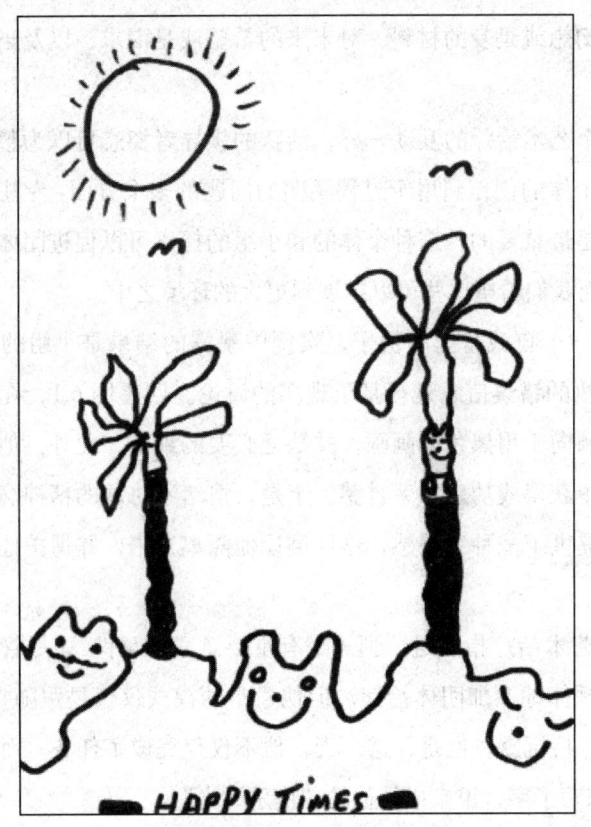

图6.18 快乐时光

最后，对于这名小组成员来说，艺术的作品为他铺设了一条道路，让他可以分享感觉的表达，而这通过言语几乎是无法实现的。此外，它让他的同伴可以通过人际的经验来实现对别人观点的共情、赞许和接纳。

自我暴露

在我们要回顾的最后一个结构性练习中将介绍自我暴露，这是小组成员间人

第三部分　艺术治疗实践

际互动的基础。Yalom（1985）特别提到："自我暴露可能包括个体生活中过往和当前的事件、幻想或是梦的材料、对未来的希望或是渴求、以及当前对其他个体的感受。"

和任何一个艺术治疗的互动一样，活跃的领导者姿态可以为整个小组带来沟通，这包括从个体的创作到用于过程阐明的问题的多个方面；专注于以小组为中心的模型永远是最重要的。这种个体的和小组的探索可以促进团体感、理解和亲密感的产生，而我们希望这些可以扩展到更大的环境之中。

图 6.18 是一个自我暴露的例子，案例中暴露的结果是小组的理解以及让他们可以围绕固执的错误信念进行基于现实的讨论。回想图 6.1。在其中，这名抑郁的成年人曾倾向于用黑色来画画，并缺乏必要的细节。此外，他只能在自己错觉的宗教信念中获得成功感和荣誉感。于是，情绪不协调的精神病特质以及象征性的绘画为他提供了一种完整感，这反倒让他隔离开来，并保护他远离日常生活的真实。

图 6.18 的艺术治疗指引是"画一个有重要意义的事件"。尽管这位我将称为艾伦的先生有规律地参加团体治疗，但他通常的模式仅仅是跟随指引完成作品，但在反馈阶段保持沉默。但是，这一天，他不仅仅完成了任务，而且还又要了一张纸；在两面都写了字，用来描绘他的"快乐时光"。

艾伦的故事如下：

> 很久以前，我无家可归，生活中缺少很多东西。有一天，我从一间甜饼圈店开始步行——我在乡下的东大街上走了好些里路，那里什么都没有，只有柠檬树。没有房子，只有高速公路。大约走了 16 公里以后，我来到了一所大学边的高尔夫场地。我很想喝水。这是一个我永远不会忘记的星期六。我进了大学，想要弄些水喝，但是水被关掉了。我离开了大学，然后我听到来自天空的一个声音。我抬头，看到了主的脸。想着上帝对我的关爱以及和我说话，我感到从未有过的感激，这一天剩下的时间都很美妙。

第六章 团体治疗案例

到了讨论他的绘画的时候，他不仅仅读了他写的东西，在同伴们询问他有关的问题时，他还对那天的事情进行了精细描述。艾伦说，一个上帝送来的门徒在便利店出现，给了他食物和钱。每当艾伦做出一个回应，他都变得更有生机，他展现了那些对他影响至深的从属感和与爱相关的感觉和情绪。

由于艾伦常不愿意和同伴分享，所以我们在讨论自我暴露的行为时没有关注故事的主题（看到上帝），而是讨论潜在的情感，每名组员均可以与这种情感产生联系并进行探索——即需要被承认、被珍爱以及被无条件地接纳。

太多的自我暴露反而会在组员间产生距离感，这就与亲密和关系性的治愈相悖了。因此，对于那些表现出界限薄弱的个体，假如他们改善人际关系的努力由于疏离的行为和症状而遭受失败时，他们就总是无法感觉到自己是更大的群体的一部分。

图 6.19 提供了这种动力的一个例子。尽管最终完成的绘画看起来无伤大雅，但它却可以代表这名少女所遭受的更大的困扰（我们将称她为莎莉）。在青春期我们会最渴望找寻友谊和归属感，而莎莉被更大的同伴群体排斥，这很残忍。她强烈地需要亲密友谊，这是她最明显的特点，因此，莎莉对于同伴提出的任何主张都接受，以此来表现忠诚。

在一个小组中，莎莉暴露了一个私人的秘密，并在其同伴中获得了支持性的反应。不幸的是，这一次的成功引发了一系列毫不讳忌的自我暴露，这既让小组感到负担，又进一步隔离了这名来访者。这一模式一开始之后，试图康复的努力就走向下坡，她不顾指引的要求，一意孤行地把绘画聚焦在画"最好的朋友们"之上，她画的每一幅都是展现给每位特定的组员的。而当这些画不被接受的时候（常常留在了治疗最后或是在组员们离开的时候被丢弃），她感到羞耻。正如 Yalom 曾说："高度的暴露常把小组中的个体置于极大的脆弱境地，以至于他常选择了逃跑（1985）。"对于这名女性来说，压力变得难以承受，她最终退居到了她心理疾病的安全和限制之中。

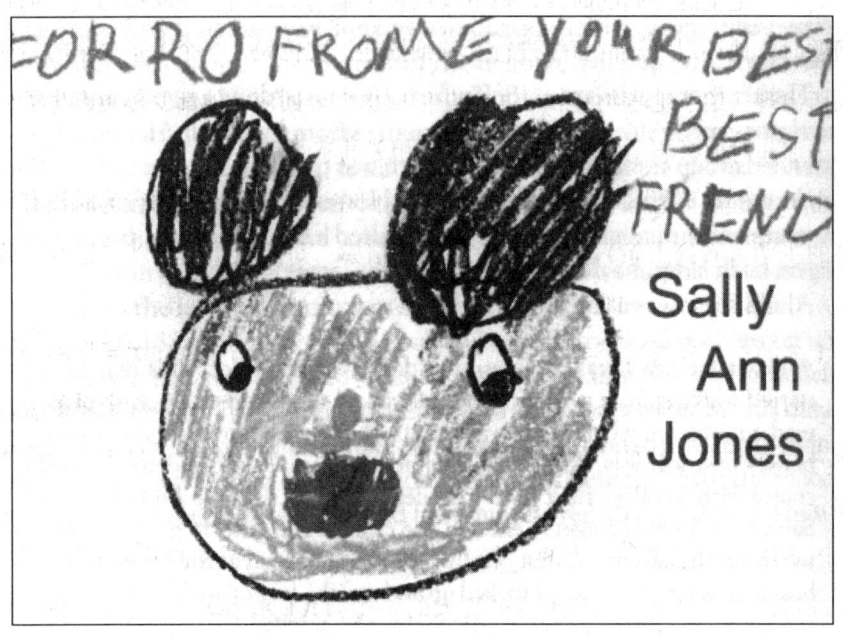

图 6.19 来自你最最好的朋友

我主张,对于所有的精神病性的思维过程来说,错觉永远不会与个体的内在真实相差太远。因此,这些紊乱的、并常常是荒谬的坦白,当我们真的注意它们的时候,可以为我们带来大量的信息。莎莉在完成了图 6.19 大约三周后完成了图 6.20。正如前面所述,由于她的疾病,她慢慢地开始代谢失调,同时组员间互动的压力以及相继的冷漠对于她脆弱的自我感来说都太难以承受了。

她根据指引完成了图 6.20,这一指引是"画一些对你重要的东西"。莎莉的同伴们画了家庭、男朋友和愿望中的婚礼,而莎莉则写了父亲和母亲的一个对话。绘画关注的是一个怀孕的女性,她正在保护未出生的孩子免受父亲的二手烟的侵害。莎莉大声地自言自语地念出图中写出来的母亲的话(你不能杀了我的孩子),仅仅在有直升机从治疗室上空飞过时才暂停了一下,在那个时候她说:"直升机援救。他们是救人的。"

第六章 团体治疗案例

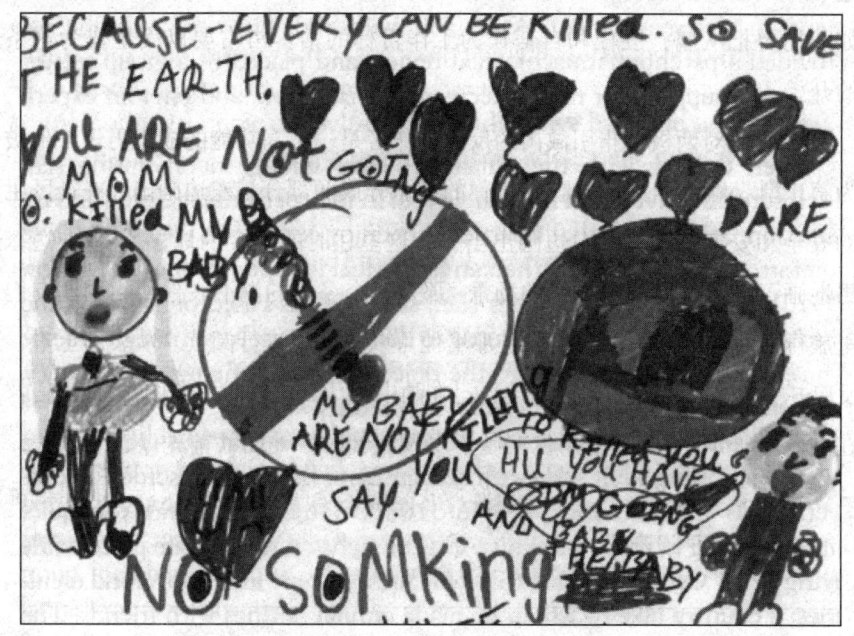

图 6.20　不要吸烟

尽管莎莉的绘画是混乱的，但在对"画一些对你重要的东西"的指引做出的回应时，在其核心部分却显露出希望和绝望的主题，这一主题在保护、丧失、对他人的尊重以及在莎莉所持有的坚定意愿中找到，但它只能被象征性地表达。因此，我把这一象征性的沟通整合到讨论和反馈中。

很显然，小组对于莎莉的需求满足起到了反作用，而最终绘画中的自我表露是她在隐喻性地请求在她所处的威胁性的环境中获得保护和安全。结果，在莎莉的配合下，我们为她提供了精神病药理学的检查，并把她安置在一个可以支持她的需求、降低她的孤立以及提供成功经验的小组。

当处理难以治疗的来访者时，自我暴露的指引可以成为一种无价的工具，用于人际的学习和互动。我特别喜欢的一个指引是专注于舒适、关怀和安全的主题的。当个体被剥夺了马斯洛（1970）所说的低级需求的时候（比如，基于稳定和一致性的安全需求),人类就会选择通过残忍的行为来防御自己。于是,假如我们要把从属、胜任和自信作为工作目标的话,常常要以安全作为这条道路的开始。

图 6.21 是对两极性指引做出的反应,作者是一位高功能的成年男子,他被诊断为第二型双相障碍。指引是:"把你的纸张分成两部分,左边画出你在社区生活中的安全和安定的地方,右边画出当你在这里住时的安全的地方。"在左边,这名男性画了一个充满温柔记忆的场景:那是一个乡村的湖泊,他每年和朋友们来这里旅行。右边他画了图书馆,在那里他可以独处地进行阅读。从表面上看,这些反应并不复杂。但是,当问到他自己在画中的什么位置时(左图),他回答:"我正在围着屋子走路。"当问到他在屋子里做什么时,他回答前先停顿了很久,然后说:"我带着虚伪的微笑绕行,就好像我看起来是高兴的,但实际上我是混乱的和伤心的,我只是闲逛。"

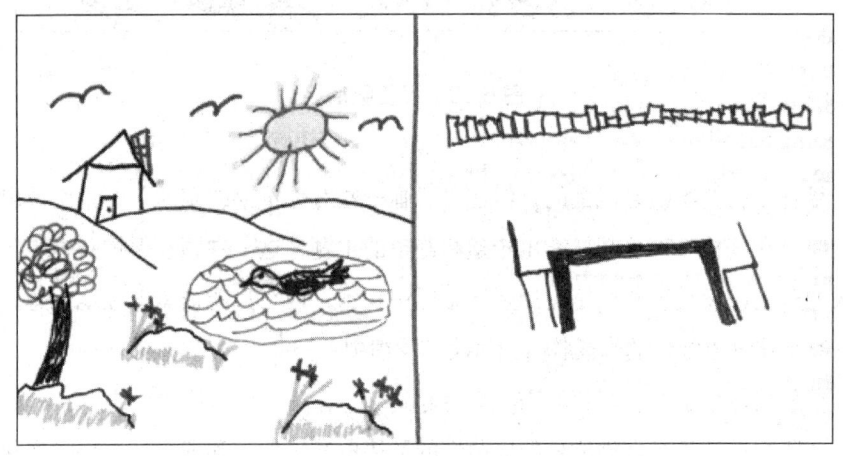

图 6.21　只是闲逛

此时,两幅绘画均采取了异样的情绪。这名男子没有安全的场所;即使是在田园一般的环境之下,他同样极大地经历着孤独、疏离和不安感的摧残。

图 6.22 展现的是根据另一个基于安全感的自我暴露指引而做出的反应,作者

是一名青春期的男性，他和小组一起收到了一张纸，纸上事先画了一个空房间，并收到这样的指引："想象一间安全和舒适的房间。可以是一个真实的地方也可以是一个想象的地方。画出你的这间房间。"

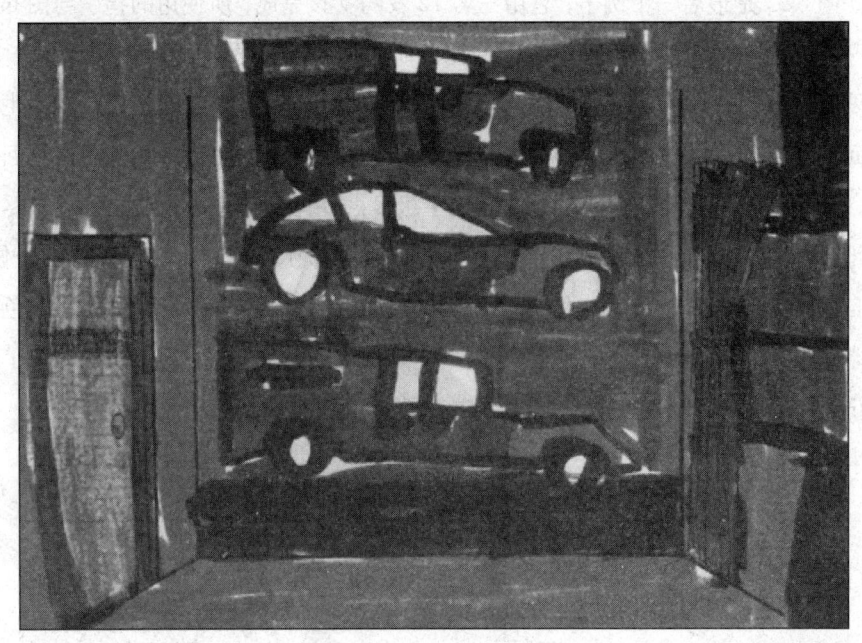

图 6.22 一足球场的车

这名年轻男子在图 6.22 中做的第一件事情是加重门框，并在门上加上水平的条状。一直到这一项完成之后，他才开始画剩下的图形。在讨论的阶段，他编了一个故事，故事中，他的安全屋装满了四个足球场空间的汽车，它们都按照类型被安排着。回想到他在大门上构建防御工事所花的时间，我问到了那水平的条状。他此时描述了一个精心安排的安全系统，这一系统在人们进入和离开时都需要密码。另一名组员为他的描述而陶醉，发出明显可以听到的"哦"和"哇"的声音。

他是唯一一名以如此具体的形式来加上安全措施的来访者，因此，我把这些防御设施看做是在展示他对控制环境的极度需求，同时又伴随着明显的不信任感。因此，在阐明的阶段，我的问题聚焦于信任以及感受的表达（如："你能否给出一个你信任小组中的某个人的例子"以及"不信任是你生活中常有的事吗"）。

　　图 6.23 是最后一个例子，它由一名 12 岁的女孩完成，所使用的指引与图 6.22 的一样。这个来访者最近由于多人的死亡而与自己的原生家庭分离。图 6.23 中，她重新创造了拉斯维加斯之旅，那是在她的家庭完好时曾做过的旅行。她最生动的回忆是在酒店水池中度过的时光，她把这画在了纸张的右边。在叙述这些回忆时，她的情绪明显地从快乐的怀旧转向了极度悲伤的痛苦。小组成员们均极尽可能地以共情的方式来承认这一真诚的情感：他们都在倾听。而在她说着的时候，她自发地画了第二幅绘画（图 6.24），一个用明亮和广阔的线条画出的彩虹色的天堂。但是，她关于丧失的感受凝聚成了一种寂静的攻击性的哀伤。她聚集了各种记号笔，迅速地让它们落在纸上，这有效地用她所遭受的悲痛遮盖了天堂，以此来表达她的愤怒。

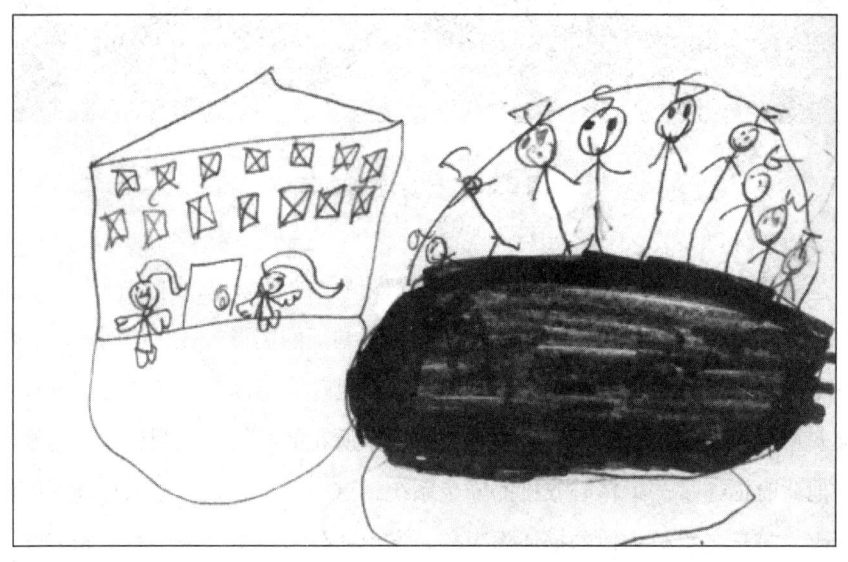

图 6.23　拉斯维加斯

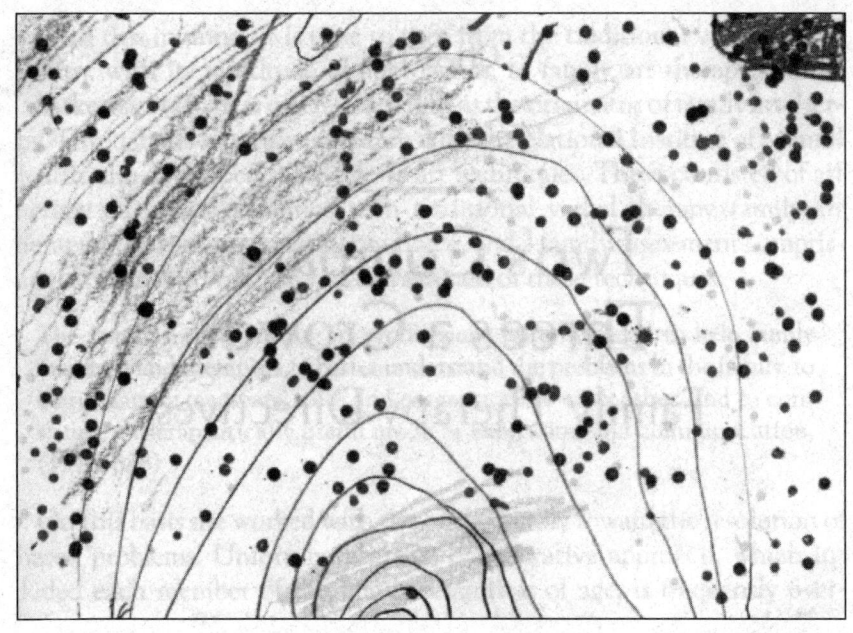

图 6.24　彩虹色的天堂

在她的自我暴露中所表达的脆弱性有助于小组更多地理解和接纳她经常性的矛盾的悲哀情感。于是，这一心灵的揭示让那些淹没性的愤怒和丧失情绪得以释放，同时，为她提供了一个让承认和同情得以战胜孤独和凄凉的场所。

附录 D 为治疗师提供了一个指引的列表，它们被按照我们之前讨论过的结构化练习的类型进行了分类：此时此地介入、共情、个人改变和自我暴露。这些指引是基于 Yalom（1983），Cain 和 Jolliff（1997），以及我自己的实践而编辑或改编而来的。

第七章

二人是伴，三人太挤

家庭治疗指引

当我们谈论治疗的时候，我们其实真正谈论的是沟通。无论对于个体、团体还是家庭治疗，和他人的互动，无论是言语的还是非言语的，都是最为重要的。正如此时此地的团体治疗经验可以精细地反映适应不良的状况一样，家庭治疗可以让治疗师一瞥那些在塑造个体以及他们广泛的人际运作模式时起到影响作用的方面。

总之，家庭治疗聚焦于个体在集体中的人际经验。这样，治疗师就可以联系家庭系统来看待个体的问题。无论我们的目的是要恢复功能异常的互动模式（Framo，1992），或是要发展健康的沟通模式（Satir，1983），还是要让自己从家庭中分化出来（Bowen，1985），家庭治疗的基本目标都不仅仅是以内心的内容为基础，而是要以人际的过程为基础。

第三部分　艺术治疗实践

> 家庭治疗师……相信人格发展的主导力量是处于外部的、家庭系统中的、当前的互动。家庭治疗作为一种治疗取向的前提是：人是社会背景的产物，任何想要理解他们的意图都需要涵盖对于他们家庭的鉴别（Nichols，1984）。

考虑到这一点，现在是时候把传统的、多种取向的言语家庭治疗转向家庭艺术治疗了。Hanna Kwiatkowska（1978）常被称为家庭治疗的创始者。通过与美国心理健康学院共同进行的深入研究，她发展出了3种家庭艺术治疗技术。这包括艺术治疗的指引与传统言语治疗的结合、把家庭艺术治疗作为治疗的首要选择以及包含了六个不同艺术任务的家庭评估方法。Kwiatkowska这样叙述这些技术：

> 家庭自发的艺术创作的目的是要帮助家庭成员以及治疗师更好地理解家庭的问题、澄清家庭成员的角色以及对相互的认知、构成对于治疗有用的表达和沟通模式（1978）。

在此基础之上，她与整个家庭合作，目标在于找到解决他们共有的问题的途径。不幸的是，人们更倾向于使用传统的言语家庭治疗，而这一把所有的家庭成员，无论什么年龄，都包含进来的合作治疗取向常常被忽视。比如：在Korner和Brown的研究中，173名治疗师接受了调查，发现他们中有40%的人从没有在家庭治疗中加入孩子，31%邀请了孩子加入，但没有把他们当作参与者。

根据Lund等（2002）引用的资源，这一状况是有多重原因的，其中包括：当治疗过程中有孩子参与时本身具有困难，家庭在发展水平、阶段以及能力上的多重差异等。由于这种多重差异，当治疗中有整个家庭的加入时，治疗师必然要从认知和情感两个方面来考虑所使用的干预措施。考虑到这点，艺术治疗的互动经验以及其固有的情感表达则可以让父母和孩子之间产生象征性的沟通。于是，"当家庭治疗和艺术治疗整合到了家庭艺术治疗之中后，我们就可以同时享用关于人格发展、家庭系统以及艺术治疗过程的理论架构"（Arrington，2001）。

第七章 二人是伴，三人太挤

和团体治疗一样，艺术媒介的使用让治疗师有机会观察到家庭动力的展开，而这不仅仅是言语水平的，它还可以显露那些组成家庭互动模式的无意识动机、行为和感受。基于心理动力架构的象征性沟通正是这一章的重点。动力取向的家庭治疗派生于精神分析取向，治疗师对内在的过程和互动的过程均感兴趣，并注重对无意识心灵的理解和工作。

但是，任何关于心理动力家庭治疗的讨论都不可能不关注作为理解和改变的途径的移情反应。在我的实践中，我从此时此地的角度来分析移情。在这种方法看来，病人与治疗师的关系变成了治疗的整体面貌，治疗不是仅仅审查来访者的早期冲突，而是通过来访者广泛的适应不良的关系模型来实现（Bauer, 1993）。

让我用图 7.1 的案例来进行说明。这一绘画任务是基于非言语的家庭艺术任务（Landgarten, 1987）的改编，在这一任务中，整个家庭按照事先决定好的时间，在同一张纸上绘画。这个案例中的家庭包含一个单亲妈妈和她青春期前期的女儿。我将会把女儿称为弗兰斯，她曾因越来越多的攻击性、侵犯性和冲动行为而被交付给家庭之外的安置场所。

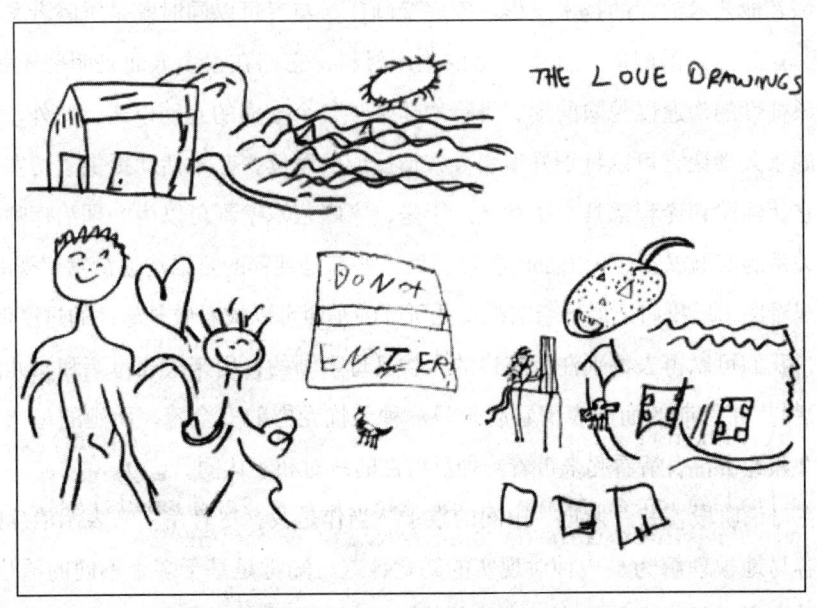

图 7.1 中间的猴子

第三部分 艺术治疗实践

在我和弗兰斯第一次单独会面时遭到了喧闹式的阻抗,紧接着是暴怒的发作。我知道她曾经接受多年的治疗,并且在她感觉自己被审查时,常常使用攻击性的孤立来作为应付策略。因此,我的方法是大声地评论我们的关系,以此来确认焦虑的情绪,从而有效地把这一付诸实际的行动带入到意识的领域,以便我们可以对它进行探索。

大约在个体治疗开始 1 个月之后,弗兰斯开始可以不带攻击性地接受治疗了。但我直到 3 个月后才开始家庭艺术治疗,这是因为更重要的事情是建立强大的治疗性联盟,这需要先通过过程阐明、包容以及通过自我的加强来发展意识而打下联盟的基础。

在我们的第一次家庭治疗中,我设置了家庭壁画(图 7.1)。在完成这个任务的过程中,弗兰斯时而做出这样的评论"不要看"或"别看我"。此外,她在壁画上放置的第一个物件是一个写着"不许入内"的标志,而最后放入的物件是一个坐在椅子里的猴子。弗兰斯那些具有形态的物件聚集在壁画的中间,而她母亲的绘画则围绕着它们,隐喻着保护。

和其他艺术治疗的技术一样,家庭壁画让参与者可以同时既是贡献者又是观察者。这让治疗的时间充满了丰富的临床材料,它们在很多方面是明确无疑的。这一象征性的沟通以隐喻的形式平行地体现了整个家庭的互动模式。此外,艺术作品的永久性让它可以特别好地引导移情反应的解读,艺术活动提供了切实的客体,它让经验和诠释都具有了意义。于是,家庭艺术壁画可以为心理治疗师提供人际关系的实例以及心灵内部的关注,而这些都是纯粹的言语沟通常常忽视的。

观看图 7.1,我们记得母亲围绕女儿所画的东西可以被看做是母性的过度保护。但是,我们可以再去特别注意左边的人物(母亲画的,用来代表母亲和女儿的日常生活)。弗兰斯的面部表情看起来是一种无忧无虑的安全感,而她的母亲,紧握着女儿的手,表情看起来带着一种反射性的敌对和不认同。

在讨论阶段,弗兰斯把"中间的猴子"当作是我。尽管用它来表示治疗师可以很容易地被理解为是一种对现实的知觉,这一知觉是基于多个不同的治疗师、专业助人者或是年少孩子生活中的其他咨询师而形成的,但是,"不要进入"的

第七章 二人是伴，三人太挤

标志才真正传达了那些从家庭替代到治疗师身上的满载冲突的焦虑。通过暴怒的发作、"不要看我"的叫喊、以及图画中直率地写出的"不许入内"，弗兰斯象征性地传达了她对批评的预期以及害怕的感觉。正如 Butler 和 Strupp（1993）曾写到的："可以假定，在与治疗师的关系中所呈现出的人际困难在形式上可能与那些潜藏在病人生活中的慢性的、适应不良的人际模式相似，它们以焦虑和抑郁等症状表现出来。"

弗兰斯说我是"中间的猴子"，我对此的回应是走近挂在墙上的壁画并说："这个是我吗？弗兰斯，有没有可能是你担心，假如我进去了，我会找到一些东西来批评？可能是针对你的？或是针对你妈妈的？"

尽管我收到的唯一的回答是响亮的叫声"哦！莉莎"，随后是不断地跳跃和围着房间的跳动，但是从人际及沟通的角度看，其中的移情却是进一步探索的关键元素，可以进一步探索整个家庭人群中淹没性的焦虑感、不适感以及恐惧。

配对沟通绘画

总的来说，心理动力家庭艺术治疗把象征性的沟通、与移情反应有关的概念、对个体及人际共有的防御的诠释、与成熟有关的问题、阻抗、对内在冲突的反应以及无意识的动机都联系到了一起。艺术治疗的指引可以提供沟通的过程，在这一进程中，家庭把富有成效的互动作为工作的目标。正如 Haley（1976）写到：

> 最初的以及首要的观念是，当治疗师加入到这一进展中的系统时，改变便发生了，并且是以他们身在其中的参与而促使它发生改变的。家庭系统是由重复的一系列行为维持着的、被统治的、并具有内平衡的系统，当我们处理这样的系统时，治疗师要让每个人必须以某种方式来对治疗师作出反应，从而去改变每个人对他人的反应方式，以此来改变那些重复的一系列的行为。

第三部分 艺术治疗实践

接下来的案例展现的是对心灵内部和熟悉的互动模式两者均给予重视的重要性。这个家庭包括一名十来岁的男性（我们将称他为格雷戈尔）、他青春期的弟弟以及来自不同文化的母亲和父亲。他的母亲持有东亚的价值观，把自己的角色看做是父亲和孩子们的屈从者（McGoldrick, Pearce, & Giordano, 1982）。他父亲是奥格鲁撒克逊人，认为自己的权威角色是不可被挑战的。

在这种情境下，父亲使用了强硬的和过度控制的方式来让自己的孩子们顺从自己；当发展性的问题临近，同时格雷戈尔到了青春期之时，父亲就把格雷戈尔寻求自我身份的正常需要看做是傲慢无礼的。此时，格雷戈尔对家庭的依恋瓦解了，他把自己与家庭疏离开来。最后，他的反叛变得具有危险性，他开始使用毒品并导致犯罪和攻击性的行为。

格雷戈尔被判有罪并被送到了住院治疗的收容机构来接受个体、团体和家庭治疗。在刚开始的一次治疗中，他被带到艺术室，并马上喜欢上了沙盘。

图 7.2 尽管看起来平静，但却可以透过它一瞥格雷戈尔强大的攻击性，同时可以看到他使用了替代的防御机制。沙盘和艺术治疗十分相似，它可以让非言语的情感问题以象征性的形式表达，这种方式可以预防个体承受满载焦虑的冲突。

在格雷戈尔的沙盘中，他描绘了享乐与厌恶。沙盘的前方象征了自由（摩托车），逃跑（棕榈树）和局部埋着的蛇（左边远处），我对此的诠释是它代表了在那些内部构成威胁的破坏性力量。格雷戈尔描述沙盘的后面是他的父亲在看电视里的体育节目（这是联系二人的唯一一项活动）以及墓地（右后方），对此他不愿讨论。然后我向他询问螳螂（左后方），它很接近父亲的象征。在一个一般性的解释中，格雷戈尔用了很长的时间来说明螳螂如何以致命的准确性杀害它们的反对者。

在讨论螳螂的能力时，格雷戈尔从没有让自己的无意识变成意识；螳螂始终是一个符合他心意的储藏之处，用以存放他的恐惧、愤怒和情感冲突。此外，这一代替物也没有局限在艺术室或是沙具上。格雷戈尔高强度的仇恨从父亲转向了不那么具有入侵性的受害者，他的人际关系充满了怨恨。在家庭治疗的早期阶段，我使用了安静的倾听和澄清，以营造一个安全的环境，用以助长洞察和成长。格

第七章 二人是伴，三人太挤

雷戈尔症候性的行为开始显示出他的问题，这些问题围绕着夫妻的日常生活，其中的补偿（Nichols，1984）和投射认同到达了首要的位置。这一无意识的互动过程使得家庭持续着功能的紊乱。此时，我使用了配对沟通绘画。这一练习的基本结构是把家庭成员进行配对，分成均等的团队。通常我会指导特定的家庭成员来一起画画；然而，一些情境却需要指引性较低的方法，在这些情况下，我允许人们自己做出决定。一旦形成了配对，搭档们就会背对背坐着，每个人有同等的材料（如：同样尺寸的纸张、同等数量和色彩的画笔）。在给每一对委派一个领导者之后，我就开始指引他们想出一个他们想要完成的绘画。通过言语沟通，领导者帮助他们的搭档来画出完全一样的复制品。

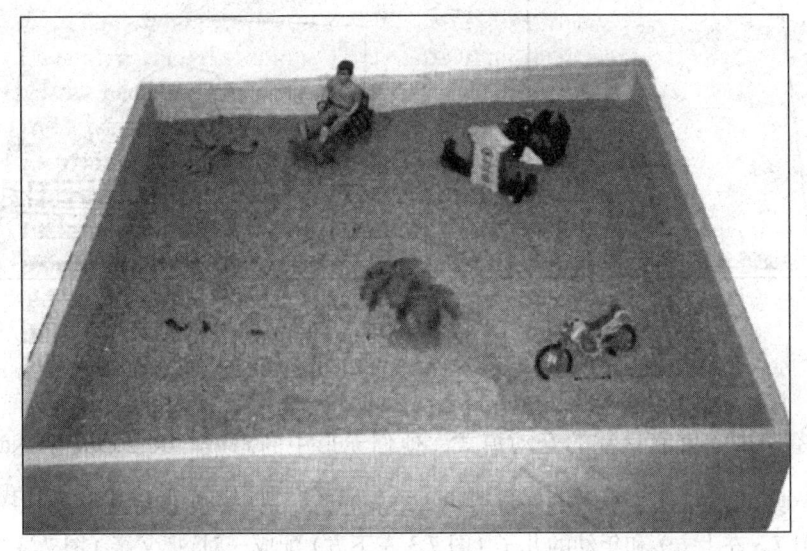

图 7.2 爸爸和螳螂

我们可以回顾第五章中迪奥的来访者，在图 5.13 的绘画中曾对这一技术进行过描述。配对沟通绘画可以以多种形式来使用，并可以对任何数量的人数来使用。假如你在小组的设置中，或者当家庭人数为奇数时，一名个体可以扮演领导者的角色，其他小组成员则相互背对着坐着，形成一个马蹄型。和大多数艺术治疗指

第三部分 艺术治疗实践

引一样,心理健康的专业治疗唯一的阻碍者是创造力的缺乏。于是,你可以对这种技术进行多种变化,最大程度地达成多种目标。图 7.3 体现了这一家庭所完成的艺术作品。

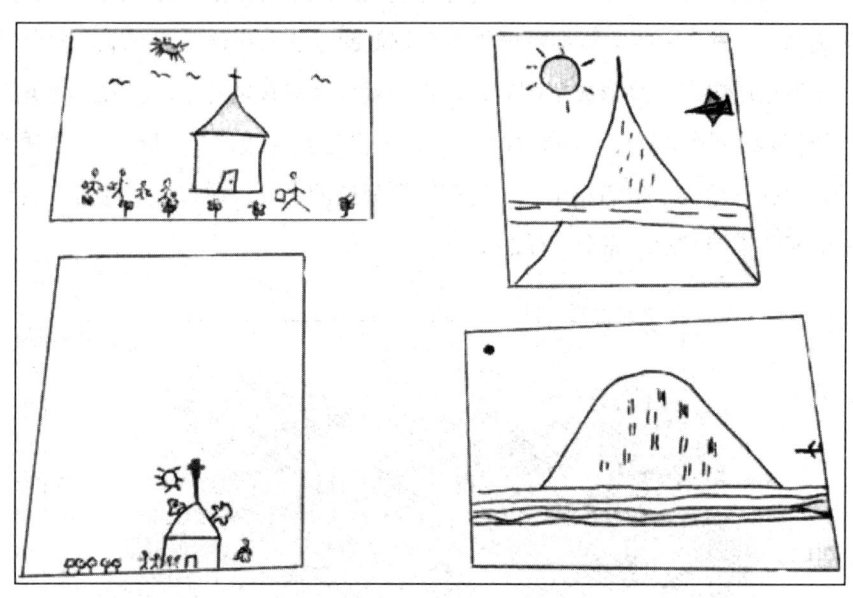

图 7.3 家庭配对沟通绘画 1

鉴于这一家庭紊乱的互动模式,他们无形中的忠诚(Boszormenyi-Nagy & Spark,1973)以及退行性的应付风格,我决定终结他们原本的协作模式。我把母亲(图 7.3 左上方)和年幼的儿子(图 7.3 左下方)配成一对,把父亲(图 7,3 右上)和格雷戈尔(图 7.3 右下)配成一对。

在完成的绘画中可以看得很清楚,父亲和母亲——这一由沟通驱动的练习的领导们——没能准确完成绘画的任务。绘画的差别以纸张在物理方向上的差异为开始,而以尺寸和布局的差异结束。在这一指引的反馈阶段,这个家庭开始自发地展开评论,评论聚焦于这些有形的、可见的同时显而易见的差异之上。

尽管这些明显的标志引发了热烈的讨论,但正如我在第六章写到的,在没

第七章 二人是伴，三人太挤

有对过程进行阐明时，治疗不会产生泛化的效果，因为它们之间的相互关系会被忽视。因此，我开始了一个关于互动的评论，其中充满了冲突、力量和控制的话题。

值得进一步注意的是，当母亲指导她儿子的时候，他不仅仅在他不明白她的指导时放弃了任务，而且还说了残酷和批判性的话，他把自己的困难归咎于她的不足。同样的，当父亲指导格雷戈尔时，格雷戈尔所提的问题让他受到了挫折，他于是以一种明显含糊和疏远的方式做出了反应。

为了要进行澄清、面对和解释，我指引他们进行讨论，方法是询问家庭搭档们都听从了哪些意见，以及忽视了哪些意见。作为对这个问题的衔接，我询问所有家庭成员，他们今天的倾听方式是否也是他们日常生活中常使用的方式。对两个问题的反应范围包括从冷漠与忽视（年轻的儿子和父亲的移情表现）到自我辩护（一种母亲方面的文化责任）和对自己的父亲及兄弟的指责（格雷戈尔的防御功能）。

图 7.4 显示了这个家庭第二次对这一练习的尝试。他们再尝试一次，是因为年轻的儿子直率地评论说，如果他是领导者，那么结果会好些。结果是，父亲出乎意料地决定满足儿子的愿望，于是，孩子们变成了领导者。

图 7.4 左边是年轻的儿子最后完成的图像（上面）和他母亲的绘画（下面）。右边是格雷戈尔作为领导者的绘画（上面）以及他父亲的位于下方的绘画。除了纸张放置以外（这次在这方面两组都很完美），年轻的儿子的反应没有任何提高，他再度感到受挫折，并突然在尝试描述垂直和水平的线条时放弃了任务。同样的，在格雷戈尔描述与外部线条链接的钻石形状时，父亲的激怒也变得越发明显。他不习惯跟随别人的指引，他感到的迷惑和缺少理解，让他的状况愈发恶化，父亲变得明显缺少情绪反应，他以这种方式体现出自己实际已经放弃了努力。

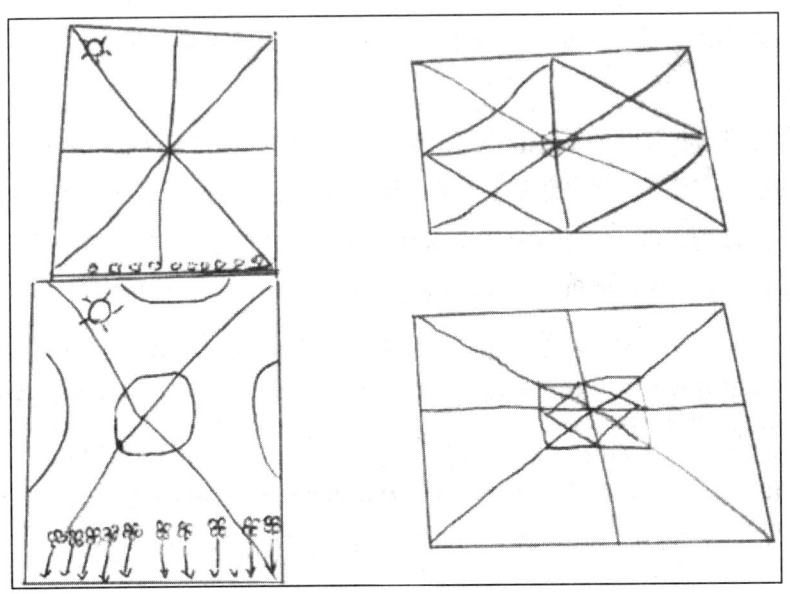

图 7.4　家庭配对沟通绘画 2

在这个简短的案例中，艺术治疗的技术让每个家庭成员都在此时此地泄漏了自己潜在的冲突，而艺术作品则提供了一个让移情反应得以浮出水面的模板。于是，我可以既从内部又从外部来探索家庭的动力，而与此同时，艺术品则帮助了观察性自我的发展，情感不是被分离开来，而是通过具体的指引、动机的识别以及修通的过程被澄清。

此外，正如 Nicholes（1984）曾说："家庭成员会在与当前家庭成员的互动中显露出压抑着的、过往家庭关系的映像。"假如你相信他的话，那么可以认为艺术品以及紧接着的沟通显示了过往经验的投射以及当前的投射认同。于是，成为了替罪羊的特定家庭成员表现出了阻抗（见图 7.3 和图 7.4），这其中显露出了那些重演的、传递给下一代的家庭互动模式。

第七章 二人是伴，三人太挤

家庭壁画

在家庭艺术治疗的领域，在我看来，家庭壁画是最具有表现力的技术：不仅仅是由于它可以为心理健康专家提供关于家庭应对策略和个体自我防御的可视参考，还由于它可以阐明人际间及心灵内部的信息，以及关于此时此地关系的各个方面。

Jay Haley（1976）认为在家庭系统中，一系列的行为常被精密地执行出来，因而被治疗师忽视，因为"我们认知的注意广度似乎在关注这种系列时存在困难"。为了应对这一困难，他主张对治疗进行录像，以便以系统的方式来观察互动。

大体上来看，家庭壁画强调一个家庭的沟通，同时它可以捕捉到人们的互动模式，其永久性可与录像媲美：治疗的产物和过程都可以被探索，行为的序列模式可以被澄清，同时个体的和联合的保护性防御可以显露出来。

家庭壁画技术（本书将会如此称呼这一技术）可以有多种存在形式。其中一种常用的形式是合作绘画技术（Smith，1985）。这常被用于家庭的初始治疗之中，它是一个结构化的非言语艺术任务，其中，每名家庭成员用蜡笔在一张30厘米×45厘米的纸张上轮流连续画画。在每名成员完成了他们的绘画之后，绘画循环一圈所限制使用的时间逐步地从30秒缩减到3秒，这样可以加大任务的强度。相应地，Helen Landgarten（1987）列出了三个特定的诊断程序，用于家庭系统角度的工作。其中一个与家庭壁画最为相似的是非言语的家庭艺术任务。其中，给家庭提供一张30厘米×45厘米的纸张。每名成员都被指导着选取一支记号笔，在整个活动中他将使用这支笔并且无声地循环作画。和合作绘画技术不同的是，这里没有时间限制；一旦家庭成员完成了绘画，他们就可以说话以便为绘画设定标题。

相比，家庭壁画使用了90厘米×60厘米的安在墙上的纸板。这样，家庭成员要连续循环作画的话，就必须要走到墙边。而在合作绘画技术中，其纸张放在桌子上，家庭成员移动自己的座位来作画，而使用过大尺寸的纸张并把它贴在墙

第三部分　艺术治疗实践

上则可以让每名成员观看家庭壁画完成的进程。此外，和 Landgarten 的技术类似，家庭壁画使用记号笔，而不是蜡笔，因为即使是年幼的儿童也可以很好地使用宽头的记号笔，并且不会像蜡笔一样，让年长的家庭成员婴儿化。

无论这些技术的名称如何，它们均可以提供丰富的信息用于对家庭互动进行评估，同时当隐喻地使用它们时，它们则可以为治疗的未来介入提供方向，以及更好地理解那些定义了家庭系统的家庭功能。

在我们回顾这个案例之前，先来看看下面的家庭壁画指引：

- 你们将要创作一幅家庭壁画。这是一个非言语的练习，每个人轮到的绘画次数都是均等的。
- 提供一篮子记号笔，颜色不要重复。指导每个人选择一支笔，在整个任务中都只能使用这支笔。
- 每个人都选好了笔以后，指导家庭来决定以什么样的次序来轮流画画。
- 指导第一个人走到安装在墙上的纸张前，并告诉家庭："想画什么都尽管画。但是，请不要用数字、字母或文字。当你画完之后，坐下来，让另一个人开始画。继续这样轮流地循环进行画画，当剩下最后一轮时我会告诉你们。注意在练习过程中不要讲话。准备好了就可以开始。"
- 当家庭按照规定的次数完成几轮循环之后（至少两轮，一般不超过四轮），告诉他们："我想请你们作为一家人来给你们的绘画命名。在这一阶段你们可以讲话。"
- 在绘画被命名之后，对完成的家庭壁画进行讨论，讨论专注于阐明绘画的过程。

一个家庭或是特定的家庭成员常会要求澄清这一指引。这时，谨慎的做法是重复指引的说明，直到他们理解了任务而不是为他们提供画什么图像的想法。通常，家庭在早期阶段会表现出很大的难度，关于谁先画或是选什么颜色都会表现出很多困难。治疗师要尽量避免介入家庭的决策过程，尽管这可能很诱人。此外，很多家庭会忽视练习的非言语部分，会相互偷偷地或是公开地讲话。需要再一次

第七章 二人是伴，三人太挤

强调，对这些行为要直接面对，并重申指引，因为，所有这些行动都代表了家庭的互动过程、象征了个体内部的过程以及描绘了此时此地的移情反应。同样的，在家庭进行练习时，治疗师必须注意整个过程。要特别关注家庭卷入中每个细微的差别。从关于谁先画谁最后画，到色彩选择和绘画命名的决策过程，每个选择都显示了家庭的模式。此外，完成的艺术作品可以提供大量的信息，你可以记录下谁以合作的方式工作，谁以独立的方式工作，谁尊重绘画项目的形态以及谁不尊重别人的空间。

总之，完成了的家庭壁画可以提供一个关于家庭关系的永久记录，它能为接下来家庭动力的探索提供视觉化的帮助。

来访者研究 7.1

参加家庭治疗的是一名十来岁的青年男子和他的母亲，我们称他为威廉，他们前来治疗是因为威廉有严重的物质滥用历史，而这导致了最近在缓刑期发生的暴力，因而他被收容在家庭以外的处所。在他的初始面谈中，我们对威廉实施了8CRT（见图3.10）测试。投射测验的结果显示他具有依赖反应以及对养育的需求，这导致了脆弱感。他对这一脆弱感的反应是对情感依恋进行回避，因而通过敌对、物质滥用、反社会关系以及最终的反向形成防御方式来把这些淹没性的感觉关闭在外。

尽管威廉的父母已经分手多年，但他们仍保持着友善的关系，并且他们都与儿子保持着密切的联系。但是，在他们的第一次家庭艺术治疗时，只有威廉的母亲来了。我曾要求全部家庭成员都要参加，因此，我特别注意到父亲的缺席，这是由阻抗引起的托词，同时也是家庭问题的一个因素。

在一次私下的访谈中，母亲把威廉长时期以来的行为问题以及对规则和权威的反抗联系在一起，她把这些困难总结为："或许我对他太严格了。"在整个访谈过程中，她从没有提到过威廉的物质滥用问题；直到我指出了她的阻抗，并直接问她之后，她才把讨论转向了自己原生的家庭。她说出了自己父母亲酗酒的家庭历史,她前夫在依赖方面的挣扎,以及最后关于威廉的类似的依赖。据她所说,威廉曾和她讲过关于毒品使用的一些事情,但是她记不起任何具体的细节了。此时,已经十分清楚,她使用了次级压抑的防御功能(Laughlin,1970)。同样的,威廉的妈妈正在把焦虑所唤起的感受排除到意识之外,以此作为应对人际冲突的应对模式。

威廉一加入治疗就马上为家庭治疗设定了目标,他的目标是改善自己与母亲的沟通。他的妈妈说她希望自己不那么具有操纵性以及不那么幼稚。此时,我使用了家庭壁画的指引。

图7.5是他们完成的绘画。在我给出指导的时候,威廉迅速选了一个颜色,没有询问母亲就走到了壁画前。他的绘画占据了壁画最上面的部分,而他母亲在下面围绕着他进行了绘画。每进行一轮的时候,威廉都秘密地监控着他母亲的进展,但表面上看起来对此没兴趣的样子。这一互动也反射出他与我的关系,显示了他在与人联系时的适应不良模式以及他努力要驳斥的依赖性联结。

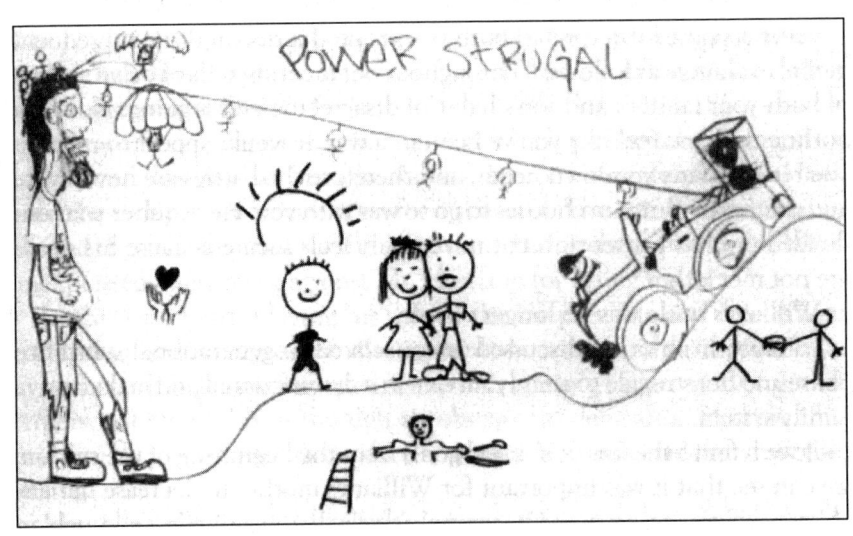

图7.5 威廉与他母亲的挣扎

第七章 二人是伴，三人太挤

反过来看，威廉的母亲使用了那些象征家庭团结和奉献的主题，尝试以此来补偿他敌对性的绘画。她的情绪和在我们的言语会谈时所表现的类似，这些图画显示了她无意识里的需要，她要呈现费里亚所谓的关于和谐的家庭神话，以及想要重复那种相互依赖的模式，希望籍此解决问题。

在完成绘画的过程以及接下来的命名阶段中，每个人都冷漠地坐在那里。随着沉默的延长，威廉的妈妈最终提出了一个题目"力量的挣扎"。威廉以一种标志性的超然的方式把名称加到了完成的壁画上。正如前面所讲，让家庭在没有干扰的情况下完成决策过程很重要。沉默的使用可以让家庭在没有治疗师通过提问或陈述的干预和协助下，独立处理此时此地的关系，而这些互动的挣扎可以为心理健康的临床工作者提供信息，他们可以基于这些信息来形成诠释（Nichols，1984）。

总的来说，在治疗中，以此时此地为起点的临床工作取向的目的，是要让家庭理解他们当前互动的困难的本质和来源。于是，解释要基于完成了的家庭壁画以及结合言语和非言语的交流来进行。

在开始过程阐明的时候，我喜欢给家庭提供一个开放式的问题或询问他们："谁愿意告诉我自己的想法"或"那么，告诉我刚才发生了什么"。

在这个来访者中，我后面问了家庭一个问题，威廉快速地回答说："那个迷你的有着前短后长发型的男人尝试侵入我的卡车，这是一种入侵。"威廉的妈妈看着我并说："我不同意。我想要的是和平，他想要的是战争。"威廉的脸上流露出一丝微笑。

此时，我向威廉的妈妈这样解释了艺术的作品和之后的言语交流："在我们今天的会谈中，你谈的内容是你的家人和儿子习惯于争执和争吵。现在你说你觉得自己处于战争之中。在我看来，你在尝试否认自己的需求，因此，战争永远不会胜利，而这正是威廉选择和你宣战的原因。他需要你全部的母性关注，但从没有真正感到过安全，因为他的需求从没有被满足过。"

威廉的微笑不见了。

在回应我的诠释时，他的妈妈讨论了世代的物质滥用以及自己如何在一个不

第三部分 艺术治疗实践

正常的和适应不良的家庭系统中存活下来的相关问题。

在治疗开始这家人所阐明的目标中,我们可以看到,对于威廉的母亲来说,很重要的是,要降低自己的操纵性和幼稚,这不仅仅要通过教育,而且还要理解和意识到自己压抑的、满载情感的心理原料是如何在当前关系中体现出来的。同样的,威廉想要的也不仅仅是改善和母亲的沟通,他无意识中迫切地需要与父母建立一种关系,这种关系可以让他根据自己的意愿选择去握紧还是释放(埃里克森的自主对羞愧和疑虑发展阶段),与此同时,他从依赖与自我破坏的关系(包括他的物质滥用)转向能够确定自己意愿的力量和具有胜任感。

因此,在这个案例中,重要的是既要关注内在的过程,又要观察互动的过程。从这个角度看,以洞察、沟通以及获得一种有效的人际接触的方法为目标,来对此时此地的人际关系探索很重要。

来访者研究 7.2

在本书的最后一部分,我不会以治疗回顾的方式来讨论家庭壁画,而是要专注于为治疗师提供一个关于最终作品的分析。因此,我把每名个体的象征性沟通与更大的家庭社会系统的内容结合起来分析。

哈里森一家是个完整的家庭,有两个十来岁的男孩。年长的孩子赖瑞被收容在一个治疗机构,原因是他在尝试偷窃的时候威胁了保安。他弟弟杰弗里最近被交付给门诊治疗,因为他愤怒的发作以及随之的周期防卫性回避。这对兄弟,尽管表面上投射出两个非常不同的人格(杰弗里安静保守,赖瑞吵闹不妥协),却同样需要隐蔽自己口头上的攻击性感觉。

举例来说,他们的父亲几个月前丢失了一份薪酬很高的工作,这导致了生活方式的诸多改变。然而,这些改变却不能够被公开地讨论。家庭成员们压抑了羞愧,同时整个家庭对于哈里森先生失去了工作都怀有未表达的怨恨。

在这个来访者中,赖瑞扮演了不负责任和不听话的孩子的角色,他通过言语的挖苦和对父亲的不信任来掩盖他的攻击性,而杰弗里则通过以奉承的行为来逃

第七章 二人是伴，三人太挤

避人际关系，以此来防御自己的焦虑。但是，他的敌意仅仅位于表层之下，并常常投射给自己的兄长。

哈里斯太太对于最近的丧失也同样感到痛苦，她习惯了用物质交换的方式来接受和给予爱。这是她原生家庭所有的滋养模式，而她也期待她的丈夫保持同样的模式，并把这一模式复制给自己的儿子。然而，由于家庭的存款缩减，这一些都不可能了；于是，她的人际关系受到了伤害，因为不知道除了送物质的礼物外还有什么别的方法可以讨好别人。

相反，哈里森先生平静的默从则与他强烈的感觉相矛盾：他把情感的冲突传输给了理智来控制。和他年幼的儿子类似，哈里森先生表现出一种防御性的行为，他倾向于通过抑制来防卫那些不适的感觉。

在初始会谈之后，我提出了家庭壁画的指引。图 7.6 描绘的是哈里森一家完成的艺术作品。

哈里森太太（中间上方）和赖瑞（中间下方）使用了壁画的中心，而外周的纸张部分是哈里森先生的绘画（左边和右边中间），杰弗里则占据了纸张右边的上部和下部。以每个个体为基础进行分析，每名家庭成员都占据了他独立的以及被无意识裁决了的空间，这典型地描绘了普遍的隔离的感觉。然而，当以心理动力的模型工作时，我们必须把整个家庭单元当作一个整体；在检查人际动力的时候，至关重要的部分是要检验这些个体的人格如何混杂在一起。

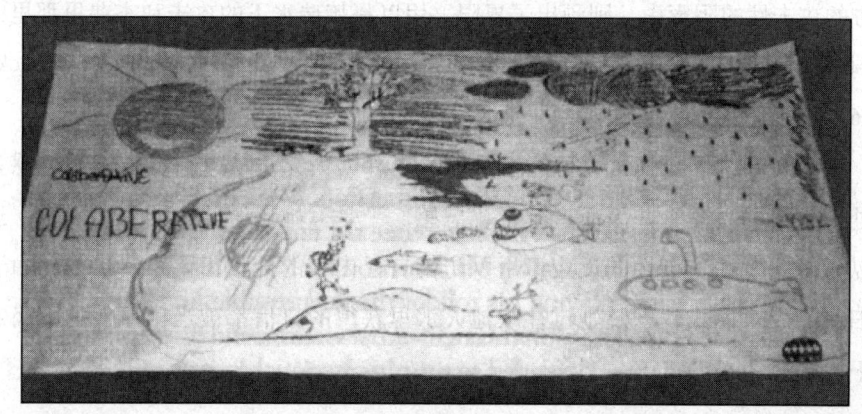

图 7.6 合作的

第三部分　艺术治疗实践

在图7.6中，可以从水平面上注意到这种"混杂到一起"；人际的距离显示了焦虑和耻辱的混合。把手放在图7.6的下半部分，并关注上半部分所唤起的生理反应。对我来说，我感到了一种不稳定的骚动，一种暴风雨来临的预感，这部分与绘画的下半部分仅仅在紧张感上是相匹配的。下部分的绘画完全在水下，隐喻地描绘了无意识的黑暗深处。绘画下半部分由赖瑞和他的父亲主导，其中情感的冲击象征了消极默许、无力感、危险和攻击性的感觉。

总体来说，艺术作品隐喻地指出了这个家庭长期依赖的模式：隐瞒真实情感、想法以及感受，以便于保持外表，而他们个体的担忧和需要则不是被压抑就是被伪装起来，而家庭成员以适应不良的模式相互关联在一起。

此外，每名个体绘画象征性的分隔则重复了这个家庭低效率的互动过程。我会分别检查每个个体的绘画，因为在家庭壁画中，图画式的沟通可以透露个体和人际方面相关的信息。

正如已经提到过的，哈里森太太很难适应环境的改变以及家庭系统原本固有的压力。她童年时期的虚荣的价值观和她当前的无意识期待联系到了一起，她希望自己的丈夫可以为她提供与她原本的家庭同样的关心和保护。然而，她表面上却否认了丈夫的失业和家庭的情感压抑倾向所导致的冲突。

图7.7中，她画了一个阴冷的和压抑的环境，蓝绿色调的树被忧郁的天际线围绕着。在她所画项目中存在的沉重的线条，显示了内在的紧张，而在图7.7右下方的攻击性的阴影中，则画出了界限，用以将赖瑞水下的攻击和杰弗里那里即将到来的暴风雨隔离开来。此外，树常被看做是自我与环境关系的象征（Buck，1966），它的树枝被暴露出来，并且有受伤的疤痕。

整体来看这幅绘画，它可能显示出哈里森太太无法从过往摄取舒适的感觉来处理生活的兴衰，并因而产生了忧虑感。于是，她逃避他人的个体需求，这可以看做是一种防御性的反应，用以防御自己内在的依赖需要表露出来，由于她旧有的应对模式，以及她过往从他人那里获得的自信都被当前事件的不确定性干扰了。

第七章 二人是伴，三人太挤

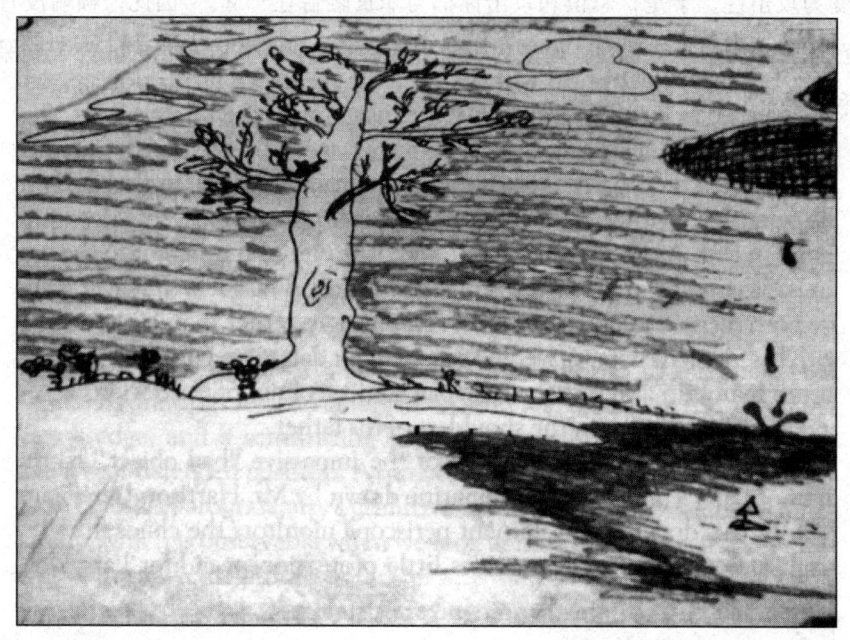

图 7.7 孤寂

赖瑞的画在母亲画的正下方，他描绘了一个破坏性的和恐怖的景观，那里一个脆弱的游泳者面对着不是一个而是两个危险（图 7.8）。这一原始的场景让人想起灭绝性的恐惧，其中有两个威胁性的扑食者，让人想起一种带有二元情感的恐慌。于是，假如我们把图 7.8 看做是隐喻的表达，那么海洋可以被看做是象征了"动力的力量以及在稳定和不稳定之间转换的状态"（Cirlot，1971）。Cirlot 曾写到："海洋……表示了一种矛盾的状态。作为怪物之父，它是深不可测的处所……是混乱的来源，它正在产生那些与生活不相适宜的基本实体。"此外，只有那有着固有防御性保护的电鳗看起来不受干扰，它无忧无虑地居住在无意识的泥潭之中。对于赖瑞来说，要想承认自己是毫无防备的和被打败了的，这是完全无法接受的感觉。这样，他生活中的防御性态度可能就居住在这恐惧感的内在动力中。正如 Kast（1989）曾说的："受害者与生俱来的情感是恐惧，而恐惧很容易

第三部分 艺术治疗实践

转变为攻击性。于是，恐惧和攻击性都与罪责融合在一起。"因此，赖瑞没有让自己体验身份的不一致性，而是为了防御的目的而把罪责投射出去。为了要保持一种自我感，他把自己的挫折、愤怒和焦虑都放到自己父亲的身上了。

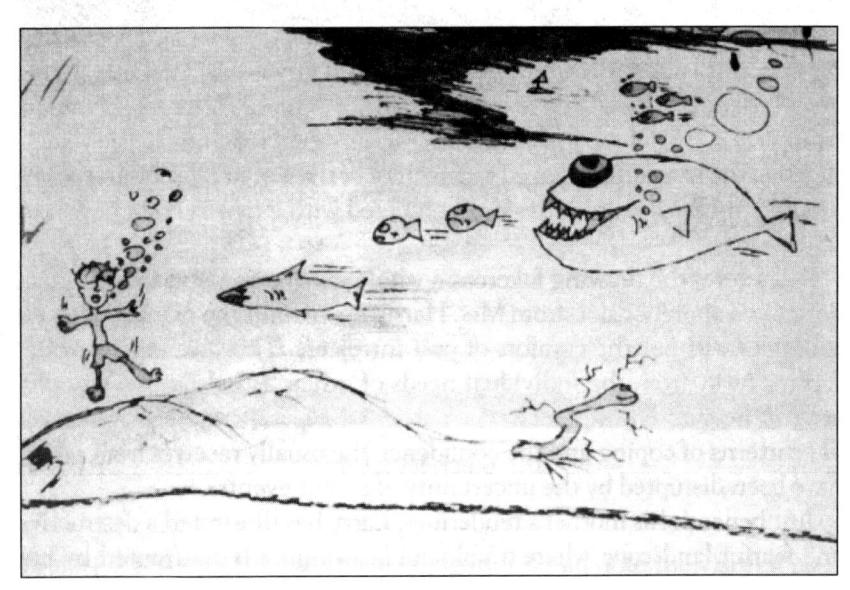

图7.8 战斗或是逃跑

这幅冷漠的"坏客体"的绘画进一步由哈里森先生完成（图7.9），他画的是赖瑞的食者右边的海底部分。在这幅绘画中，有一个突出的潜望镜，正在后面一个安全的范围内监视着这些混乱，但是它却没有为赖瑞手无寸铁的自我提供任何保护或帮助。

在哈里森先生的海底世界之外，杰弗里画了有着很浓的阴影的云、火苗以及倾盆大雨，他把这称为"酸雨"。于是，杰弗里的绘画（图7.9）象征性地在每名家庭成员的绘画上方释放出一种腐蚀性的力量。和他的脾气类似，当杰弗里婴儿般的依恋和想要把自己与家人区分开来的愿望相冲突时，他的攻击性被肤浅地掩饰起来。在他绘画的底部，有一个沙包沉在海底。它被分离出来并赋予了勇气，

第七章 二人是伴，三人太挤

它体现了一种趣味，让杰弗里感到了必要的胜任感和乐趣。他的沙包的勇气让他赢得了同伴的赞美；这完全是他自己的个人追求。

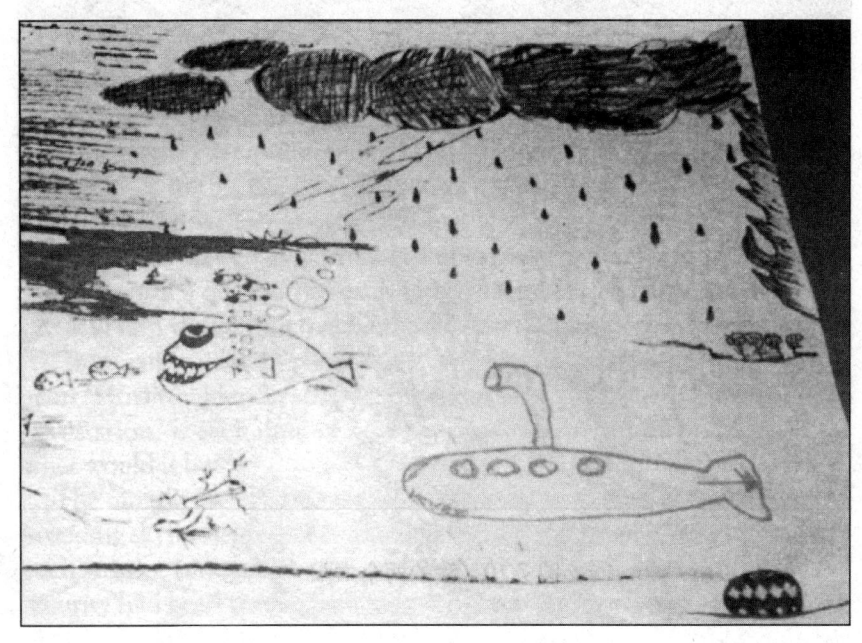

图 7.9 酸雨

图 7.10 表现了哈里森先生最后加上来用以完成整个绘画的部分。他的绘画整体上包括了水面上反射出来的太阳、海洋的边缘以及一个仔细观察海底并在一个被完好防卫的位置监测着骚乱的潜水艇。作为一个观察者，他和自己的太太一样，在赖瑞的原始海洋周围创作了界限，他展现了防卫的功能，假如我们把他所画的形态看做是代表了内在的心理过程，那么这种防御就很明显。

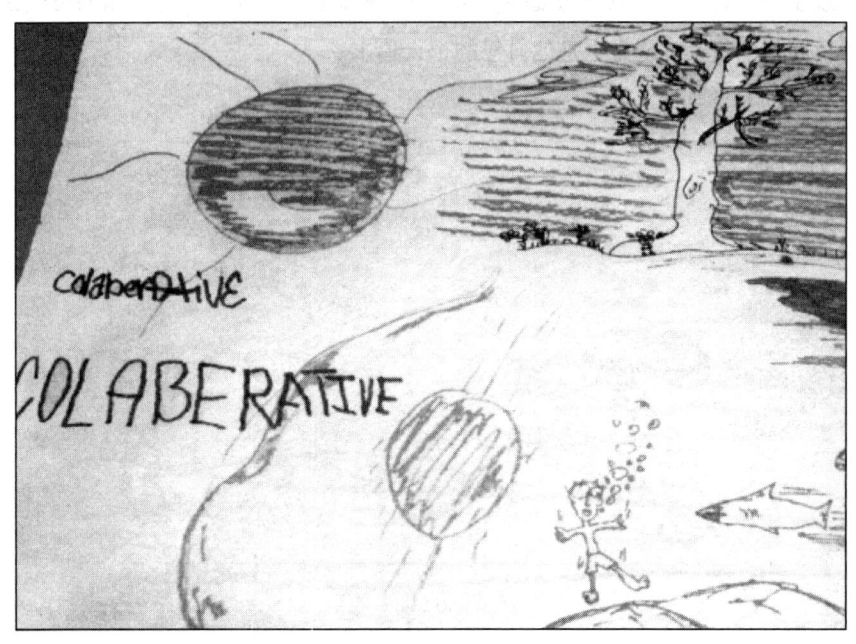

图7.10 我的两个太阳

正如前面曾讨论过的，哈里森先生的失业状态被当作一个羞耻的秘密而保存着，内疚和痛苦让他穿上了被完好防御的外衣作为保护层——通过理智地复述事情，或是通过图7.9中所示的防卫性潜水艇而象征性地表现出来。此外，太阳是父母之爱的代表，是洞察全局的力量的代表（Tresidder，2000），而在图7.10中，哈里森先生在骚乱的海洋上再度把它作为反射呈现出来。他儿子们绘画中所找到的恐惧和愤怒被他们的父亲以相反的倾向性，即阻抗性的理智化的方式显现出来（Laughlin，1970），此处，对于沉思默想的需求以及情感隔离的需求战胜了关心和支持的外部表达。

从象征性语言的角度看，哈里森家庭的壁画没有太多合作，更多的是不平衡，正如绘画的题目可以让我们想到的一样：联系的相互隔离预示了家庭的关系以及每名家庭成员相互之间对对方行为所做出的功能异常化的反应。这些隐喻性的图

第七章 二人是伴，三人太挤

像显露出他们的防御功能，而视觉化的经验则为接下来进一步的澄清提供了永久的存档。

随着家庭成员对回避性的情感冲突进行处理，艺术创作的无意识象征性过程将诱发他们对自己和他人的感知，如此发挥出象征性过程的益处。家庭壁画的结构化练习以及任何随之而来的治疗性解释或隐喻，都可以给挑战个体和家庭的见解提供一个机会，并创造一个共情的和非威胁性的支持性环境。

与此同时，对图 7.6—图 7.10 的绘画过程进行分析可以帮助我们聚焦于更大的关系，并为家庭的真正合作提供基础。沿着这些线索，治疗师可以这样来向哈里森先生提问："假如你离开了潜水艇，你想要把自己放在壁画里的什么地方？"同样的，酸雨可以被看做是未表达的愤怒和暴怒，它可以成为对每个家庭成员进行提问的主题："假如酸雨只腐蚀了你所画的部分，将会发生什么？或是，假如它从纸张这头落到了纸张那头，会发生什么？谁会存活下来？谁会崩溃？个体的家庭成员将如何处理这种破坏性？假如每一滴酸雨都包含了一个秘密，那么这个秘密是什么？"

此外，还可以评估壁画中所使用的障碍（比如：潜水艇、酸雨、海洋的边界、挥之不去的天际线、扑食性的海洋生物）。威胁家庭安全感的每一个压力（失业、收容的安置）都会触发适应不良的防御（抑郁的症候、攻击性和隔离）。因此，家庭成员都进入了退行性的应对模型——严格的界限和投射机制——以逃避焦虑的感觉。这样，治疗师可以使用艺术活动来诠释家庭中僵硬的互动过程，并提出这样的问题："假如没有这些障碍将会怎样"。用这些方法让家庭成员探索这些防御的方式在他们的人际状态中是否有必要。

最后，艺术治疗结构性的指引可以为心理健康工作者提供一个机会来探索内部的防御功能以及伴随内部防御而继发的互动过程。这些隐喻性的图像可以把无意识画出来，变成有意识的，并因此引导更为健康的人际联系方式。因此，言语的和象征性的沟通不仅仅是心灵的描绘：加上了诠释，他们就是所投射出来的我们的渴望、我们本能的需求以及那些影响着我们当前人际关系的具有对抗性的东西。

附录 A

结构方面
——定量分析

I. 比例／尺寸

   A. 大图：浮夸的感觉，内在控制发展不良

   B. 小图：胆小，羞怯，离群，不安全

   C. 人物高度

     1. 超过 20 厘米高：过度强调自我以及对环境的重视不够；冲动，可能存在敌对；如果绘画是控制性的，则反映过度的幻想。

     2. 13～20 厘米高：人物的正常高度

     3. 低于 13 厘米高：环境被体验为压倒性的，自我被体验为不足的；对环境刺激回避；退行；婴儿期的倾向

II. 布局：人物可能被放置在各个位置但就是不放置在中央，这反映个体在应

对环境方面存在能力上的限制，或是倾向于回避环境

A. 人物放置在纸张的右侧（从观众的角度看）：自我导向，内向，相对于情感方面的满足，个体更喜欢智能上的满足；压抑；延迟满足；对于环境和未来过度关注

B. 人物放置在纸张的左侧（从观众的角度看）：环境导向；外向；寻求即刻的和情感满足；冲动，对自我和过去过度关注

C. 人物放置在纸张左边，同时用加强的线条描绘人物的轮廓：可能存在隔离的防御机制

D. 画在纸张的高处：成就的标准高；寻求在幻想中获得满足；让自己保持冷漠和难以接近；在应对环境压力时焦虑和不安

E. 绘画置于左上角（关于退行和从未发生的象限；对于年幼的孩子是正常的）：可能存在退行的防御机制；精神病，器质性病变，概念成熟水平贫乏，想要回归到过往的安全之中以回避当前的痛苦

F. 绘画置于纸张低处：不安全感、不足感，情绪的压抑；倾向于具体化；无助感；无作为

G. 绘画置于右下角：绘画不常出现的象限

H. 绘画置于纸张中心：自我管理的；安全的感觉

I. 利用纸张的底端作为地平线：不安全感；不足感

J. 线条裁断纸张（线条超出了纸张的边缘）：在环境中较低的自我定位的能力；个体与环境互动关系的困扰。

 1. 房子

  a. 房间：被线条裁断的房间存在不愉快的联想

  b. 顶部：病理性的通过幻想寻求满足的需求

 2. 树

  a. 顶部：通过幻想寻求满足

 3. 人

  a. 腿、脚：在环境中无奈的停滞感

b. 头：病理性的通过幻想寻求满足的需求

4. 朝向左端边缘：对过往的固着，对未来的恐惧

5. 朝向右端边缘：想要逃往未来以及摆脱过去

6. 纸张裁断的倾向性（线条接近纸张边缘 0.6 厘米之内，但没有超过边缘界限）：现实检验的困难大，和纸张完全裁断的情况相比，这种绘画的病理性倾向较小些

K. 图像倾斜 15 度：不稳定，心理不平衡

III. 线条特征：身体与环境之间的"墙壁"；反应界限的水平，脆弱性，来访者的孤立性

　A. 运动控制的损害：可能存在器质性病变

　B. 笔画压力

　　1. 重：忧虑

　　　a. 假如整幅绘画如此：可能存在器质性病变，内在的紧张，可能存在攻击性

　　　b. 假如一个细节如此：此处联系一个心理固着点；针对所画的细节的敌对

　　　c. 物体外围线条如此：企图保持自我身份

　　2. 轻或微弱：胆怯，不确定，自我谦虚；害怕，抑郁

　　　如果只限于某些细节：不愿意表现那个细节

　　3. 笔画压力多变：情绪化和不稳定的行为

　C. 线条刻画

　　1. 片断的：不确定性，焦虑

　　2. 长线条：忧虑；需要支持和一再的保证

　　3. 平均长度：0.6～1.9 厘米长

　　4. 短线条或粗略的线条：焦虑，冲动

　　5. 控制良好、自由流畅的线条：良好的调适

6. 锯齿状（锋利边缘）线条：难以控制的攻击性

D. 对绘画项目的加固：显示个体在环境中运作方面的焦虑

IV. 阴影的描绘

A. 攻击性：情感投入，隐蔽

B. 具有模式：合理化；降低这一冲突区域的冲击

C. 持续重复：器质性病变，在安全和限制中避难，低智商

D. 健康的：轻松迅速地，用随意的线条画出描影

E. 不健康的：没有必要花费的时间，过度的力度；过于小心翼翼；控制上的不足和加固

V. 使用色彩：任何色彩的过度使用都应引起注意

A. 各种色彩变化使用：较好的调适

B. 较少的色彩，假定使用了色彩的话：受限制，情感的胆怯，缄默的，情感的不稳定

C. 广泛的色彩使用：无法实行自我控制以及对情感冲动进行约束

D. 颜色使用种类常模

1. 房子：2～5种颜色

2. 树：2～3种颜色

3. 人：3～5种颜色

E. 色彩外观

1. 强调式的强烈色彩：对某个特定项目的强调；正常

2. 紧张性的强烈色彩：对某个色彩的重复加重；焦虑的个体

3. 不和谐的强烈色彩：使用不和谐的色彩搭配；严重的困扰；不成熟，攻击性，可能的精神病

4. 较重力度的强烈色彩：不适当的色调，不自觉的重压力；器质性病变，中枢神经系统的病理变化

附录 A 结构方面——定量分析

VI. 先画异性：对异性父母或异性人物的强烈依恋和依赖；可能的性别身份认同方面的冲突

  A. 男性先画异性：可能在建立男性化身份方面存在困难

  B. 女性先画异性：攻击性，奋斗，想要和男性竞争；拒绝女性化的角色

  C. 无论男女绘画者先画异性：对异性父母或其他异性人物的强烈依恋和依赖

VII. 地平线或是背景：容易感觉到压力；加入这些元素可以帮助建构处于环境中的自我，从而降低和个体在环境中运作的焦虑；需要支持（背景）或需要一个"舞台"来展现自己

  A. 区别出来的（具有细节的，描绘了轮廓的）：通过理智化的防御来使冲突处于受控制和被包容的状态

  B. 不明确的（单一线条，天空，低落的雨）：涉及环境侵入的焦虑，较差的理智化防御

  C. 模糊的（地面的涂抹和描影）：自由活动的焦虑，较差的应对

VIII. 异性人物更大：异性被看做是更加有力的

IX. 强调人物的左边：女性化的身份认同

X. 过度的、不必要的细节或过分对称：可能存在强迫性的防御机制，理智化；强迫性

XI. 整幅画重画：感觉到绘画内容的威胁，需要画一个更加"安全"的图画。

XII. 透明：现实的扭曲；无力的现实检验，智商低；对于年幼孩子属正常

  A. 较大的孩子和成人：可能存在精神病，思维模式的失调，未被容纳的焦虑

附录 B

形态方面

——人物的定性分析

必要的细节：

头部

躯干

两条腿 [特例除外（如：由于人物姿势原因或截肢）]

两只胳膊 [特例除外（如：由于人物姿势原因或截肢）]

两只眼睛 [特例除外（如：由于人物姿势原因或截肢）]

一个鼻子

一张嘴巴

两只耳朵 [特例除外（如：由于人物姿势原因或截肢）]

人物：关于身体意象和自我概念的意识感觉

I. 只画出人物局部：对身体意象的基本不适，不足感，抑制和逃避的防御机制

   A. 坐着或俯卧的：依赖；消极的自我概念和互动模式；抑制的能量，缺乏动力

II. 头部：表达社会的需求和社会的回应，涉及个体自我的部位

   A. 大：全神贯注于幻想的生活，专注于心理的生活；希望自己更聪明或更加能够获得成就；器质性病变

   B. 小：强迫性特质，智力上的不足

   C. 后脑勺朝向观众：妄想或精神分裂倾向；拒绝；逃离；避免表现或表达情感，冲动的或幻想的；害怕失去控制

   D. 在画异性的头部时尺寸被扩大：异性被看做是更聪明的或具有更大的权威的

   E. 畸形的：器质性病变

   F. 男性画的男性人物具有女性化特征（大眼睛和睫毛）：同性恋倾向

   G. 头部侧面图：害怕承诺；冲动的表达受到控制；逃避环境

   H. 头部是侧面图而身体是正面全貌（常见于青春期的男孩子）：社会性的不安，内疚，不诚实

   I. 最后画头：人际关系的困扰，可能存在思维的障碍

   J. 遮蔽住的脸：严重的困扰，较差的自我概念

   K. 微笑的脸（小孩子常见）：婴儿化的社会行为

   L. 前额凸起：强调大脑的力量

III. 毛发（身体任何部位的）：男性化的表达或努力获取男性化特征以及力量

   A. 着重描画的毛发：焦虑，过度思考，幻想

附录 B 形态方面——人物定性分析

  B. 男性的长而松散的头发：自由的符号

  C. 胡须或小胡子：男性化象征，阴茎替代物

  D. 兴奋的或混乱的头发：婴儿式的性驱力

  E. 发夹，发饰：控制的努力

IV. 眼睛：正常的眼部细节应包括以下两到三个项目：眼球，虹膜或瞳孔，睫毛，眉毛

  A. 只有一个项目：不成熟；对现实感知采用回避性的风格

  B. 所有四个项目：对环境高度敏感的意识，高度的苛刻

  C. 疏忽：怀疑具有视觉性的幻觉

  D. 小：想要看得越少越好

  E. 空的眼圈：不愿意接收刺激；敌对

  F. 没有瞳孔：视觉处理的困难，不成熟（自我中心），可能存在退行的防御机制

  G. 向侧面瞥视：疑心，妄想倾向

  H. 闭眼：把外部世界以及他人的需求关在外面；自我专注

V. 睫毛

  A. 长：卖弄风情，诱惑力，自我炫耀

  B. 男性人物上睫毛明显：性别认同的问题

VI. 眉毛

  A. 修整的：轻蔑

  B. 浓密的：不受拘束的

VII. 口

  A. 被过度地强调：不成熟；口腔的攻击性；固着；过度依赖

B. 非常大：口腔的色欲；言语或语言的障碍

C. 疏忽：和他人联系的困难

D. 凹形的：口唇依赖，婴儿化的

E. 用重线条刀削般的刻画出来：言语的攻击性，过度的苛求，虐待性人格

F. 沉重而简略的嘴：言语攻击性；个体预期对方会回绝从而提前撤离

G. 单一线条画出：紧张，对某样事物紧闭嘴巴

H. 嘴巴里有东西：口唇的专注

VIII. 嘴唇

A. 丘比特的弓箭形状的嘴唇（和画了浓妆的特征一样）：性早熟

B. 内含物品（烟，烟斗，牙签）：口腔的色欲

IX. 鼻子

A. 过度强调：阴茎的专注

B. 鼻孔：强调原始的攻击性

C. 过分扩张：无能感

X. 耳朵

A. 忽略（在年少孩子及低智商成年人中常见）：幻觉，想要把批评排除在外

B. 过度强调：对批评敏感；幻听；妄想；耳部受伤或听觉残疾

C. 重视不够：想要把批评排除在外

XI. 牙齿

A. 大量的或夸张的：攻击性

附录 B　形态方面——人物定性分析

XII. 舌头：口头上凝聚在原始的水平，色欲的

XIII. 下巴
　　A. 异性下巴被强调：依赖异性；把异性看做是更强壮的
　　B. 过度强调下巴：需要社会优势

XIV. 脖子：这一部分的机体联系了控制区域和冲动，是头与身体的结合部位
　　A. 细长：精神分裂倾向；精神分裂的；可能存在抑制的防御机制
　　B. 过大：意识到生理的冲动，并努力要控制它们
　　C. 延长了的脖子：愤怒管理或是原始冲动的问题
　　D. 遗漏：退行；身体的驱力有被淹没的威胁性
　　E. 短粗：不受限制的冲动表达

XV. 肩膀：身体的力量
　　A. 两边不对称：情感的不稳定
　　B. 大：专注于可觉察到的对力量的需求
　　C. 方型：过度防御，对别人的敌对
　　D. 女性具有宽肩膀：对身体力量的困惑，以及母性的象征
　　E. 下垂的：沮丧，内疚

XVI. 躯干：基本需求和驱力的所在地
　　A. 圆的：较少的攻击性，未发展的
　　B. 特别瘦：绘画者对自己的身体类型不满意；脆弱或薄弱；对体重超标的补偿
　　C. 躯干弯曲成一定的角度：男性化
　　D. 用没有完全围起来的线条来表现躯干：退行，原始的或紊乱的个体；

不成熟

E. 小：对驱力的否认，自卑

F. 较大：未被满足的驱力

G. 肚脐：抚育和依赖的需求，肉体的问题

H. 强调中线（用阴影，精选的皮带，线条，延续于身体中央的线条，一排纽扣）：专注于躯体，情感的不成熟，不足感，母亲的依赖，可能存在躯体化的防御机制

XVII. 胳膊和手：用于改变和控制周围环境；自我发展和社会适应；联系着关系的机体部位；基本的情感接触；活动和力量的象征；表现和环境的联系

A. 在胸前交叉：敌对或怀疑

B. 放在身后：想要控制愤怒；人际关系不好；推脱的

C. 省略：不足，无助，回避，内疚

   1. 在异性身上省略：被母性或父性的人物拒绝

   2. 男性画的没有手臂的男性人物：强烈与内疚感相联系的性驱力；希望被阉割

D. 翼状的：精神分裂

E. 紧紧靠住身体：严格的；害怕攻击性的冲动

F. 宽阔：感觉到力量，能量

G. 长

   1. 在手臂的绘图中显示出力量的：向外联系，有野心

   2. 虚弱的：需要环境中他人的支持，同时对此没有采取积极的操纵

H. 过长

   1. 画在自己身上：有很大的野心，拒绝其他个体，想要隔离与回避

   2. 画在别人身上：一个排斥性的或威胁性的人

   3. 是虚弱的：抚育的需求

附录B 形态方面——人物定性分析

    4. 加上明显的手（在所画的女性人物身上）：希望有一个保护性的母性人物（由男性画出的）

I. 短：不足感

J. 瘦：虚弱与无用

K. 肌肉发达的（常见于青少年男性）：关心男性化特征

L. 伸出的：想要获得情感

M. 在两边摇晃：把自我看做是依赖的，无助的，不重要的

N. 在异性身上的是重力度的或涂了阴影的：异性被看做是惩罚性的

O. 男性人物上的大尺寸：好攻击

P. 加强：好攻击的

XVIII. 手

A. 在口袋里：手淫或内疚；逃避推诿

B. 大手：对虚弱的补偿；针对手的罪责性使用而做出的反应

C. 手处于阴茎的区域：沉浸于手淫

    1. 出现在男性所画的女性人物上：女性被看做是在性方面拒绝的

D. 举起的：从属的关系

E. 隐藏的：人际关系的困难

F. 张开的：强迫性的

G. 张开的，同时手指是不清晰的：最小限度的成就

XIX. 手指

A. 长的钉子状的手指：攻击性、敌对、妄想

B. 由圆圈围出来或是一维的（连指手套样的手）：希望压抑攻击性的冲动；压抑的攻击性；努力进行控制

C. 大：敌对，攻击性

D. 省略手指：没有能力做出调整；内疚，不安全感，应对环境困难

E. 有手指没有手掌（棍子状的手指）：婴儿式的攻击性

F. 涂上了严重的阴影或是加强了手指的刻画：内疚的指标

G. 紧握拳头

    1. 手臂离开身体：即将显露出来的叛逆；公然的叛逆

    2. 手臂紧压或是靠近身体：内在的，被压抑的叛逆通过症状找到了表达的方式

H. 握住的手：保守一个秘密

I. 少于五个手指：无助

J. 葡萄样的手指：婴儿化的特质

K. 指甲：强迫性的与身体意象有关的问题，见于早期精神分裂

L. 看起来像羽毛的手指：精神分裂

XX. 乳房

  A. 过度强调

    1. 由男性画出：母性的依赖，口腔的色欲

    2. 由女性画出：裸露癖，自恋，可能存在母性的依赖

  B. 低胸下垂线：母亲意象的表现（强烈的或支配性的）

XXI. 腿：代表和环境的接触

  A. 缺少：受限制的；受限制的感觉；缺少支持；僵住的；回避的

  B. 尺寸不同：关于独立有混合的感觉

  C. 长：努力获得自主性

  D. 短：情感的僵持

  E. 紧密并在一起：可能存在性失调；紧张，僵化

  F. 裤子是透明的（可以看到腿）：同性恋的焦虑

  G. 扎马步的姿势：蔑视或需要安全感

附录 B 形态方面——人物定性分析

XXII. 脚：人际的活动性水平

　　A. 长脚：努力获取安全感或男子气

　　B. 很小：依赖，迟钝的感觉；女人气

　　C. 缺失：缺少独立性，回避

　　D. 过于详细：强迫特质伴随强烈的女性化成分

　　E. 脚尖：需要安全感

　　F. 光脚：谦卑，贫困

　　G. 画出脚趾（不是在裸体的人身上的脚）：病理性的攻击性

　　H. 两脚指向相反的方向：矛盾的情绪

　　I. 人物穿着衣服但脚趾露出：攻击性的倾向

　　J. 鸭掌脚：婴儿化的，精神分裂的

　　K. 先画脚和腿：抑郁

XXIII. 鞋的细节

　　A. 孔眼，鞋带，蝴蝶结：性无能

XXIV. 关节：关于身体整合的缺损感和不确定感，被精神病个体在失调时使用，用以延缓身体的混乱，肉体的关注

XXV. 火柴棍状的人：可能存在器质性病变

　　A. 当画的都是火柴棍状的人时：不愿意显露自我；避免冒险；退行的防御机制；低智商

　　B. 一个或更多，但不是所有的都这样画时：防御的，和所画人物关系不好

XXVI. 扣子：口腔的依赖；数量可能与过往的数字有关（创伤）；可能画在寻求抚育的人身上；7岁画扣子为正常；依赖问题；退行的；不足感；情

感或物质的剥夺

XXVII. 皮带
   A. 过度强调：专注于性，过度担忧

XXVIII. 口袋：情感或母爱的剥夺，依赖问题；婴儿化
   A. 对于青春期男性：努力获取男性化，而这与对母亲的情感依赖相冲突

XXIX. 领带：性象征，性满足的象征
   A. 长或明显的：性的攻击性；害怕性无能
   B. 飞离身体：公然的性攻击性，对性的专注

XXX. 裤子
   A. 拉链：沉浸于手淫

XXXI. 帽子（不和谐的）：退行的，精神病；婴儿的性，同时孕育关于男子气的幻想

XXXII. 性器官（对于4—6岁的阶段某种程度上是正常的）：严重的身体焦虑，较差的冲动控制

XXXIII. 香烟，烟斗，枪：性象征的表现
   A. 如果给予强调的话：严重的性投入

XXXIV. 牛仔：想要变得男性化及强硬

附录B 形态方面——人物定性分析

XXXV. 小丑：较差的自我概念，自贬的思维，自卑的感觉

XXXVI. 怪物或巫婆：较差的自我概念；人格解体感；心灵中威胁性的方面
    A. 男性画出（巫婆）：对女性的公然敌对

XXXVII. 木偶：顺从

XXXVIII. 笑脸：婴儿式的社会行为

XXXIX. 吊起的或是掉下的人：紧张和焦虑

XL. 对特殊身体部位涂黑或涂阴影（对这部分身体全神贯注）：焦虑，腰以下涂黑联系到性的问题

XLI. 特定部位的扭曲、加强或缺失：与此部位有关的冲突，可能存在抑制的防御机制

附录 C

形态方面
——房子的定性分析

必要的细节：
  一个门
  一扇窗
  一个屋顶
  一个烟囱

房子：测量的是与家庭有关的联系以及家庭动力；人类身体的象征

与房子无关的：灌木，花，走道（需要环境结构化；表现出不安全感或在人际接触中需要控制）

I. 墙壁：直接联系自我力量
   A. 透明的：现实检验受损
   B. 把纸张边缘作为墙的侧壁线：不安全感（注意在左边还是右边——见布局）

II. 以纸张底端为基线作画：基本的家庭或亲密关系的不安全感

III. 由下往上看的视角：对家庭的拒绝，或是对想要的但未获得的家庭生活的感觉

IV. 从上向下看的视角：对家庭处境的拒绝

V. 围绕房子的篱笆、灌木或走廊：需要情感保护，需要树立自我防御屏障

VI. 水槽或排水管：多疑的，同时试图引开那些不愉快的刺激

VII. 门：可接近性
   A. 在房子的基线以上或没有台阶：人际间的不可接近性
   B. 缺失：在允许别人接近方面存在极度的困难
   C. 开着的：获得外部世界温暖的强烈需求
   D. 很大：过度依赖
   E. 小：不愿意让人接近
   F. 有锁或锁链：防御性，敏感性
   G. 高度装饰的门把手：对功能的过度意识；对阴茎的全神贯注
   H. 画出两个门的家：显示出逃离的风格（治疗师必须要问：这是一个现实的家还是幻想的家？）

附录C 形态方面——房子的定性分析

VIII. 走道

    A. 很长：降低可接近性

    B. 接近房子的一端窄，结束的一端宽：表面上的友好

    C. 比例合适并引向门口：联系他人时行使控制并且老练

    D. 长并弯曲：与他人的联系之初冷漠，交朋友慢并小心

    E. 不完整的：比较不可接近

IX. 窗户

    A. 缺失：敌对，逃避

    B. 窗户在地面上，以及从上层的楼层上便开始没有窗：现实与幻想的间隙

    C. 窗帘

        1. 部分打开或全打开：与环境的控制性交互，焦虑的表现，同时人际关系老练

        2. 关闭的：进行回避的需要，不愿意互动

    D. 空的或没有窗格：行为通常是直率和直接的；对抗的；敌对

    E. 窗上有栏栅：是精确的实际表现吗？治疗师必须问。过度防御：监禁的感觉

    F. 在墙体的最边缘上：需要支持，害怕自主和独立的行动

    G. 加强（仅限于窗）：口腔的固着，口腔人格特质

X. 百叶窗

    A. 关上的：极度的防御和回避

    B. 开着的：能够进行敏感的人际调节

XI. 天花板

    A. 一维的（两面墙由一条线连接）：缺乏想象力的或情感受限制

B. 过大：在幻想中寻求满足；低智商

C. 悬空的：沉浸于幻想，回避公开的人际接触

D. 加强、涂出底纹的或重复刻画的（仅限天花板）：防御由幻想所产生的威胁，精神病前兆

XII. 烟囱：温暖、亲密关系的象征；有时是阴茎的象征

   A. 没有烟囱：缺少心理温暖；和重要的男性人物有冲突

   B. 过大：过度强调与性有关的担忧，暴露癖倾向

   C. 大量的烟：内在的紧张或在家庭环境中的情感困扰

XIII. 房间

   A. 浴室：清除和卫生

   B. 卧室：亲密的人际关系，想要回避，需要休息

   C. 餐厅：口腔和抚育需求的满足

   D. 客厅：社会交往

   E. 厨房：准备食物的地方；口腔色欲；可能联系强烈的情感需求

   F. 地窖或地下室：无意识，隐藏的驱力，隐藏的宝藏

附录 D

形态方面
——树的定性分析

必要的细节:

树干

一根树枝

树:关于处于环境中的自我的无意识感觉;象征生命和成长

I. 大小

 A. 极大的树:攻击性倾向,需要支配;感觉到由环境引发的或于环境中感到的局限性

 B. 小:自卑;感觉不重要,口腔色欲的固着,需要母性的保护

 C. 孔眼:对抗倾向

 D. 圣诞树或装饰了的树(在感恩节和圣诞节期间常见):发展良好的自恋,需要抚育,退行倾向

E. 死的：重大的失调；精神分裂，抑郁；感觉无用

II. 线条特征

　　A. 虚弱的线条：感觉不足

　　B. 细的、断的线：明显的焦虑

　　C. 有阴影，极黑或加强的线条：敌对性的防御或攻击性的行为

III. 树干：树干是病人对基本自我力量的感觉

　　A. 仅由两根线条画出的树干以及用一个圆圈圈成的树冠：冲动的，多变的

　　B. 过分强调：情感不成熟

IV. 树皮

　　A. 简单画出：良好平衡的互动

　　B. 大量画出：焦虑

　　C. 小心翼翼地画：强迫性的，过于担忧关系

　　D. 葡萄藤或葡萄藤样式的树皮：失去控制，禁忌的想法和需求

V. 根

　　A. 过分强调：情感反应肤浅，推理受限制；较差的现实接触，与土地无力的接触

VI. 树冠

　　A. 过分强调：抑制的情感，善于分析的

　　B. 树叶很接近地画在一起或小心翼翼地：强迫性特质

　　C. 树叶落下：害怕失去隐藏思想和感受的能力

　　D. 树上画出具有十分精细的细节的树叶：对抚育的依附，依赖

附录 D 形态方面——树的定性分析

VII. 树枝：描绘的是从环境中获取满足的能力

   A. 过度强调右边：回避情感方面的满足；期待理智方面的满足

   B. 过度强调左边：寻求情感方面的满足

   C. 枝干绝对对称：对行为方针的矛盾情感

   D. 树枝的尾端不完备：缺乏表达驱力的控制性

   E. 树枝尾端用圆环封口并且是弯曲的：强烈的沉思默想的倾向，内向

   F. 树枝掉至图画底端：创伤

   G. 苹果（年幼孩子非常常见）：依赖和口腔需要

   H. 苹果从树上落下：被拒绝感

   I. 一维的树枝：可能存在器质性病变，性无能，无用，较差的自我力量，不足

   J. 断枝：创伤

   K. 省略：回避，缺少人际关系

   L. 棍棒状的或矛刺状的具有尖头的树枝：敌对，攻击性

VIII. 树洞，断枝，伤疤：性象征，创伤

   A. 强调轮廓：冲击所产生的影响更大

   B. 里面有圈：过往经验以及康复

   C. 涂黑的：和经历有关的羞耻感

   D. 大：沉浸于生殖

   E. 里面有小动物（孩子画中常见）：关于分娩的矛盾情感；强迫性的内疚

附录 E

八张卡片重复绘画测验适用的评分表

因素	1	2	3	4	5	6	7	8
1. 人物大小（使用计分键）								
2. 构图（右侧，左侧，中间）								
3. 构图（上方，中间，下方）								
4. 透视（向前，后面，侧面，混乱的）								
5. 对称（使用计分键）								
6. 线条闭合（使用计分键）								
7. 压力（重，轻，多变）								
8. 图形控制（使用计分键）								
9. 线条类型（碎的，锯齿状的，长的，短的，普通的）								
10. 描绘的阴影（攻击性的，图案的，持续重复的，重的）								
11. 细节（使用计分键）								
12. 人物性别（男/女/不详）								
13. 透明（数量）								
14. 纸张裁断（是/否）								
15. 连续性（使用叠印，重叠，不连续的计分键）								
16. 画出人物的局部（数量）								

计分键：

>> = 极大

> = 大小超出平均水平

A = 平均水平

< = 低于平均水平

<< = 极为有限的水平

叠印 = 用同一个身体，身体区域，身体比例来画新的人物

重叠 = 人物重叠但和前一个人物没有关系

不连续的 = 人物之间明显是分开的

附录 F

指引举例

介绍

1. 画出你想要表达的关于你自己的一些东西。
2. 用抽象画来画一些可以表现你的东西。
3. 在纸上把你名字的缩写画出来,尽可能画得大。利用这些字母以及它们的形态来构思图像。你的构思可以是真实的东西也可以是设计出来的。当你想出图像后,用颜色来给它上色,想用多少色彩都可以。你可以画在线条内部或外部。给你的图像命名。
4. 闭上眼睛并放松;准备好后,睁开眼睛并看看你的颜料;现在选择一种适合你自己的颜色,并在纸上画画。
5. 画出你喜欢自己的某些方面(设计出来的或实际的)。为图画命名。
6. 在纸上印画出手掌的轮廓。在手掌图像中画一个符号来代表你友善的一些方面。把它剪下来并轮流把它贴在牛皮纸上。
7. 在复印机印出的手掌图像之内或外周画图画。把它剪下来并贴在牛皮纸上。

8. 在纸上画一个圈。现在在你的这个世界中进行填充。

9. 选择4～5个你欣赏的图画并在下面写上为什么。

情感表达

1. 画出你当前的感觉。

2. 画一个特定的感觉（悲伤、愤怒、爱、恨、快乐、嫉妒、焦虑）。

3. 画一个愿望。

4. 画一个特定的恐惧。

5. 画一个梦。

6. 自画像。

7. 画一个特定事件或状况。

8. 画一个重要的关系。

9. 画一个你憎恨的人最为卑鄙的样子。（治疗师：记住这是个体否认的自我部分的自画像）。

10. 用非利手画画。

11. 闭着眼睛画画。

12. 用画或是黏土来制作一个图像，这个图像用来表现你对一个人、一个地方或某个事物）的强烈感觉。

13. 通过画动物来象征你的每个家庭成员。

14. 创作两个幻想出来的动物。这些动物没有必要一定要和你以前见过的任何东西相像。

15. 画出你和人们在一起时的样子。画出你没有和人们在一起时的样子。

问题解决

1. 画出一个从一个地方连到另一个地方的桥的图像。

2. 闭上眼睛想象一个峡谷，设计出一种穿过它的方法，假定你有各种由你选择的穿过峡谷的方法。画出峡谷和你的解决方案。

3. 画出你的困难当前的状态（画出你的困难看起来的样子）。画出你的困难彻底解决之后的样子（它看起来是怎么彻底修复了？）什么可以帮助第一幅绘画变成第二幅？画出它来。

4. 画出（困难）的样子。画出一个角色，这个角色可以让_____得到安慰并保护你。画一个礼物，它可以把变_____成别的东西。你的_____怎么才能看起来好一些？

5. 假设你今晚睡觉的时候一个奇迹发生了，你所有的问题都彻底解决了。第二天会有什么不同？什么会变好？

6. 制作一些东西来表现你想要改变什么的愿望。

7. 一起画一幅图画。

8. 把一张明信片挂起来，并让小组选择一幅画放在中心。让小组成员们进行填充，围绕着中心的画来画画。

   （可调整：不要讲话；使用三维的物件替代记号笔）

9. 你将如何克服自己的障碍？

10. 当你的需求得到满足时你感觉如何？当你的需求得不到满足时你感觉如何？

11. 画出你的困难和解决方法。

12. 制作一个拼贴图展示你在这个小组中的感觉。

13. 用一种颜色的粘土创作一个团体雕塑。给它命名。

14. 把小组分成两组。为他们提供多种物件和媒体。指导小组把自己想象为一组孤立在一个岛上的人。创作这个情境以及每个人在其中扮演的角色。

15. 听一个故事，然后用三维的模式把它创作出来。

16. 使用媒介，创作一个作品来展示你如何看待这个小组以及你自己在其中的位置。

17. 单独创作，通过撕纸来制作任何你想要做的东西。把撕下的碎片用胶水和胶带再连到一起。

可调整：把自己的撕下来的纸和别人的放到一起来做一个小组雕塑。

18. 做游戏：把小组分分两半。让每个人制作一个代表自己的符号（游戏用的组块）以及确定每个人要获得的目标（珍宝）。作为一个团队，小组要决定游戏需要什么障碍（山、河流、怪物，等等），以及需要制作一些需要回答的问题，一旦他们到达了一个障碍就要回答这些问题（游戏开始的时候两组之间交换问题）。为整个小组提供一张牛皮纸和硬纸板，他们用这个来制作游戏板和三维的障碍。游戏开始后，每个小组都使用同一个游戏板但当他们遇到障碍时回答的问题却是另一个小组设置的。他们各人各自移动自己的游戏组块，第一个到达某个障碍的人必须要等着其他组员到齐了才能够开始一起回答问题。在问题正确地回答之后，小组必须要讨论如何克服障碍以及用艺术创作的物资来创作出解决的办法，这一创作要围在障碍四周或是越过它。整个团队必须都到达另一边的宝藏。唯一的成功方法就是全体成员一起到达目的地。

可调整：（1）事先准备好问题；（2）在小组努力要克服障碍的过程中让他们可以挣得或是失去建造用的材料；（3）在开始时给小组提供建造材料，让他们作为一个团队来使用这些材料；他们一直只能使用这些材料来克服障碍。

19. 让每名组员画出自己最喜欢的动物。组员们把画传给下一个人，并在另一张纸上画出这个动物的朋友。两张画都被传给下一个人，并在两个动物上都加上些东西。再次传递图画并把它们剪下来。绘画回到最初的拥有者那里，他要在被剪下来的图画上再加上任何他们想要加上的东西。在桌子中间提供牛皮纸（或在墙上）。小组要决定如何把所有的绘画都放置在一起形成一个整体。命名。

洞察和自我表露

1. 在包的一面画出你向新遇见的人展示的脸，另一面画出你想要展示的脸。

附录 F 指引举例

可调整:(1)别人看到的"我"以及(在另一面)真正的"我"。

2. 用拼贴图来描绘家庭、朋友以及其他那些你还有些话未向他们说出的人们。写下你希望可以对他们每个人说的话。

3. 选择人物的图画,并粘贴这些图画,然后写下他们在想什么和说什么。

4. 选择一幅可以显示你如何看自己的图画。

5. 画一幅画,用它总结所有那些你对自己喜欢的方面。

6. 让每名组员都选择拼贴图画(可以限制选择的数量)。尽量快速地用所选的图画来制作他们自己的图画。

7. 对盒子的外面进行装饰来显示你是谁。对里面进行装饰、绘画或用泥塑来表现你觉得有价值的事物。

8. 画出你从哪里来,你现在在哪里以及你将到哪里去。

9. 别人如何看你?你如何看自己?

10. 画出你最为"稳定"的时刻。画出你最为"不稳定"的时刻。

11. 画一个给你自己的愿望。画一个给小组中的某个人的愿望。为整个小组画一个愿望。

12. 用黏土制作出任何的物品。把你制作的物品给小组中的某个人(讨论把它给别人、得到别人的物品的感觉,你是否喜欢你得到的东西,等等)。

13. 用纸板装饰盒子的四个面。在一面画上平静看起来的样子,另一面画上麻烦的样子,第三面画信任,最后一面画任何你喜欢的东西。给它命名。

14. 给每名组员发一个盒子,让他们装饰盒子的外部来显示"你是谁"。让他们在盒子里面画画。在索引卡上表现以下内容:

    (a) 画一个你自己的愿望。

    (b) 画一个给某个人的愿望。

    (c) 画一个给整个小组的愿望。

    (d) 画出某个东西用来代表你认为有价值的事物。

    (e) 画一个你想要的礼物。

(f) 画一个你想要送出去的礼物。

(g) 画出一个你不想要的一个你自己的特征。

(h) 画出一些你应该远离的东西。

(i) 自由绘画。

(j) 画出你认为没有价值的事物。

(k) 为这个盒子制作任何一个你想要做的三维物件（泥塑、纸张等）。

(l) 给盒子内壁上贴上2~3个重要的图像。

结束

1. 分别做三幅画：一幅画在小组之初或是小组开始之前的你；一幅画在小组进行过程中的你；另一幅是当前的你。

2. 画一幅画来表现在小组开始时以及结束时的另一名组员。

3. 画出你人生中关于某个别人的"离开"或"结束"的记忆。

4. 画出你将要离开小组的感觉。

5. 画出一些象征来表现你逃离这个小组的感觉。

6. 画出在这个小组之外，你未来的目标。

7. 画出你最喜欢这个小组的什么，你最不喜欢这个小组的什么，以及你想要给小组中的某个人的最后一件礼物。

8. 画出一些你想要给［将要离开的人的名字］的某样东西，来帮助他获得成功。

9. 一起来工作，把你们的力量结合起来，来创作一个视觉化的礼物，来送给即将离开的人（或已经离开的人）。

10. 画出或做出某种东西来纪念你离开_____。

11. 在一张牛皮纸上画一个大螺旋。沿着螺旋描绘重要的生活事件。

12. 给每名组员提供一张牛皮纸；让他们创作一个卡通片来展示他们生活中的重要事件。

    可调整：写一个关于你的人生的连续散文，然后从你写的散文中选出一个重要的意像并画出来。

13. 画出一个你想要给某人的礼物。画出一个你想要从某人那里收到的礼物。
14. 把一张纸分成几个象限,然后象征性地画出:(1)我从哪里来？(2)我想去哪里？(3)什么阻挡了我？
15. 画过去、现在和未来。
16. 画过去是什么样子,画将来会是什么样子。
17. 画出你如何和朋友说再见。

附录 G

团体治疗过程指引举例

此时此地

1. 你和小组中的谁中断了联系?画出为什么或是画出你如何让自己在这里变得孤独了?
2. 你和这个房间中的谁有着好的沟通?你愿意和这个房间中的谁改善沟通?你该如何改善它?画出能够改善你的沟通的一个方法。
3. 你想和这个房间中的哪个人说些什么?画出你希望他们想要保持的一样积极的方面以及你希望他们改变的一样消极的方面。
4. 画出这个房间中你所信任的那个人,并写下为什么。讨论信任给人什么感觉。讨论完之后,在纸张的后面画出信任看起来的样子。
5. 从拼贴图的盒子中选出三张图片来描绘你是如何交朋友的。
6. 画出当你(处于新的环境中)作为新来的人的时候是什么感觉,以及现在是什么感觉。
7. 你都做了什么事情来改善别人对待你的方式?画出在小组结束之后你将

做什么来改善自己的状况。

8. 当你感到心烦、害怕、寂寞时你如何保护自己？在纸上画出你的感觉。

9. 画出你所做的那些让你和小组分离的行为，以及那些让你成为小组一部分的行为。

10. 在小组中你跟随谁？画出那种感觉。

11. 对于今天在小组中你所产生的感受，你是如何处理的？画出这些感觉。

12. 给每个组员一个盒子，让他们装饰盒子的外面，用来显示"你是谁"。然后让他们给盒子里面涂色。让他们在索引卡上表现以下内容：

    (a) 画一个你自己的愿望。

    (b) 画一个给某个人的愿望。

    (c) 画一个给整个小组的愿望。

    (d) 画出某个东西用来代表你认为有价值的事物。

    (e) 画一个你想要的礼物。

    (f) 画一个你想要送出去的礼物。

    (g) 画出一个你不想要的一个你自己的特征。

    (h) 画出一些你应该远离的东西。

    (i) 自由绘画。

    (j) 画出你认为没有价值的事物。

    (k) 为这个盒子制作任何一个你想要做的三维物件（泥塑、纸张等）。

    (l) 给盒子内壁上贴上2～3个重要的图像。

    可调整：用泥塑、图画用纸或类似的东西来替代索引卡。

13. 给每名组员一张纸，并把它分成两半。让每个人都在左边画出他们今天的感觉。把组员配对，相互之间讨论他们的感觉以及为什么（但不要展示自己的画）。让每名组员再回到之前的绘画中，并在右边画出与他们配对的搭档的感觉。让整个小组来分享。

附录 G　团体治疗过程指引举例

共情

1. 把一系列的拼贴图画置于小组中间。指导组员们分类整理，并选出他们认为坐在自己左边的成员可能最喜欢的图。在这之后讨论为什么。
2. 让每名组员都在纸上写上自己的名字并画出两个长处。让组员们在小组围成的圈中传递绘画，并在绘画中加上每个人在这个人身上看到的一个长处。
3. 让组员们用黏土，为坐在身边的组员来制作一个礼物，展示礼物，并描述他们为什么特别制作这个礼物。
4. 假如你可以回到过去并改变一样东西，那将会是什么？画出假如你改变了这一样东西，事情可能会变成怎样。

个人改变

1. 在纸张的前面画出至少三样你想要改变的东西。在纸张的后面画出为什么这些改变对你来说很重要。
2. 画出你喜欢自己的、不想改变的三样东西。在纸张后面写下为什么。
3. 画出你最重要的改变。
4. 画出自从你来到_____之后，你做出的所有改变。
5. 画出当你想到要尝试改变时所有那些让你感到担忧的事物。
6. 使用任何的材料（拼贴画或绘画材料），来表现你曾看到的小组中的某人做出的一个重要的改变。
7. 思考一个你想要做出的改变，但先别想着你是否能改变它。把你的纸张分成两部分。在一边画出假如你不做出这个改变将会发生什么，另一边画出假如你真的做出了这个改变将会发生什么。
8. 画出那些妨碍你改变的障碍。
9. 画出你现在的人格和 5 年前的人格之间的两个重要区别。
10. 画出这个小组中某个人具有的、而你也想要拥有的某种特质。

自我暴露

1. 画出你人生中最重要的人。

2. 利用所提供的盒子的四个面,用任何你想要用的材料来装饰盒子的外面。这个做完之后,把盒子封起来,并在上面切开一个口。用一张纸,上面写上并画上一样别人知道后会吃惊的、关于你的事情。讨论你的盒子的外观并分享你的秘密。

3. 画出你最喜爱的一件事情。

4. 画你很想念的某个人。选出三张你觉得这个人会喜欢的拼贴图像,并解释为什么选择它们。

5. 回忆一个你觉得难以和某个人分离的时刻。在纸上画出你的感觉。在纸张的后面画上你是如何处理分离的。

6. 画出你最近一次的愤怒,并在纸上写下一件让你恼怒的事情。在词语拼贴盒子中选择一个可以描绘你生气时的感觉的词。

7. 在纸的前面画出你觉得孤独的某个时刻。在纸张的后面画出你觉得最不孤独的时刻。

8. 给小组多提供一些纸张,并把它们分成四份。请小组成员画"你是谁"。继续问他们同样的问题,直至他们把纸张的前面画满,然后转到纸张后面或是另换一张纸。继续问这个问题,总共至少问八次。然后讨论。

9. 你想要和你的小组分享一个什么秘密(或是感觉、想法、恐惧、焦虑)?

10. 画出你人生中所有那些特殊的事情。

11. 画出你曾经生活过或是到过的一个你最喜欢的地方。

12. 画出当你看着镜子时你所看到的。和小组讨论,看他们是否赞同所感知到的东西,关于他们的影像,他们想要改变或保留什么,以及他们学到了什么。

参考文献

Al-Issa, I. (1970). Cross-cultural studies of symptomatology in schizophrenia. In I. Al-Issa & W. Dennis (Eds.), *Cross-cultural studies of behavior* (pp. 494–510). New York: Holt, Rinehart and Winston.

Alter-Muri, S. (2002). Viktor Lowenfeld revisited: A review of Lowenfeld's preschematic, schematic, and gang age stages. *American Journal of Art Therapy, 40*(3), 170–193.

American Psychiatric Association. (1994). *Diagnostic and statistical manual of mental disorders: DSM-IV* (4th ed.). Washington, DC: American Psychiatric Press.

Anderson, H. H. (1951). Human behavior and personality growth. In H. H. Anderson & G. L. Anderson (Eds.), *An introduction to projective techniques* (pp. 3–26). Englewood Cliffs, NJ: Prentice Hall.

Arieti, S. (1955). *Interpretation of schizophrenia*. New York: Robert Brunner.

Arrington, D. B. (2001). *Home is where the art is: An art therapy approach to family therapy*. Springfield, IL: Charles C. Thomas.

Attwood, T. (1998). *Asperger's syndrome: A guide for parents and professionals*. London: Jessica Kingsley.

Barton, H. R., & Kovan, R. A. (1978). Infantile ego states and adult clinical practice. *American Journal of Psychoanalysis, 38*(3), 235–242.

Bauer, G. P. (1993). *The analysis of the transference in the here and now*. Northvale, NJ: Jason Aronson.

Bettelheim, B. (1977). *The uses of enchantment: The meaning and importance of fairy tales*. New York: Vintage Books.

Boszormenyi-Nagy, I., & Spark, G. (1973). *Invisible loyalties: Reciprocity in intergenerational family therapy*. New York: Harper & Row.

Bowen, M. (1985). *Family therapy in clinical practice*. Northvale, NJ: Jason Aronson.

Buck, J. N. (1948). The H-T-P technique: A qualitative and quantitative scoring manual. *Journal of Clinical Psychology, 5*, 1–120.

Buck, J. N. (1964). *The House-Tree-Person (H-T-P) manual supplement*. Los Angeles: Western Psychological Services.
Buck, J. N. (1966). *The House-Tree-Person technique* (Rev. ed.). Los Angeles: Western Psychological Services.
Burns, R. C. (1987). *Kinetic House Tree Person drawings*. New York: Brunner/Mazel.
Burns, R. C., & Kaufman, S. F. (1972a). *Actions, styles, and symbols in Kinetic Family Drawings (K-F-D): An interpretative manual*. New York: Brunner/Mazel.
Burns, R. C., & Kaufman, S. F. (1972b). *Kinetic Family Drawings (K-F-D): An introduction to understanding children through kinetic drawings*. New York: Brunner/Mazel.
Butler, S. F., & Strupp, H. H. (1993). Effects of training experienced dynamic therapists to use a psychotherapy manual. In N. Miller, L. Luborsky, J. Barber, & J. Docherty (Eds.), *Psychodynamic treatment research: A handbook for clinical practice* (pp. 191–210). New York: Basic Books.
Cain, J., & Jolliff, B. (1997). *Teamwork and teamplay*. Dubuque, IA: Kendall/Hunt.
Caligor, L. (1952). The detection of paranoid trends by the Eight-Card Redrawing Test (8CRT). *Journal of Clinical Psychology, 8*, 397–401.
Caligor, L. (1953). Quantification on the Eight Card Redrawing Test (8CRT). *Journal of Clinical Psychology, 9*, 356–361.
Caligor, L. (1957). *A new approach to figure drawing*. Springfield, IL: Charles C. Thomas.
Camara, W. J., Nathan, J. S., & Puente, A. E. (2000). Psychological test usage: Implications in professional psychology. *Professional Psychology: Research and Practice, 31*(2), 141–154.
Carpenter, E. (1920). *Pagan and Christian creeds: Their origin and meaning*. Urbana, IL: Project Gutenberg. www.gutenberg.net/etext/1561.
Chase, S. (Ed.). (1956). *Language, thought and reality: Selected writings of Benjamin Lee Whorf*. Cambridge, MA: MIT Press.
Cirlot, J. E. (1971). *A dictionary of symbols* (J. Sage, Trans.). New York: Philosophical Library.
Cohen, Y. A. (1961). *Social structure and personality*. New York: Holt, Rinehart and Winston.
Collodi, C. (1969). *The adventures of Pinocchio*. New York: MacMillan.
Craddick, R. A. (1980). Behavioral levels. In R. H. Woods (Ed.), *Encyclopedia of clinical assessment* (Vol. 2, pp. 911–918). San Francisco: Jossey-Bass.
DiLeo, J. H. (1973). *Children's drawings as diagnostic aids*. New York: Brunner/Mazel.
DiLeo, J. H. (1983). *Interpreting children's drawings*. New York: Brunner/Mazel.
Erikson, E. H. (1940). Studies in the interpretation of play: Part 1. Clinical observations of play disruption in young children. *Genetic Psychological Monograph, 22*, 557–671.
Erikson, E. H. (1963). *Childhood and society*. New York: W. W. Norton.
Evans, I. H. (1970). *Brewer's dictionary of phrase and fable* (Rev. ed.). New York: Harper & Row.

Feldman, G. C. (1999). Dissociation, repetition-compulsion, and the art of Frida Kahlo. *The Journal of the American Academy of Psychoanalysis, 27*(3), 387–396.

Fiske, J. (1870). *Myth and mythmakers: Old tales and superstitions interpreted by comparative mythology*. Urbana, IL: Project Gutenberg. URL: www.gutenberg.net/etext/1061.

Framo, J. L. (1992). *Family-of-origin therapy: An intergenerational approach*. New York: Brunner/Routledge.

Freud, A. (1946). *The ego and the mechanisms of defense* (Vol. II). Madison, CT: International Universities Press.

Freud, S. (1947). *Leonardo Da Vinci: A study in psychosexuality*. New York: Vintage Books.

Freud, S. (1950). *The interpretation of dreams*. New York: Random House.

Freud, S. (1959). *The standard edition of the complete psychological works of Sigmund Freud* (Vol. XX; J. Strachey, Trans.). London: Hogarth Press.

Freud, S. (1963). *Character and culture*. New York: Collier Books.

Freud, S. (1972). *The psychopathology of everyday life of Sigmund Freud* (A. Tyson, Trans.). New York: W. W. Norton.

Freud, S. (1989). Totem and taboo. In P. Gay (Ed.), *The Freud reader* (pp. 481–514). New York: W. W. Norton.

Gamwell, L., & Wells, R. (Eds.). (1989). *Sigmund Freud and art: His personal collection of antiquities*. Binghamton, NY: State University of New York.

Gardner, H. (1980). *Artful scribbles: The significance of children's drawings*. New York: Basic Books.

Gardner, R. A. (1986). *Therapeutic communication with children: The mutual storytelling technique*. Northvale, NJ: Jason Aronson.

Gesell, A., & Ilg, F. (1940). *The child from five to ten*. New York: Harper & Row.

Gesell, A., Ilg, F., & Ames, L. (1956). *Youth: The years from 10 to 16*. New York: Harper & Row.

Gilbert, J. (1980). *Interpreting psychological test data: Associating personality and behavior with responses to the Bender-Gestalt, Human Figure Drawing, Wechsler Adult Intelligence Scale, and the Rorschach ink blot tests* (Vol. 2). New York: Van Nostrand Reinhold.

Goethe, J. W. (1912). *Faust: A tragedy* (B. Taylor, Trans.). New York: Houghton Mifflin.

Goetze, H. (2001). Metaphorical stories. In H. G. Kaduson & C. E. Schaefer (Eds.), *101 more favorite play therapy techniques* (pp. 29–36). Northvale, NJ: Jason Aronson.

Goldstein, A. P., & Rawn, M. L. (1957). The validity of interpretive signs of aggression in the drawing of the human figure. *Journal of Clinical Psychology, 8*(2), 169–171.

Goldstein, E. G. (1984). *Ego psychology and social work practice*. New York: Free Press.

Goodenough, F. L. (1926). *Measurement of intelligence by drawings*. New York: Harcourt, Brace, & World.

Greenspan, S. I. (1979). Intelligence and Adaptation: An Integration of Psychoanalytic and Piagetian Developmental Psychology. *Psychological Issues*, Vol. 12, No. 3/4, Monograph 47/48. New York: International Universities Press.

Gutheil, E. A. (1951). *The handbook of dream analysis*. New York: Liveright.

Haley, J. (1976). *Problem-solving therapy*. San Francisco: Jossey-Bass.

Hall, C. S. (1954). *A primer of Freudian psychology*. New York: World Publishing.

Hammer, E. F. (1958). *The clinical application of projective drawings*. Springfield, IL: Charles C. Thomas.

Holman, A. M. (1983). *Family assessment: Tools for understanding and intervention*. Beverly Hills, CA: Sage.

Jacobson, W., & Cooper, A. M. (1993). Psychodynamic diagnosis in the era of the current DSMs. In N. Miller, L. Luborsky, J. Barber, & J. Docherty (Eds.), *Psychodynamic treatment research: A handbook for clinical practice* (pp. 109–126). New York: Basic Books.

Jamison, K. R. (1996). *Touched with fire: Manic depressive illness and the artistic temperament*. New York: Free Press.

Jung, C. G., & Kerenyi, C. (1963). *Essays on a science of mythology: The myths of the divine child and the divine maiden*. New York: Harper & Row.

Jung, C. G., VonFranz, M. L., Henderson, J. L., Jacobi, J., & Jaffe, A. (1964). *Man and his symbols*. New York: Doubleday.

Junge, M. (1985). The book about Daddy dying: A preventative art therapy technique to help families deal with the death of a family member. *Art Therapy*, 2(1), 4–10.

Kast, V. (1989). *The dynamics of symbols: Fundamentals of Jungian therapy* (S. Schwarz, Trans.). New York: Fromm International.

Kernberg, O. F. (1975). *Borderline conditions and pathological narcissism*. New York: Jason Aronson.

Kipfer, B. A. (1997). *The order of things: How everything in the world is organized*. New York: Random House.

Klein, M. (1946). Notes on some schizoid mechanisms. *International Journal of Psychoanalysis*, 27, 99–110.

Klepsch, M., & Logie, L. (1982). *Children draw and tell*. New York: Brunner/Mazel.

Knoff, H. M., & Prout, H. T. (1985). *Kinetic drawing system for family and school: A handbook*. Los Angeles: Western Psychological Services.

Kramer, E. (1971). *Art as therapy with children*. New York: Schocken Books.

Kwiatkowska, H. Y. (1978). *Family therapy and evaluation through art*. Springfield, IL: Charles C. Thomas.

Kymissis, M. D., & Halperin, D. A. (Eds.). (1996). *Group therapy with children and adolescents*. Washington, DC: American Psychiatric Press.

Landau, J. (1982). Therapy with families in cultural transition. In M. McGoldrick, J. K. Pearce, & J. Giordano (Eds.), *Ethnicity and family therapy* (pp. 552–573). New York: Guilford Press.

Landgarten, H. (1981). *Clinical art therapy: A comprehensive guide*. New York: Brunner/Mazel.

参考文献

Landgarten, H. (1987). *Family art psychotherapy: A clinical guide and casebook*. New York: Brunner/Routledge.

Laughlin, H. P. (1970). *The ego and its defenses*. New York: Appleton-Century-Crofts.

Levick, M. F. (1983). *They could not talk and so they drew: Children's styles of coping and thinking*. Springfield, IL: Charles C. Thomas.

Lidz, T. (1976). *The person: His and her development throughout the life cycle*. New York: Basic Books.

Lowenfeld, V., & Brittain, W. L. (1982). *Creative and mental growth* (7th ed.). New York: Macmillan.

Luborsky, L., Barber, J. P., Binder, J., Curtis, J., Dahl, H., Horowitz, M., Perry, J. C., Schacht, T., Silberschatz, G., & Teller, V. (1993). Transference-related measures: A new class based on psychotherapy sessions. In N. Miller, L. Luborsky, J. Barber, & J. Docherty (Eds.), *Psychodynamic treatment research: A handbook for clinical practice* (pp. 326–341). New York: Basic Books.

Lund, L. K., Zimmerman, T. S., & Haddock, S. A. (2002). The theory, structure, and techniques for the inclusion of children in family therapy: A literature review. *Journal of Marital and Family Therapy, 28*(4), 445–454.

Machover, K. (1949). *Personality projection in the drawing of the human figure*. Springfield, IL: Charles C. Thomas.

Mahler, M. (1975). *The psychological birth of the human infant: Symbiosis and individuation*. New York: Basic Books.

Maier, H. W. (1978). *Three theories of child development*. New York: Harper & Row.

Malerstein, A. J., & Ahern, M. (1982). *A Piagetian model of character structure*. New York: Human Sciences Press.

Malmquist, C. P. (1985). *Handbook of adolescence*. New York: Jason Aronson.

Maslow, A. (1970). *Motivation and personality* (2nd ed.). New York: Harper & Row.

Matthews, B. (1986). *The Herder dictionary of symbols*. Wilmette, IL: Chiron Publications.

McGoldrick, M., Pearce, J. K., & Giordano, J. (Eds.). (1982). *Ethnicity and family therapy*. New York: Guilford Press.

McKay, M., Rogers, P. D., & McKay, J. (1989). *When anger hurts: Quieting the storm within*. Oakland, CA: New Harbinger Publications.

Meissner, W. W., Mack, J. E., & Semrad, E. K. (1975). Classical psychoanalysis. In Alfred M. Freedman, Harold I. Kaplan, & Benjamin K. Sadock (Eds.), *Comprehensive textbook of psychiatry* (2nd ed., Vol. 1, pp. 482–565). Baltimore: Williams and Wilkins.

Mills, J. C., & Crowley, R. J. (1986). *Therapeutic metaphors for children and the child within*. New York: Brunner/Mazel.

Minuchin, S. (1974). *Families and family therapy*. Cambridge, MA: Harvard University Press.

Monfils, M. (1985). Theme-centered group work with the mentally retarded. *The Journal of Contemporary Social Work, 66*(3), 177–184.

Naumburg, M. (1953). *Psychoneurotic art: Its function in psychotherapy.* New York: Grune & Stratton.
Nichols, M. (1984). *Family therapy: Concepts and methods.* New York: Gardner.
Office of Juvenile Justice and Delinquency Prevention. (1996). *Children in custody: Census of public and private juvenile detention, correctional, and shelter facilities 1994/5.* Washington, DC: Bureau of the Census.
Ogdon, R. O. (1977). *Psychodiagnostics and personality assessment: A handbook* (2nd ed.). Los Angeles: Western Psychological Services.
Opler, M. E. (1959). Family, anxiety, and religion in a community of North India. In Marvin K. Opler (Ed.), *Culture and mental health* (pp. 273–289). New York: Macmillan.
Oster, G. D., & Gould, P. (1987). *Using drawings in assessment and therapy: A guide for mental health professionals.* New York: Brunner/Mazel.
Payne, J. J. (1948). Comments on the analysis of chromatic drawings. In John N. Buck: The H-T-P technique: A qualitative and quantitative scoring manual. *Journal of Clinical Psychology, 5,* 1–120.
Perry, J. C. (1993). Defenses and their effects. In N. Miller, L. Luborsky, J. Barber, & J. Docherty (Eds.), *Psychodynamic treatment research: A handbook for clinical practice* (pp. 274–307). New York: Basic Books.
Piaget, J. (1952). *The origins of intelligence in children.* New York: International Universities Press.
Piaget, J., & Inhelder, B. (1971). *Mental imagery in the child.* New York: Basic Books.
Pinocchio (1986). The Walt Disney Company. New York: Penguin Books.
Reich, W. (1949). *Character analysis.* New York: Orgone Institute.
Reynolds, C. R. (1978). A quick scoring guide to the interpretation of children's Kinetic Family Drawings (KFD). *Psychology in the Schools, 15,* 489–492.
Rubin, J. (1984). *Child art therapy: Understanding and helping children grow through art* (2nd ed.). New York: Wiley.
Russell, B. (1921). *The analysis of mind.* Urbana, IL: Project Gutenberg. URL: www.gutenberg.net/etext/2529.
Sargent, D. A. (1974). Confinement and ego regression: Some consequences of enforced passivity. *International Journal of Psychiatry in Medicine, 5*(2), 143–151.
Sarnoff, C. A. (1987). *Psychotherapeutic strategies in the latency years.* Northvale, NJ: Jason Aronson.
Satir, V. (1983). *Conjoint family therapy* (Rev. ed.). Los Altos, CA: Science and Behavior Books.
Seitz, J. A. (01/18/2002). A cognitive-perceptual analysis of projective tests in children. Retrieved January 18, 2002, from www.york.cuny.edu/seitz/analysis.htm
Shattuck, R. (1996). *Forbidden knowledge: From Prometheus to pornography.* New York: St. Martin's Press.
Siegler, R. S. (1978). *Children's thinking: What develops.* New York: Wiley.

参考文献

Smith, G. M. (1985). The collaborative drawing technique. *Journal of Personality Assessment, 49,* 582–585.

Souby, A. (1990). *Folktales from around the world: Tales of nature.* Austin, TX: Steck-Vaughn Company.

Stafford-Clark, D. (1966). *What Freud really said.* New York: Schocken Books.

Stone, I. (1937). *Dear Theo: The autobiography of Vincent Van Gogh.* New York: Signet.

Swensen, C. H. (1965). Empirical evaluations of human figure drawings. In B. I. Murstein (Ed.), *Handbook of projective techniques* (pp. 609–653). New York: Basic Books.

Tresidder, J. (2000). *Symbols and their meanings.* London: Duncan Baird.

Untermeyer, L., & Untermeyer, B. (Eds.). (1962). *Grimm's fairy tales* (Vols. 1–2). New York: Heritage Press.

Vass, Z. (01/18/2002). Perspectives on objective assessment of projective drawings. Retrieved January 18, 2002, from http://members.tripod.com/ZoltanVass/paper2000jcp.htm © 2001.

Wadeson, H. (1980). *Art psychotherapy.* New York: Wiley.

Whitmont, E. C. (1969). *The symbolic quest: Basic concepts of analytical psychology.* New York: G. P. Putnam's Sons.

Wittkower, E. D., & Rin, H. (1965). Transcultural psychology. *Archives of General Psychology, 13*(5), 387–394.

Wilson, B. (1985). The artistic tower of Babel: Sex traceable links between culture and graphic development. *Visual Arts Research, 11*(1), 90–103.

Yalom, I. D. (1983). *Inpatient group psychotherapy.* New York: Basic Books.

Yalom, I. D. (1985). *The theory and practice of group psychotherapy.* New York: Basic Books.

Yarish, S. S. (2002). URL: www.incrediblehulk.com/bannerhistory.html.